U0140664

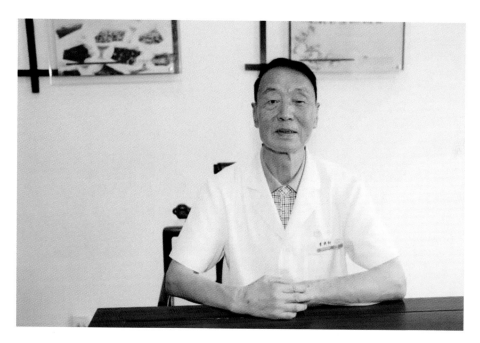

陕西省名中医李成纲

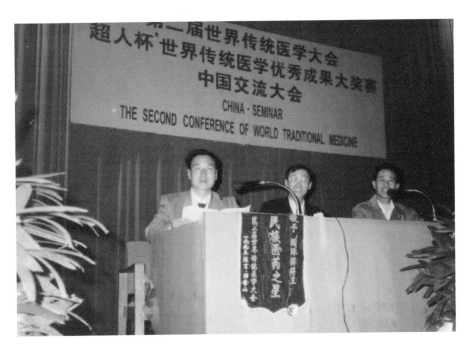

远赴美国参加学术交流

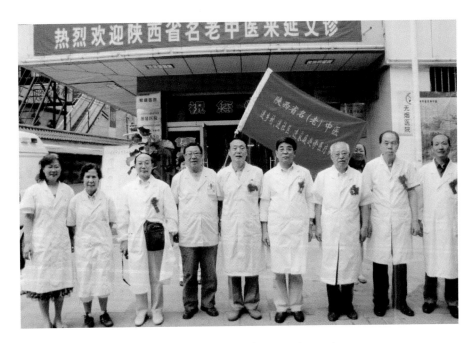

参加陕西省名老中医延安义诊

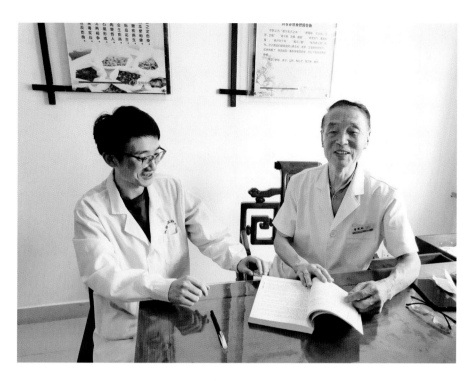

师承带教经验传授

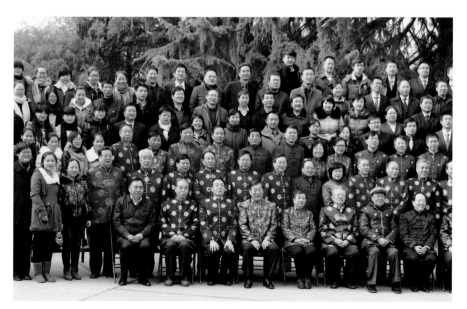

陕西省学习宣传国医大师事迹暨名中医传承拜师大会

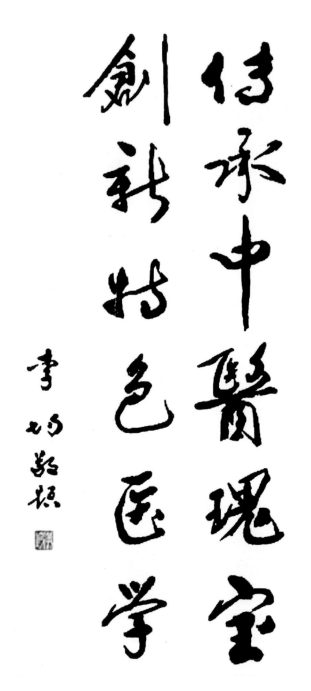

传承中医瑰宝
创新特色医学

李均题词

宝鸡市原市长、市人大常委会主任李均题词

十四五"时期国家重点出版物出版专项规划项目

陕西省名中医学术经验集

李成纲名中医学术经验集

◎ 李成纲 主编

陕西新华出版传媒集团
陕西科学技术出版社
Shaanxi Science and Technology Press
——西 安——

图书在版编目(CIP)数据

李成纲名中医学术经验集／李成纲主编. — 西安：
陕西科学技术出版社，2022.12
（陕西省名中医学术经验集）
ISBN 978 - 7 - 5369 - 8238 - 3

Ⅰ. ①李… Ⅱ. ①李… Ⅲ. ①中医临床－经验－中国
－现代 Ⅳ. ①R249.7

中国版本图书馆 CIP 数据核字（2021）第 182695 号

陕西省名中医学术经验集·李成纲名中医学术经验集
SHAANXISHENG MINGZHONGYI XUESHU JINGYANJI LICHENGGANG MINGZHONGYI XUESHU JINGYANJI

李成纲 主编

责任编辑 马 莹 耿 奕
封面设计 朵云文化

出 版 者 陕西新华出版传媒集团 陕西科学技术出版社
西安市曲江新区登高路 1388 号 陕西新华出版传媒产业大厦 B 座
电话 (029)81205187 传真 (029) 81205155 邮编 710061
http://www.snstp.com

发 行 者 陕西新华出版传媒集团 陕西科学技术出版社
电话(029)81205180 81206809

印 刷 中煤地西安地图制印有限公司

规 格 787mm×1092mm 16 开

印 张 18.5 插页 4

字 数 260 千字

版 次 2022 年 12 月第 1 版
2022 年 12 月第 1 次印刷

书 号 ISBN 978 - 7 - 5369 - 8238 - 3

定 价 78.00 元

序一

《陕西省名中医学术经验集》丛书几经绸缪,即将面世。这是陕西中医界的一桩盛事,也是全省中医药界的骄傲。

陕西是中医药的重要发祥地,素有"秦地无闲草""自古多名医"之美誉。传说中的神农氏和他的族人早先就生活在姜水(今陕西岐水)流域,关中的高天厚土养育了他们,孕育了医学,也推动了《神农本草经》的问世。春秋时期秦国著名医家医缓、医和先后入晋为晋国国君治病,反映了当时秦地医学较其他地区的明显优势。汉代的楼护、韩康,隋唐的孙思邈、王焘,宋代的石泰,明代的王履、武之望以及清代的小儿痘疹专家刘企向等,是陕西中医药的集大成者,为祖国中医药学的进步和发展做出了重要贡献。

中华人民共和国成立后,在毛主席"中国医药学是一个伟大的宝库,应当努力发掘,加以提高"精神的指引下,中医药学进入了日新月异的发展时代,不仅为人民群众提供了方便的中医药诊治途径,也更大幅提升了其理论和技术水平。近年来,习近平总书记对中医药发展做出一系列重要指示,强调"中医药是中华民族的瑰宝,一定要保护好、发掘好、发展好、传承好",要"遵循中医药发展规律,传承精华,守正创新"。

我省中医药事业在省委省政府的坚强领导下迅速发展,服务体系不断健全、服务能力不断提高,为人民群众"看中医""用中药"提供了更多的途径。

相对于现代医学,中医是很讲究"名医"的,名医绝大多数是德艺双馨的,也是经验丰富的。在临床实践中,"经验"极其关键。在中医领域,几乎所有的经验都是临床积累,或是世代传承而来的。中医药学是必然要向前发展的,新的技术方法也是会不断融合进来的,但中医大约永远都不会离开"经验"。传承精华、守正创新,这是新时代中医药发展的核心与关键。

此前,陕西省中医药管理局曾先后出版过6辑《陕西省名老中医经验荟萃》,不仅医生需要,患者也很是欢迎,这些书籍为中医药传承发展起到了重大作用。为进一步挖掘、整理、继承名中医的学术经验,提高全省中医药学术水平,他们开展新一轮《陕西省名中医学术经验集》丛书的编纂工作,这其中既有郭诚杰、杨震等国医大师,又有姚树锦、仝俐功等一批陕西省名老中医,涉及中医内科、外科、针灸等多个专业,覆盖面广,专业水平高。希望通过《陕西省名中医学术经验集》丛书将名老中医的经验传承下去,并为年轻的中医人提高医术提供更多的机缘。更重要的是,通过这种代代相传的模式来不断延续中医的"经验",必将为中医药学术理论的研究打开新的思路,使中医药学在发展中不断地提升,并造福于万万千千的群众。

《陕西省名中医学术经验集》丛书编委会

2022年6月

序二

寒暑往来,承古纳今。回眸岁月,50 多个春秋在人类历史长河中不过是短暂一瞬,对我的学生李成纲来说,50 多载的砥砺,50 多年的变化,一切都历历在目,仿佛就发生在昨天。

他的出生地宝鸡,古称陈仓,是中华民族始祖炎帝的故里,历史悠久,人杰地灵。数千年来,陈仓医家勤求博采,造福桑梓,可谓代代有国手,辈辈出名医。

李成纲 1964 年从陕西中医学院首届本科医疗系毕业,当时我是他的班主任,毕业后他为了继续深造,又在我门下进修温病学。他成长在杏林医苑中,大学毕业后又在此执教、从政、业医,耕耘了数十个冬夏。由于他精读经典,通晓医理,临证衷中参西,在诊治疑难杂症和抢救危重病方面积累了丰富的经验,获得了群众的赞誉。他尤其擅长心脑血管疾病、脾胃病、肝胆病、男性性功能障碍及妇科杂病的诊治,在省级以上期刊发表论文 30 余篇,曾多次参加省、市、县级科技攻关项目,成绩卓著。其中,杜仲叶代杜仲皮治疗高血压病项目、神威壮阳胶囊及肝复宁等药的研制,屡获省、市、县科技成果奖。特别是因为神威壮阳胶囊这一科研成果,他曾应国际学术会邀请,赴美国进行学术交流,并荣获世界"超人杯"金奖。鉴于他对中医事业做出的成就,陕西省、宝鸡市分别授予他"名老中医"称号,并一直作为国家级、省级、市级名老中医学术经验传承工作指导老师从事师承教育工作。2009 年、2012 年陕西省及国家中医药管理局分别投资,为其建立了名医工作室,旨在整理其临床经验、推广其学术思想、探索传承其特色技能。

李成纲为人谦虚,始终保持敏思善悟的治学精神、和而不争的高尚医德,身体力行,救死扶伤,虽已步入古稀之年,仍壮心不已,勤于实践,殚精竭虑,乐于笔耕,在繁忙的工作之余带教学生,撰写心得体会,将毕生的心血整理成《陕西省名中医学术经验集》。本书立足临床,结构合理,内容翔实。其中一论、一验、一法、一方虽属尺幅之言,却凝结了他50余载的行医带徒心血,或探幽发微,或古为今用,给人启迪,反映出他从医不假、带徒不假、做人不假的真实品格。

喜阅此书,余谓:中医学的前途犹如万里云天,远大光明。愿今之学者,辟更新更博大之路,创更高更精深之术。略陈微言,以此为序。

国 医 大 师
陕西中医药大学名誉校长
2021 年于古都咸阳

做新时期中医梦的践行者

李成纲,男,中共党员,陕西中医药大学(原陕西中医学院)首届医疗系本科毕业生,从事中医临床及教学工作50余载,通晓中医理论,崇尚临床实践。他从小立志医道,1953年参加卫生工作,1958年考入陕西省卫生学校,攻读西医,3年后毕业,又考入陕西中医药大学,1964年毕业,是我省首批高等中医院校本科生,亦是宝鸡市首位医疗系毕业的中医学科带头人。李成纲老师担任了全国第二届名老中医学术经验传承工作导师、陕西省首届名老中医学术经验继承工作导师、宝鸡市首届名老中医学术经验继承工作导师、陕西省名老中医、宝鸡市名老中医,任宝鸡市中医医院内科教授、主任医师。先后被选为全国中医学会性学会理事,全国科学管理研究院特邀研究员,全国疑难重症肝病攻关组委员,香港传统医学会名誉会长,陕西省中医学会第三至第六届理事及肝胆专业委员会委员,宝鸡市政协第四至第八届委员及特邀委员,宝鸡市高级职称评委会委员,市执业医师考试中心主考官,宝鸡市科技成果评委会委员,宝鸡市医疗事故鉴定委员会委员,宝鸡市中医医院内二科主任,宝鸡市中医药研究所所长等。发表论文30余篇,出版著作2部,分别获省、市级科技成果一、二、三、四等奖。曾被邀赴美国进行学术交流,荣获国际"超人杯"金奖,被授予"民族医药之星"称号。

鉴于其获得的突出成就与骄人业绩,2008年以来,陕西省、宝鸡市分别授予他省、市名老中医称号,并颁发给他中国文化管理学会金质奖章和塑像。国家文联党组书记胡珍题词:"共和国百名成功者,经典人生荣耀祖国。"2012年,在宝鸡市中医医院建院60周年之际,中共宝鸡市市委书记唐俊昌授予他"突出贡献奖";2015年,宝鸡市卫生计生局、宝鸡市中医药管理局将他评为"师带徒先进工作者";2017—2018 年获优秀"住培师承"指导老师;2019 年第二个"中国医师节",他荣获陕西省"德医双馨医师"称号,并多次被评为优秀共产党员及先进工作者。

李老师在繁忙的临诊与带教工作的同时,不忘笔耕,废寝忘食,整理了几十年的从医心得体会,著成《临证治验辑要》一书,2017 年被宝鸡市委、市政府评为一等奖。在临床诊治疾病中,他注重中西医合璧,尊古不泥古,应用温、清、消、补四法治疗内、妇科常见病、多发病及各种疑难杂症,辨证多面化、临证个性化,诊断后灵活施治。如对脾胃病(胃炎、结肠炎)、心脑血管病(高血压、冠心病、心肌炎、脑中风、偏瘫)、肝胆病(胆囊炎、胆石症、病毒性肝炎、脂肪肝、肝硬化)、男性病(阳痿、早泄、精少不育)制定出相应的诊疗规范,筛选出有针对性的基础方药,促使传统中医由经验向科学发展,用于临床起到了良好的治疗效果,先后被陕西省、宝鸡市新闻媒体广为报道宣传,医学成果被载入《中国高级医学词典》《中国中医名人录》《全国高级医务工作者词典》《传统医学大典》等书。他在 50 余年的执医教学中树立了良好的医德,积累了丰富的经验,总结整理出了众多有临床价值的学术思想和技术特长。现撷其部分:①执医有范,心正意诚:尊崇孙思邈先祖之言,"博及医源,精勤不倦",对病人一视同仁,急病人之急,痛病人之痛,绝不给患者无情的感觉,遇到穷苦病人则解囊相助。②专心读经典,博取众家长:《黄帝内经》是中医学的奠基之作,是中医学之源,在研读方法方面没有捷径可走,只有不懈努力,用心体会,反复熟读,感悟内涵,才能达到读书百遍,其义自见。③学古不泥古,敢闯自己路:在继承祖国医学遗产的过程中,对于古典医籍和近世先贤之所述,既要深究弄懂,又不能受其束缚,因为对于中医工作者来说,只有学好理论并认真实践,才能出成果。④临证深思考,知常又达变:处方多以稳健著称,立法方药,丝丝入扣,这一点也是应用中医理论认识疾病、治疗疾病的基本规律和常法。⑤中西医结合,以中医为主:中医要迅速发展,必须利用现代科学先进技术来武装,并吸收多种新理论、新技术、新方法,不断进行研究、创新。⑥辨病及辨证,双向调治佳:临床是中西医结合发挥作用的重要领域,而识病辨证的结合,既是辨证论治的进一步完善,又使中西医这两种思维模式在临床实践中达到某种程度的协调,赋予现代中医新的思维模式。⑦临证施方药,善于精调配:在临证用药时需做到:"用药须辨证,立方须灵活"。⑧善抓主要症,善用八纲辨证:抓主症即能提升临床用药能力,用八纲就可理出寒、热、虚、实、阴、阳、表、里,据此就可作出相应的治疗原则。⑨辨证选主方,辨病加辅药:辨证、立法、处方,体现了中医法随证出,方随法立,理法、方药的一致性,根据临床症状,灵活加减,对更换的每一味药,都要细心斟酌,丝毫不轻率。

在高等院校的培养下,为了继承创新中医学,李老师在浩如烟海的医籍中不断探索中医精髓及其与西医结合的方法,以求为患者祛病除痛,帮助病人早日康复,至耄耋之年,仍乐此不疲。他勤于实践,乐于笔耕,造福梓桑,在繁忙的临诊工作中带教育生,撰写专著,不仅是一位享有盛名的著名老中医,还是一位与时俱进、走在时代前沿、勇于开拓创新的一代名医专家。退休不退岗,他至今仍坚持坐堂应诊,执教育人,待患者如亲人,是深受同道和学生敬仰的良师益友,更是患者尊崇的德高业精的医家。

欣逢盛世,正是中医药发展腾飞于世界医学之林的大好时机,我们更要像"春蚕到死丝方尽,蜡炬成灰泪始干"那样为中医事业继续做贡献。

李成纲名医工作室整理

2021 年 10 月

目 录

第一章　成才之路

第一节　漫漫学医路　潜心读岐黄

我于 1953 年参加工作,经过不断努力,于 1958 年考入陕西省卫生学校(医士专业)学习,并以优异的成绩毕业。因酷爱中医药学,由学校推荐,经陕西人事厅、卫生厅考核合格后保送至陕西中医学院首届医疗系学习。我坚持以勤为径,以苦为舟,脚踏实地,扎扎实实地学习中医理论,于 1964 年毕业。7 年中西医理论的系统学习,为我以后教学、医疗、带徒打下坚实的理论基础。毕业后我被分配到宝鸡的中医学校任教,后至县级、乡镇及市中医医院,从事教学、医疗、行政工作。我用善念怜悯之心,见贤思齐,对标赶超,在深化医药卫生体系改革中发挥中医人主力军的作用,为推进中医药的传承创新做出奉献。

一、自幼立志

我 1937 年出生于凤翔。凤翔古称雍城,是周秦发祥之地,人杰地灵,名传华夏,辈辈出名医,代代有传人;亦是陕西省首批历史文化名城,享有"青铜器之乡"和"西凤酒之乡"的美称。我的父亲经商,勤劳立业;母亲勤以纺织,俭以持家,注重对子女的教育。在我幼年时,长兄李学纲已是凤翔颇具盛名的四大名医之一,精医理,重临床,重医德,更重疗效。在兄长的熏陶下,我耳濡目染,与医学结下了不解之缘。那时兄长对我十分关爱,因爱之深,所教更严。教读《三字经》《论语》《诗经》,不时地向我口传心授,释以浅义,责以背诵。他听我读到声清音朗之时,情不自禁地赞曰:"不堪大哥盼今后,更喜小弟诵读声。兄愿爱弟勤读书,而立之年必成器。"兄长的鼓励,坚定了我自幼求学的信念及读书的决心。参加工作后我被分配在县卫生系统,在临床实践中自感医学知识浅薄,便夜以继日发奋自学,虚心向大哥和同事求教,终于在1958年以优异的成绩考入陕西省卫生学校医疗专业,除要学习现代医学外,还有一定比例的中医学课程。当时正处于特殊时期,我一边学习,一边劳动。3年的中专学习和实践,使我对医学有了新的认识和思考,更坚定了我为其奋斗一生的信念。经过严格考试和答辩,我完成了学业。由于学习成绩优秀,中专毕业后经学校推荐,被陕西省教育厅、卫生厅保送至陕西中医学院首届本科医疗系就读,开始系统地学习中医药理论。

二、攻读岐黄

人常说:"水有源,树有根,吃水不忘挖井人。"回首几十年的漫漫岁月,时至今天,我能发挥中医特长行医治病,得到社会的认可和广大群众的支持,特别感谢陕西中医学院的培养、教育,感谢班主任张学文老师的教诲与关爱,感谢曾传道授业的老师们。中医学院的四载寒窗,给我今生做一名德厚仁慈的医生铺垫了底色,为以后以精湛的医术为患者治病除痛奠定了坚实的基础。这段光阴,金玉难换,终生难忘。

1. 入学感悟

作为陕西中医学院招收的首届本科学生,当年开学典礼的情景至今仍历历在目。我清楚地记得田润芝院长在开学典礼上说:"今天是我院迎接首届中医本科生开学的大喜日子,我代表学院党政领导对大家的到来表示热烈欢迎。毛主席曾说:'中医学是一个伟大宝库,应当努力发掘加以提高.'中医药学在我国已有悠久的历史,是我国人民几千年来同疾病作斗争的极为丰富的经验积累,对民族的生存和发展有着巨大的贡献。我们开办中医药大学是要把这些宝贵的、对中华民族的发展和人民的身体健康有重要作用的遗产继承下来,并发扬光大,责任就落在你们身上。我院是继承和发展中医药学的重要基地,将为国家培养一批具有一定马列主义修养、体魄健壮,具有教学、医疗和科研能力的高级中医人才,使你们在继承发展祖国医学遗产和提高我国医学水平中起到重大作用,成为一批通晓中医知识技术并懂得现代医学知识的高级中医人才。"

　　田院长的讲话更使我对学习中医增加了一份热爱,点燃了我为中医事业而努力奋斗的雄心,也使我明确了学习方向,端正了学习态度,树立了学习信心,认清了学习目的。我立下誓言:以勤为径,以苦作舟,努力学习,刻苦钻研。

　　满怀着对中医的挚爱和立志成为一名医技精湛的中医人的信念,我开始了在中医学院的学习生活。我的班主任张学文老师是陕西省首名国医大师,他医术精湛,对祖国医学这份民族瑰宝的珍爱,更令人肃然起敬。张老师说:"学习中医要有十年读书,十年临证的功夫。读书是掌握理论知识的过程,能为以后的临床打下牢固的基础,读完还需要运用理论指导临床实践。如学医者不掌握扎实的基本理论作为根基,比如初学皮毛,辄耳临床,以人命为尝试,难免'学医人费'之讥;反之,如有一定的理论基础,而实践经验匮乏,犹如纸上谈兵,又易误事,理论水平也难以真正提高。"只言片语,都如"零金碎玉",老师的教悔为我打开了学习中医的大门,更加坚定了我学习中医的决心。古人云"人生有涯知无涯",涉足医林,无不如此。

2. 苦修基础

　　进入中医大学后,我深感文学基础薄弱,尤以古文为甚,遂饥不择食地看课外书,如文、史、哲及其他自然科学知识都有涉猎。因阅读杂乱无计划,贪多嚼不烂,付出了光阴,虽成效有限,但养成了自学的习惯与毅力,现在回想起来,还是很值得的,我也从中悟出了一个道理:学中医要触类旁通,积累知识既要有深度,也应有广度。积累知识好比建筑"金字塔",底宽顶尖,乃能巍然屹立。因此,在学专业课程之余学习一些课外的文、史知识成了我一生的爱好。

由于我先学的西医,再遇到中医的一些语句深奥晦涩、难懂时,常感到迷茫,王振宇老师教诲我:"你首先要从思想深处对祖国医学有一个正确的认识,必须树立坚定的信心,这是解决学习中疑难问题的动力,亦是必不可少的因素。"王老师还强调对古典医籍的学习,尤其对《黄帝内经》《伤寒杂病论》《金匮要略》《本草纲目》等著作要熟记,要深刻理解。并一再勉励我们要把张仲景著作学得深透一些。王老师在讲医史时语重心长地说:"学中医和学其他学科一样,入门容易深造难,要达到一定高度的学习水平,必须有锲而不舍的学习精神。待你们学业完成后,成为人民的医生,不管是侧重临床还是教研,在学术上不可一日无长进。"他还以戏曲学习中的一则常用谚语:"一天不练手脚慢,两天不练生一半"为喻,要求我们在学习上不停顿、不间断,循序渐进,久久为功。他的谆谆教诲,仍记忆犹新,仍然作为我的座右铭(注:王振宇老师既是我学习中医的启蒙恩师,又是我老乡)。在王老师的关怀下,我更加坚定学习中医的思想,树立刻苦学习的决心,建立学好中医的雄心壮志。

在学院前3年的课程学习中,老师苦口婆心、循循善诱的教导,教材中丰富的知识,不仅把学生引进了中医的大门,而且给了我们无穷无尽的力量和信心。学习过程中的一桩桩、一件件动人事,至今仍像一幕幕电影在我脑海里闪现。

曾记得,古文老师毕志荣,平易近人,有问必答,循循善诱,百问不烦。他说:"今天给你们讲'十二个字'以示大家进入高等中医学府,打好基础,学好专业,做一名令人民满意的郎中。曰:'道可道,非常道。名可名,非常名。'他声音清朗、清晰悦耳,释以浅义,责以背诵,为学生学习中医打下了坚实的基础。当同学们提到学习经典难,记忆更难时,他当堂教给我们学习经典的方法:"先要低吟,即自念自听,吟读数十遍或百遍之数,如若流水,出口成诵,就可形成自然记忆。"又说:"高声朗读或强记在心,否则忘却亦快,所谓'涵味吟诵'务求弄懂原文。"毕老师的启发使学生认识到背诵和理解之间的关系,也明白了"书读百遍,其义自见"。此后,我无论是学《黄帝内经》,还是学《伤寒杂病论》都按照老师的方法,不少原文至今仍能朗然成诵。

3. 勤学苦读

四年的大学生活,留下了汗水,也留下了美好的回忆。最令我难忘的是,在学习中医眼科时,我们对五轮八廓的理解和认识非常模糊,学院特意请来了成都中医学院的陈达夫教授,为同学们解惑、讲述。他知识渊博,善纳众议,风格独具,讲得条理清晰,深入浅出,举例生动,便于同学们理解记忆。如在讲授视惑时,他举例说自己早年曾遇一人,因事先不知是陪杀,以为真是临刑斩头,惊恐至极,故在赴刑场路上,但见行人,均仿佛是足朝上而头着地行走,即《灵枢·大惑论》中指出的"精神魂魄,散不相得,故曰惑也。"为了让我们明了五轮八廓,他通过分析此类患者的病情,仔细讲解,生动描述,使学生立即领悟。同时,他还系统地向大家讲解《中医眼科六经法要》,将他的学术理论毫无保留地传授给学生们,使学生对眼科的五轮八廓学说有了深刻的理解,由感性到理性得到了升华。班主任张学文老师常以"书山有路勤为径,学海无涯苦作舟"的治学精神鞭策学生。1962年全国中等专业学校放假,学生响应号召上山下乡,开荒种粮。白天上山开荒三四分,夜晚油灯下读岐黄,背药性、汤头歌诀,弥补求知之门。记得有一首打油诗记载当时境况:

党的号令一声响,上山开荒去种粮。

极低标准瓜菜代,一天挖地三分外。

住的破窑无门窗,麦草铺内蜷身藏。

国家有难匹夫责,虽苦犹甜无怨悔。

经过40天的艰苦奋斗,我出色地完成了组织交给我的开荒种粮任务。回校后,在恩师的教导下,我们博读经典,勤录文摘,即便是点滴时间也用来读些课外原著(如《濒湖脉学》《脾胃论》《景岳全书》《医林改错》《格致余论》《医宗必读》等),或是浏览一些暂时无关紧要的边缘著作。但对各门必修课程,我们则以精读为主,充分利用时间,读书时注重强记,均读到滚瓜烂熟。同时,在研读中,每有心得,随手录之。即便在卧室休息或在用餐时,偶有所悟便及时摘记,以做积累。

还记得,付正亮老师辅导课程时对我们说:"志于医者,首先熟读《黄帝内经》,而后逐步细心参悟经旨,取长补短,力戒断章取义,要注重勤学,树立从严的学习方法。"老师教导我们在读书和思考方面要改变一些方法,并注重一个"勤"字,每当凌晨或夜静时,在不影响同窗学友休息的前提下,伏案阅读,孜孜不倦。不论阴晴寒暑,坚持学习,上课认真听讲,修业期间从未间断,齐头并进。为了一个"严"字,严格要求自己学好每一门课程,在读好书的同时力求甚解,遇重点、难点,则做好笔记,加强记忆。

4. 学验结合

毛泽东曾言:"读书是学习,使用也是学习,而且是更重要的学习。"

寒窗三载,我圆满完成了在院的全部课程,以优异的成绩进入临床实习阶段。中医和西医一样,都必须经过临床阶段,只有不断地坚持实践,才能掌握辨证论治,才能对课本上所学的知识有更深的领悟和体会。为此,我们一行4人按照学校的安排,经过三天四夜,长途跋涉到达乌鲁木齐市中医医院。院领导说:"你们是咱们西北首届中医本科生,来我院临床实践,是对我院的信任,你们为我院的事业注入了新的血液。医道虽小,人命所司,以德统才,方为良医,业精于勤荒于嬉,希望你们虚心学习、努力实践,尊敬老师、团结同志,为中医事业做出贡献……"。经过几个月的实习,我基本掌握了内、外、妇、儿等科的常见病和多发病,以及一些重症病的诊治规律和诊疗规范,使所学理论和临床实践紧密结合。中医之学,贵在实践,在实践中验证理论,方能领会所学经典医著的精髓。

按照实习大纲的要求和医院的安排,我转益多师,勤学众长,随师新疆名医刘志轩院长和陈浩然主任门下学习。他俩博采古今各家之长,穷源溯流,深思巧耕,遇有疑难之症,必参合医理,疗效突出。刘院长尤长妇科,不论经产带下皆精,治疗特别注意调理气血,并告诫我:"气血是人生命活动的动力,气以统血,理血必先理气。"对功能性子宫出血、子宫脱垂、闭经、急慢性宫腔病的治疗,极为有效。我师处方,喜开对药,如当归与鸡血藤,白芍与赤芍,生地与熟地,苍术与白术等。多年来我秉承刘老师师法,每获良效,至今不忘。程浩然老师医术高超,诊治杂病,屡起沉疴,求诊者四面八方而来,日门诊不下七八十人。程老师把解除病人的疾苦视为己任。他常说:"学以致用,临证新知。"在病房曾治一慢性肾病患者,该患者全身浮肿,怕冷微呕、便干等,肾虚证候相当典型。我拟用实脾饮合六味地黄汤加减,老师审后,认真地进行了指点评说:"只会用补法,竟忘了泻法,损益取舍,必须细心琢磨。"秉承师法,每获良效,至今牢记心间。虽然临床实践有收获,但对实习生来说,老师用过的方药,结合所学就敢用。我也深深体会到在学校理论上有收益,对实习生来说只得到一半,而另一半是实践,不实践诚不能证实理论,发展理论。经过半年的随师学习后,我转入门诊独立看病。开始将接诊病人情况向指导老师汇报,辨为何证,处方用药,说对了就同意开方,否则不能处方开药,老师对每一病例认真讲评。记得曾接诊了一位维吾尔族男性胃病患者,我开的处方以良附丸加减。师问:"为什么用此方?"答:"病人诉胃脘疼痛剧烈,畏寒喜暖,食热物则痛减,口不渴,喜热饮,苔薄白,脉弦紧等。因饮冷而胃痛急发,以致寒积于中,阳气被寒邪所遏,治以温胃散寒,行气止痛。"老师听后点头称是,并嘱在上方中加干姜、吴茱萸,以增强温胃散寒之功。白天我在临床中碰到的疑难问题,除请教老师外,晚上再查资料,寻求理论解决,带着问题学习针对性强、理解深刻、记忆牢固。

经过一年的实习,我当着老师的面诊病已不成问题,但还要老师把关。直到独立看病,处方用药。特别对一些疑难杂病,只有经过临床实践,结合理论才能有深刻的认识及处置方法;对方剂的应用往往是以成方按图索骥,去套病人的症状,临床实践久了,也就能灵活化裁,运用自如。如四君子汤是补气的首方、要方,其配合是非常巧妙的。方中以人参为君,甘温大补元气,健脾养胃;白术为臣,苦温健脾燥湿;佐以茯苓,甘淡渗湿,健脾之功更强,促其运化;使以甘草,甘温调中。全方配合,共奏益气健脾之功。本方为治脾胃气虚的首选方。因脾主运化,脾胃气虚则运化力弱,甚则不能更好地化生精微,气血来源就不足。此方能使脾胃之气健旺,滋生气血,故为补气的要方。对于各种原因引起的肠胃功能减退,消化不良以及各种慢性疾病表现为脾气虚弱者均可加减引用。脾胃虚弱而兼有气滞者加陈皮,以理气化滞;脾胃虚弱有痰湿者,加半夏、陈皮以理气化痰;脾胃虚弱,寒湿阻于中焦者加木香、砂仁、陈皮、半夏,以行气止痛,降逆化痰。

又如四物汤是补血剂的主方(从《金匮要略》胶艾汤化裁而来),又是调经的要方,其组成是有原则的。因它是补血调经的主方,对诸种血虚证,均以本方为基础,随症加减。方中地黄,滋阴补血;当归,养血和血;芍药,和营理血;川芎,行气活血。从药的配伍关系来说,地、芍是血中之血药,芎、归是血中之气药,两药相配,可使补而不滞,营血调和。在临床应用本方时体会到,不仅血虚之证可以补血,血滞之证亦可加减应用。特别是妇女月经不调,在临诊多应用,可谓组合得体,补血而不滞血,行血而不破血,补中有散,散中有收,构成治血要剂。本方在临床应用中,如兼气虚,加人参、黄芪;兼有瘀血,加桃仁、红花;血虚且寒,加肉桂、炮姜;血虚而热,加黄芩、丹皮;欲血行去白芍;欲止血去川芎。明白了这些道理,临床应用就胸中有数了。此后再虚心学习,努力做到勤求古训,博采众家,跟师熏陶,临证思辨,便会取得诸多的收获。

在新疆一年的随师学习实践中,我收获颇多,不仅做到了理论和实践的有机结合,而且和老师、同道们结下了深厚的友谊,并且受到了医院的表扬和老师的夸奖,圆满地完成了实习任务。记得老师对我临床实践的评语:

从陕到疆学师长,勤思辨证采众方。

精心实践得要旨,不耻下问继绝方。

熟读精思融贯通,刻苦习经师心欢。

刻苦用功学师技,博取众长习临床。

1964 年 10 月,我结束实习学回返校。经过严格的考核和答辩,我以优异的成绩,从陕西中医学院本科毕业,走向了社会。经过 7 年勤学苦读及临床实习,我深感学业的精陋、学识的多寡与付出的多少是成正比的。医学书籍之多,知识之广,是学之不尽、读之不完的。只有抱着不求所得,但求所展,尊古人"书山有路勤为径,学海无涯苦作舟"的铭训,才能对祖国医学有所贡献。

第二节　悠悠医苑情　执教临诊途

回首从事医教工作多载,或是缘分,是天赐良机,直切地讲,这是党的培养,又是保障人民身心健康的需要。大学毕业一路走来,从学生到去缺医少药的乡镇卫生院、县医院当医生,再到市中医医院习临床搞科研,并主持中医研究所的诸多工作。日转星移,不同的工作磨炼了我为众患者祛疼疗疾的本领、增强了我执教育生的能力,也提高了我临诊的水平和破解疑难杂症的应变技能。

一、执教临诊途

大学毕业后,第一站我被分派到宝鸡地区中医学校做教学和医疗工作。从做学生到走上工作岗位是个极大的转变。因为当时中医教学正在启蒙阶段，自己一无教学经验，二无现成的教材，教学工作无从下手，困难重重，我下决心边干边学，一定完成学校交给的双重任务。

没有教材就动手编，我根据教学大纲的要求，借鉴前贤的论述，参考学过的资料和他校的教材，我编成了宝鸡中医学校实用的大部分教材。我主编的中医内科课本，除供在校学生学习外，还印发多册向外交流，获得了同道的赞扬与好评。在教学中碰到的问题，我虚心请教资深同仁，讨论商榷。例如对"天癸"的认识，《中医药大辞典》中常把月经称为"天癸"。这对女子尚可说过，但对男子而言实注释得不准确，以至偏误，掩盖了内经的真谛，埋没了它的光辉。于是，我壮起胆子，忘掉自己的浅陋，提出看法。"天癸"是男女共有的，准确地讲，它是指男女生长、发育，尤其是维持人体正常生殖机能所必需的物质。如此，教起来合理心安，学生们也易懂、易记。人常说"先生引进门，修行在个人"。老师只能指路，不能代劳，刻苦读书为学医之首要任务，其方法是读书当细，思虑当深，先明其意，后析其理，然后证诸实践，才能辨其真伪，得其要领。

对于学生提到的古典医著怎样学，有何方法、注意点有哪些等问题，我根据学习古典著作的经验，对他们提出了三要学习方法：一要注意书中的错别词及错误句。特别是学习《伤寒杂病论》，由于古代的印刷业不发达，或刻之竹简，或辗转传抄，背诵流传，遗漏错误之处在所难免，但因受崇经尊道思想之束缚，总不敢妄动一字，以至以讹传讹。如果读典籍不辨真伪，将错就错则会贻害无穷。例如，《伤寒杂病论》第 176 条："伤寒脉浮滑，此以表有热，里有寒，白虎汤主之。"显然这条有脱漏与错字，表热里寒，即真寒假热之里寒证，阴证反见浮滑脉，寒证而投白虎汤之凉剂，纯属漏错。二要注意书中的叙述过简。如第 177 条："伤寒，脉结代，心动悸，炙甘草汤主之。"这是针对气阴两虚出现的心动悸，但对脉象歇止的证型，原文则简而未述。因为其他证型也可出现心动悸、脉歇止，如果不加分别而一概用炙甘草汤将会造成大错。所以说要明医理，善读书。三要注意经典医籍中的一些提法。如《黄帝内经》病机第 19 条中，都以"诸""皆"二字统括各种病机，但是某一种病，其病位肯定在五脏的某脏，而病因一定是六淫中的某一种病邪因素，而在临床诊治中感悟到未必尽然，以"诸风掉眩，皆属于肝"而论，眩晕确实有发自肝病者，但只是较为常见而已，不能说所有眩晕都是发自肝。临床常见的眩晕病，有痰浊中阻的、有气血亏虚的、有脾阳不升的、有肝肾阴虚的等，大部分不涉及肝，但仍然会导致眩晕。古人受时代限制，其立论不一定尽善尽美，所以学习中医古典时，要全面、客观、合理地对待，不能一概而论。要告诉学生："书本上的医学知识是死的，人群的经验是活的，要想学到知识，必须放下架子，广问博收，精心提炼，独立思考。"

在教学中，以自己在学生时期对经典著作和基础理论重视不够的情况和缺失阅历为例告诉学生，要想学好中医，特别是中专生，首先要掌握基础理论的系统性，要求学生在学习中必须熟读牢记，这样会对日后学习临床各科奠定良好的基础。如果不熟读牢记，就不能了解其内在的系统性，抓不住规律，领会不深，掌握不牢。我常告诉学生，经典是中医之根，基础知识是临床各科的桥梁，临床是中医之生命，"仁慈仁心"是中医之魂，德才兼备是对我们的严格要求，只有具备这些条件才能成为一名现代的"苍生大医"，才能肩负起历史重任。中医经典著作和基础理论的系统性是很强的，篇与篇之间都有密切的联系，掌握了、理解了，学起来才会心领神会，事半功倍。不仅如此，在教学中还应注意理论联系实际。因为中医学校的学生都是初中毕业考入的中等专业学校，之前没有接触过中医知识，在开始学习阴阳五行时，觉得阴阳五行神秘奥妙，理解不了，如坠入云雾中。我便用浅显的临床治疗的例子，来提高学生的学习兴趣。如《黄帝内经》曰："背为阳，阳中之阳，心也；背为阳，阳中之阴，肺也。"

我说,心为阳中之阳,说明心中有实热之邪,治疗就可用苦寒之味直折;肺为阳中之阴,说明肺无实热之邪,治疗须慎用苦寒之药,须防伤阴。又如学生提出:"脑为奇恒之腑,中药并无入脑的药物,临床上如何治疗脑病?",我告诉他们,中药中确实没有入脑的药物,联系临床实际,让学生理解中医脏腑学说,有关脑的生理和病理分别归属五脏的心、肝、肾。因为心主神,为五脏之大主,肝主藏血,肾主藏精,生髓而藏于脑,脑为髓之海,髓藏于脑,因此,脑病要从心、肝、肾辨证论治。这样讲,学生对脑的认识及脑病的治疗便具体而深刻,也解除了他们对阴阳五行学说深奥、神秘之误解。在教学中要给学生解疑除惑,启发他们独立思考;要发挥教与学的积极性,鼓励学生提问和质疑,这对学好中医、掌握所学知识,对临床应用都有莫大裨益。古人说:"不积跬步无以至千里,不积小流无以成江海。"学中医要多想多思,脚踏实地,扎扎实实,不畏艰苦,步步登高。在教学中,要重视培养学生独立的学习能力,要以邵洁康向师求学为范,"领先生微开其言,无境其说"。只有自己勤于思考,用心钻研,日积月累,循序渐进,才能渐有所得。学习固然要勤奋,亦要讲究学习方法。以背书为例:上中医大学第一年初学基础时,学生除学好每天的课程外,要背药性赋、汤头歌、脉学等启蒙读物,挤时间背《黄帝内经》《伤寒杂病论》《金匮要略》等经典著作。背书不用默诵法,而是在室外无人处朗朗诵读,之后又抽空在喧闹的环境中,默忆背过的条文,所谓"闹中取静"。背书虽苦,但年轻时背书如抓铁有印,记忆牢固,现在用起来就很方便。古人曰:"熟读百遍,其义自见"。熟读确能使人联想丰富,触类旁通。

二、实践出真知

1970—1992 年,我在凤翔县公社卫生院、县医院、县中医院工作,多半时间在门诊、病房诊治病人,从未间断(也曾当过科室负责人)。为弘扬传承中医事业,为凤翔县中医医院发展壮大,为家乡人民群众身心健康,我发挥着自己的微薄之力。

1. 临床解惑

在凤翔县的一个乡镇卫生院磨炼了 3 个月后,我被调至县医院中医科负责科室及门诊病房工作。那时正值大暑,流行性乙型脑炎暴发,死亡率极高,医院派我去参与乙型脑炎的中西医结合治疗。中医认为,本病属于温病学说的暑温范畴,根据温病的传变规律,一般是由卫及气,由气入营入血。而该病特别是重症病例,发病急骤,往往起病即见头痛、高热神昏、抽搐等营血症状,甚则因呼吸衰竭、痰阻而死亡。

根据乙脑急性期表现的高热、头痛、项强、抽搐 4 大主症,依据卫气营血传变规律,制订了中西医结合治疗抢救方案,经对 58 例乙型脑炎患者进行全面观察治疗,治愈 53 例,占 91.4%,死亡 5 例,占 8.6%。经过多年的临床实践,运用卫气营血及三焦辨证,找出诊治的规律,取得了明显效果,不仅提高了治愈率,降低了死亡率,还为中西医结合治疗乙脑提供了可靠的诊治方法。在临床诊治疾病过程中,我深深感到中医治病重在提高人体的免疫机能及屏障功能。只有开拓思维,且不失中医核心理念和方法,才能全面领会中医学的原理和内涵,进而在实践中发扬光大。

我在综合医院临床工作和实践中深切地认识到,中医要发展,一定要遵循辨证论治的原则,同时也要利用现代科学技术武装中医,并吸收多种理论、新方法,进行研究、创新。青年时,我系统学习了西医,打下了坚实的西医理论基础;由于热爱中医,又进入中医高校学习,熟读经典及中医各科理论,可谓功底扎实。所以在临床中主张中西医结合,辨证与辨病结合,宏观辨证和微观辨病结合,力图发挥中医和西医各自的优势,以提高治疗效果。在教学和临床实践中,中西医各有所专,二者以各自的理论方法诊治疾病,其临床的思维方式不同:西医基于现代自然科学,从人体生理解剖、病理着眼,根据病史、临床症状,依据各种理化检查指标对疾病进行诊治,特点是重于辨病；而中医是在古代数学、哲学、天文学的基础上产生的，整体观念、辨证论治是其理论基础。《黄帝内经》中"有诸内，必形诸外"的理论，奠定了中医宏观、整体、综合的思维方法。中医着眼于辨证，将疾病的不同病因、病程及临床表现有机、系统地区分开，并施以不同的方药治疗。这与西医趋于辨病综合的系统化治疗方法是不同的。

临床是中西医结合的重要领域，诊治疾病时，采用西医"辨病"与中医"辨证"结合的双重诊断，一方面防止了片面的看法，另一方面又扩宽了临床思维，可对疾病演变、转归、预后有更清晰、正确的认识。如对高血压病、冠心病、糖尿病、肺心病的诊断，就是根据患者的病史、临床表现体征，结合理化检查、X线、心电图及实验室检查做出西医诊断。在此基础上又根据中西医病因、病机理论进行分析，制订出一套相关的治疗方案。中西医结合应该是在全面认识中西医2个不同科学体系的基础上找出新的结合点，要有创新、有发展。

在用药方面，按照中西医结合是一个完整体系的论点，我撰写了《中西药同用须合理配伍、禁忌要熟悉》这篇文章，受到了同行的肯定与好评。所以说，辨证与辨病相结合，不仅有利于拓展思路，还能获得最佳的治疗方案。临床所见诊断的肝气不舒证，可见于西医的多种疾病中。如用西医辨病的方法检查后，发现其轻重缓急迥然有别，其预后却有很大差异。这就是中医鉴别诊断方面的不足。又如脂肪肝是西医的病名，属中医积聚、胁痛的范畴，轻病脂肪肝，多数人没有明显的症状，或症状表现不明显，诸多患者是在西医检查时才被发现患病的，若仅靠四诊，病情易被忽视或延误。因此在临床上将四诊和西医的检查方法结合起来会事半功倍。

在学术研究上，坚持学古不泥古，力求创新的观点。如在对病毒性肝炎的诊治上，大多数学者均认为湿热之邪是该病发生的主要原因，我则认为湿热之邪固然在病程中起了重要的作用，但疫毒在疾病发生、发展中起了更重要的作用,特别是在肝炎的急性期,在传统清热利湿的基础上,加用了排毒除疫之味,效果良好;慢性病毒性肝炎,由于脏腑损伤及气血运行失调,产生了诸多病理产物,如湿、热、毒、瘀、痰等,病情比较复杂,辨证分型难以统一,给立法遣药带来了困难。据多年的临床所得,我应用中西医理论作指导,以祛邪、扶正、调理气血、保肝、抗纤维化、调节免疫立法,以肝复宁为基础方加减治疗,收到了良好的效果。

在临床立法、组方遣药方面,我以稳健为安,多年来虽临床涉猎颇多,但从不拘于经方、古方。自认为"立法如布阵,遣药如用兵"。兵法云:"知己知彼,百战不殆",所谓知己,指必须牢牢掌握中医的理法方药;所谓知彼,指一定要了解疾病的病因病机,洞悉其发生发展的变化规律。所以说,临证立法用药,必须要知常达变,而变一定要遵循中医理论的规律,不能违背规律随意改变。临床实践中只要按照中医辨证论治的基本原则,并吸收现代医学的理论学说,衷中参西,即可提高临证、诊证组方的针对性及整体性。如病毒性肝炎、带状疱疹,就西医来说,属于病毒性感染所致,在辨证论治的原则指导下,加疏肝养血,清热解毒,排毒外出的柴胡、当归、白芍、郁金、马鞭草、大青叶、板蓝根、虎杖、白花蛇舌草等药治疗,取得了良好的效果。临床诊治病人时,医者要以治愈患者为守则,不瞻前顾后,更不可以计较个人得失。根据医贤孙思邈的"胆欲大而心欲小,智欲圆而行欲方"之教导,在诊治中既要胆大,又须小心,如果胆大不小心,易近妄为,妄为则以药饵为刀刃也。解除患者的痛苦是每个良医的天职,每遇病患都要全力以赴,想方设法地救治病人。例如有一位妇女,流产后出血不止,妇科清宫后,服活血祛瘀之药,以致淋漓不断,流血不止,头昏头晕,精神倦怠,面色苍白,少气懒言,心慌心悸,食少失眠,见舌苔薄白,脉虚缓。据证认为,患者因流产后服活血药而致崩漏不止,以至心脾虚损,脾不统血,嘱速停活血祛瘀之药,急进补益气血、健脾统血之剂,以塞流澄源。方以人参归脾汤加阿胶补血,茜草炭收涩止血,水煎 500 mL,日 1 剂。服 3 剂后,血止,使病人转危为安。从此我立下了"泰山崩而色不变,麋鹿游而目不瞬"的治病决心。

2. 创新提高

在多年的临床中我深深认识到,中医理论必须时时与临床相印证,才能感悟深刻。自愧多年来我治愈的疑难杂病患者不多,但每当运用理论于临证,取得一定效果时,便感到非常高兴,如治疗了慢性肾病多例,仅有 5 例取得了良好的效果;治疗 200 多例阳痿、早泄、精少病人,有效率达 78%。还有,我认为临床搞科研不能只着眼于西医,中医也是科研的一部分,只要主攻目标,就能取得相应的成果。如 1986 年,我和陕西省药材公司协作,应用杜仲叶代杜仲皮治疗原发性高血压病。由于杜仲树生长缓慢,约 20 年方可成材入药,刮皮后树死,造成极大的浪费。因杜仲是常用的中药,《神农本草经》将其列为上品,称其有主腰脊痛,坚筋骨,强志等功能。《本草纲目》除对上述作用做了肯定之外,还新增添了安胎作用的记载,并称杜仲叶为鹅帛芽,主治风毒脚气、久积风冷。

为了寻找杜仲皮的代用品,陕西省药材公司与我合作将杜仲皮和杜仲叶制成片剂,临床观察,进行药理实验。对 102 例原发性高血压进行了 100d 的治疗,取得了良好的效果。其中叶片组 51 例,总有效率为 78.7%;皮片组 51 例,总有效率为 76.4%。据药化检测报告,杜仲叶和杜仲皮有相似的药化成分,以及降压、降脂和改善症状等作用,为叶代皮开辟药源提供了理论依据。

这个课题荣获陕西省科技成果集体三等奖。在振兴中医事业的今天,开展中医药理研究大有作为。这对提高临床诊治水平尤为重要。实践证明,只有敢于向科研进军,才能有所建树和突破。总结在诊治中的经验和体会,在实诊的基础上,边整理、边总结,悟出诊治的规律,总结经验教训,对提高医疗质量和教学水平极为重要。

例如,腹胀是内科四大难症之一,发病范围广泛,不仅是水裹、气结、血瘀三者,又常相互为因,错杂同病,病因复杂、命名繁多,分类方法无统一标志。我对38例鼓胀患者进行了观察治疗,并从发病原因、证候分类、诊断依据、治疗原则等几方面进行分析。因鼓腹特别是水鼓(即肝硬化腹水)为腹内积水,根据 B 超探测,了解腹水量、腹腔穿刺液检查区分漏出液和渗出液,腹部胀满膨大,状如蛙腹,按之如囊裹水伴下肢水肿,此谓阳气不振,水湿内停,说明前辈医家指出的"诸鼓皆肝、脾、肾受损"之论点是切合实际的。将各类证候的表现和不同证型分为了3种,根据有诸内必形诸外的论点,结合临床体征进行辨治,如水湿困脾的水鼓,用温中健脾、行气利水的实脾饮加减治疗,若浮肿重者加肉桂、猪苓、车前子,甚则加商陆温阳化气利水消肿;如兼胸闷咳喘,加葶苈子、白芥子、半夏温肺行水,止咳平喘等,对临床总结经验、积累资料可起到极好的作用。

在临床实践中,按照辨证论治的原则,以证为主,既可同病异治,又可异病同治;同时还吸收西医的理论学说,衷中参西,西为中用,提高临床组方用药的针对性及整体性。组方用药没有什么诀窍,只有在正确识证的前提下,才能正确地遣方用药。中医的理论是相互贯通、相辅相成的,要解除病人疾苦,不但要会辨证,更要会立法处方,取效于瞬间。

我在执医历程中又一体会是博览群书,为我所用。院校学习固然是医学入门的第一步,毕竟是短暂而有限的,在行医的长河中,学习历代医家名著是我一生的追求。在古籍中探索治疗脾胃、肝胆、心脑、男性等病的经验,再结合临床及我多年心悟,才能对疑难杂症诊治屡治屡效。学习《脾胃论》,我深刻认识到补脾法不仅适用于脾胃虚弱证,且可用于某些心肺系疾病、肝肾系病症。学王清任的《医林改错》中的五个逐瘀汤时,我发现其对治疗血瘀等疑难杂症常获佳效:通窍活血汤治头面四肢周身血管病,血府逐瘀汤治胸中血瘀之症,身痛逐瘀汤治痹痛等。结合临床发现,冠心病是由于机体气不足,则血行缓慢,血瘀阻络,瘀而胸痛、胸闷,血府通瘀汤对症。应用此方既能活血除痹,又能通脉止痛。学习张锡纯重用生白术治疗老年体弱之便秘,取得良好效果;应用自拟的神威回春汤治疗阳痿每每效佳;用20g苍耳子油渣滴鼻治疗萎缩性鼻炎,收到良好效果。

中医人,只有不断学习、不断努力、不断创新,才能有出路。50余载的临床和带徒经验,既是我悟出心得体会的真实反映,又是我踏进医学大门的生活实录。只因力求古训,才打开了全新观察中医药的窗户,历练和终生的思考,使我深知老百姓对医者的恳求和需要,以及医者肩负的使命和责任。思想上有了压力、前进中就有了动力,工作中添了耐力。临诊及带徒中也增加了活力。在执医的道路上,我深刻认识到疗效才是硬道理,不论中医还是西医,能治好病才是上医。从而我融合各家之长,用心撰写了数十篇专业论文和两部论著,尊"非学无以广才,非志无以成学"的名训,为中医药事业发展不断努力奋斗着。

在凤翔县医院和中医医院工作的数十年中,虽然治疗了数以万计的常见病、多发病,甚则疑难杂症及危重病,但我深深地体会到学习中医不但要会临床、会解疑、会讲课、会科研,还要会写作,只有通过写作才会使自己的思想条理化,才能系统地总结自己的临床经验,才能有给学生讲述知识的能力,亦能写出通俗易懂的讲稿和有价值及创新的论文。

3. 衷中参西

祖国医学博大精深,古代著述浩如烟海,文献众多,我广学众家,推陈出新,尤其在对四部经典的学习研读中,结合实践,悉心琢磨,汲取精华,贯通古今,在理论上打下坚实的基础。现今时代,因医学模式的转变、人民对健康的需求、强烈的民族担当、深厚的民族情怀、科学的辨证思维,应该掌握一定的西医基本知识,因为无论是从事医疗,还是教学、科研、带徒,都是必须认真面对的问题。中医发展不能只停留在"三个指头一个枕头"上,必须需要现代先进科学技术武装,并要吸收多种新理论、新方法,进行创新和发展。所以,我在临床中主张中西医结合,辨证和辨病相结合,宏观辨证与微观辨病相结合,提高中医的临床疗效,发挥中西医的各自优势。中西医是两种不同的理论体系,各有特点。中医的特点是辨证,西医的特点是辨病。辨证是核心,辨病是方向,证与病是不同的,西医的一个病包括了中医的几个证,如慢性胃炎包括肝胃不和、肝脾不调、脾胃虚弱、湿热中阻、胃阴亏耗、饮食伤胃等症,中医的一个证有时也包括西医的几个病,如胸痹证包括冠心病、心肌炎、慢性阻塞性肺气肿、二尖瓣脱垂综合征等。我认为西医的病和中医的证相结合是可以取长补短的。如果对中医的学习浅尝辄止,自然就反映不了其特色,中医的优势也就很难发挥。在临床上要遵守"理宜精,法宜巧,方宜平,效宜稳"的格言,衷中参西,治疗各种疑难杂症,才能以"四两拨千斤"之力,收到理想的效果。

4. 抗震救灾

1976 年,唐山特大地震发生,人员伤亡非常严重。凤翔县根据上级安排,为救治伤员成立了抗震救灾医院,主要负责中医中药配合西医治疗。凤翔县共收伤员 200 多名,其中有颅脑损伤、内脏损伤,胸腰椎及四肢骨折、截瘫及一些昏迷伤员,不少人病情危急,病人有的狂躁不安,哭闹欲绝,痛苦不堪。医院全体人员以白求恩为榜样,全心全意为伤员服务。作为中医组的负责人,配合西医以中医为主治疗,充分发挥了中医药优势,突出中医简、便、验、廉的特点:广泛应用小夹板固定,针灸推拿等手段,加快骨伤患者骨折愈合,减轻疼痛,促使伤员早日康复;对截瘫患者分别自制截瘫 2 号、3 号方治疗。记得有一位女性患者,32 岁,腰椎骨断错位,脊髓损伤,不全截瘫,大小便失禁,臀部褥疮腐烂,恶臭难闻,苦痛异常,面对此况,我安慰患者,守护在旁,精心治疗,经一个多月的护理治疗和截瘫 3 号方的应用,褥疮基本愈合,患者自己能翻身,大小便亦有意识。

我在抗震救灾中所做的工作,主要是团结一班人,应用中医药立了新功,此后被评为宝鸡专区抗震先进工作者,并出席了陕西省抗震救灾体集表彰大会,受到陕西省革命委员会主任李瑞山的接见,并颁发了奖品(搪瓷盆及茶缸,当时是较高奖品至今保留)。

5. 培教结合

我在凤翔县医院的工作得到了领导的认可和群众的信任,连年被评为先进工作者及优秀党员,还被选举为宝鸡市政协第四、第五、第六届委员。鉴于基层缺医少药的情况,我筹办了凤翔县卫生学校及赤脚医生培训班,既要管理又要教学,但不能脱离临床。先后培训了100多名基层医生及赤脚医生,为缺医少药的农村增添了力量,做到小病不出村镇,大病到县诊治。培训任务完成后,我被凤翔县委任命为县中医院领导,并与徐涛院长兼任陕西中医学院凤翔函授站负责人,先后培养出26名高级中医人才。凤翔县中医医院起步晚、底子薄,技术力量差,且设备极为简陋,我上任后,执政不离临床,临床兼执教学,确定了医院要发展,疗效是根本、人才是关键、特色出品牌的方针。制定了培养人才,提高诊疗水平、全方位引进中医大中专毕业生进院的政策,送年轻医生赴上级医院进修学习,并在院内举办各类人员学习培训,提升了医务人员的技能和服务质量。每有危重病人入院就诊,我都亲临病房、诊室,与大家一起研究治疗方案和抢救措施、确定治疗方法。目睹农村缺医少药,众多疾病特别是疑难顽疾病人,因得不到及时和正确的治疗而死亡的现实,我立下了一个宏大目标,应用中西医结合诊治疑难大病。经过多个盛夏苦暑,多个凛凛寒冬,在执政和从医之余,我翻阅《黄帝内经》《伤寒论》《金匮要略》等经典著作,结合观察到的病因病情进行有针对性地综合研究,悟出了具有可行性的治疗方法,治愈了众多疑难重病患者。1990年凤翔县南有一位患者因脑出血,被抬来我院求治时神志不清,半身不遂,牙关紧闭,口噤不开,两手固握,痰涎壅盛,肢体强痉挛,舌苔厚腻,脉涩滑。诊为中风闭症,痰浊瘀闭,住院

5d 观察治疗,患者神渐清,自动张口咽物,大小便通,唯半身不遂,舌强语塞,语言不清,口中流涎。纵观病情,大有转机,拟中药、针灸、按摩治疗 3 周后,扶杖行走好转出院。3 个月后随访患者,能自行下炕,穿衣行走,生活自理。同年广东省佛山市第四医院一位患乙肝的护士,从杂志上看到我写的治疗乙肝的论文后,写信求治。由于患者的要求倍切诚恳,即根据患者的病情及化验结果我连续给患者寄出几十种方药,经一年多的治疗,患者病情彻底好转,化验后表面抗原、E 抗体、核心抗体均转阴。

因为中医药特色是立院之本,只有充分发挥特色优势,才能使中医院壮大发展。县中医院坚持自力更生,勤俭办院的方针,使医院由一个占地不到 1 亩(1 亩≈667m²)、人员不到 20 人,只有简陋的门诊室、几个老头、5 支体温表、3 台血压计、1 个药柜的破旧门诊,发展为拥有各类人员 60 多人,其中大中专医生 30 多人、占地面积 9 亩多的现代化的综合性医院。领导班子下定决心,克服困难,建立起门诊及住院楼,设备基本齐全,满足了门诊、病房诊治的需要,得到了社会各界和人民群众的认可。

在中医院工作特别是在临床应诊中,我深切地感到中医学是我国独具特色的医学科学,要努力学习和掌握,要做到"信、学、用",学是信的延伸,用才是学的必然结果。只有学以致用,才可解除病人的疾苦,诊治疾患,才会有确切的疗效。学用中医,才有真正符合人类认知和发展的规律,这就是从认知到理论,又从理论到实践不断发展的过程。

在多年的实践中我清楚地感到,中医学是整体医学而不是局部医学,是动态医学而不是静态医学,是功能态医学而不是形态(解剖)医学,它有着自身独特的诊治及预防疾病的本领,要学好这门学科,读书当细,思虑当深,先明其意,后析其理,临床实践才能得其要领。

明代裴一中的《言医·序》中说:"学不贯古今,识不通天人,才不近仙,心不近佛者,宁耕田织布取衣食耳,断不可作医以误世!"我在大学时师承经验丰富、德艺双馨的国医大师张学文,秉承他孜孜不倦、敏思善悟、求真务实的精神和为而不争的高尚医德;走出学院,在雍城从政执医,教书育人,救死扶伤,济世救人,扎根基层,殚精竭虑,解决农村缺医少药的困境,为发展祖国医学默默奉献。

在工作之余,我总结整理了多年经验,共撰写和发表了中西医论文10余篇,如《怎样学习脉学》《四诊八纲的运用方法》《浅谈做中医诊断结论》《由辨证辨病论治到抓主证》《病毒性肝炎的辨治》《脑卒中临床治疗浅述》《杜仲叶代杜仲皮治疗高血压病103例临床科研观察》《胆囊病与脾胃病关系探析》《冠心病的临床治论》《心脑病临床诊治》《县级中医医院建设和发展的思路和意见》(本文被国家中医药局录用)《中医医院如何突出中医特色》《中医院校生如何进行毕业实习》《水肿危症——缺盆平》《高血压病临床治论》《当归四逆汤临床应用》等。这些论文立足临床,翔实真切,突出感悟,展示临诊特色。其中一些论文被刊登在国家级、省级医学杂志上,我也被邀请参加各地的学术团体交流,并获得了优秀论文和科技成果奖。

6. 临诊感悟

1992年,我调入宝鸡市中医医院任教带生,先后担任中医药研究室主任、市专家门诊部主任、宝鸡市中医药研究所所长等职。2009—2012年国家及陕西省建立了"李成纲名医工作室"。自调宝鸡市工作至今的20余年光阴中,我把主要精力放在发展中医事业、带学生和学术研究上。在天命之年,代管陕西省第二届西学中班,一边执教,一边门诊育生。我常对学生说,学好中医需要有知难而进、持之以恒的决心,因为它是一门高深的科学,浩如烟海,是取之不尽、用之不竭的宝藏。大多数学员认为中医文字晦涩、深奥、难懂、抽象,比学西医难得多,所以我嘱学生首先要学好所开课程,然后抽暇博览古今书籍,吸取众家之长,日积月累,就会学而有成。古语曰:"精诚所至,金石为开。"困难是坏事也是好事,困难的环境能磨练出人才来,做学问也是如此,"学如逆水行舟,不进则退"。既然立志学习中医,就要树立知难而进的决心,迎着困难向前。学生结业后,组织任命我为中医药研究室主任、内二科主任、市专家门诊部主任等职。中医理论博大精深,值得继承和发扬,现在中医药要想迅速发展,应该相应地掌握一些现代医学科学的基本知识,并吸收多种新理论、新技术、新方法,进行创新和发展,促中医现代化。我们作为中医学术带头人,一定要先在专业方面打下坚实的基础,以此为前提,做到中西医有机结合,二者相辅相成,才能提高临诊水平。如果中医基本功不牢固,基础不扎实,用西医的观点去套中医,其结果不中不西,更谈不上发展中医特色。正确的道路是以中医为主,西医为辅,吸收现代医学知识,丰富和发展中医。

中医之所以延续几千年而不衰,主要在于疗效,可以说疗效是中医的生命力。从过去到现在,中西之争异常激烈,现在西医发展一日千里,中医如不迅速发挥自己的优势,奋起直追,势必要落后。要提高临床诊治水平,必须具备过硬的功底和丰富的实践经验,如果没有过硬的基本功,犹如无水之源,无本之木。只要努力学习,用中医理论不断探索,日积月累,就可水到渠成。

孔子曰:"闻道有先后,术业有专攻。"在学术问题上各人都有专长,作为一名人民医生,应该积极学习别人之长,补己之短,不耻下问,广泛求师。古人曰:"惑而不从师,其为惑也,终不解也。"我在教学和临床中碰到问题,就会虚心向别人请教,譬如对"柴胡劫阴"不太明白,即请教同道。虽然柴胡有疏肝的作用,但用之太过就可耗伤肝阴,如配合白芍,就能防止柴胡疏肝太过,不但加深了对药物功效的认识,也进一步明确了药物之间的配伍意义。

又如在气与阳的关系问题上,我虽然认识到助阳药不能补气,补气药也不能助阳,气虽属阳,但不等于阳,在临床上对于气虚与阳虚之间同中有异,异中有同,对究竟二者之间有什么关系疑惑不解,就求助同辈,得到了解答。阳对于阴而言,气与血可以分属阴阳,阴阳既可概括全身,也可指一个组织脏腑,一般说物质属阴,功能属阳,临床上指的阳虚,多指脾肾阳虚,气虚则多为肺脾气虚,故对这点,我终于有了明确的认识,从而能更有效地指导诊疗工作。

7.不忘传承

我认为,师承传授是培养中医人才的一种行之有效的方法,要培养好人才必须要有过人的诊疗技能和科研能力的人才队伍,这样才能发挥中医药特色,承担起振兴和发展中医药的重任。要以宽大的胸怀,对后学者给予厚望,毫无保留地传承,希望继承人一代更比一代强。

因中医文献汗牛充栋,难免使后学者望而生畏。但是中医药理论精华是历代医家临证经验之结晶,历代大医者莫不如学海之舟,咬定青山不放松,才能在实践中触类旁通。学无止境,博大精深的中医药,必是学到老、干到老,才能成为师承传授中合格的医师。

我对师承传授是这样做的:师在传、徒在承,师要真传,徒须真学。首先师要好为人师表,先传医德,仁德仁术是本质的必备,亦是责任的担当,继之根据自身的状况,一丝不苟地做好临诊带教,把自己所学传授给徒弟,此时不要自居,要甘当学生,做到以临床为导向,互教互学,彼此启发。我认为传的过程,就是学习和提高的过程,继承的同时就是对师施压和促进的时期,只有师生敞开心扉,思想碰撞,传承才能收获真正的效果。

第三节　昂昂弘国粹　荣获国际奖

从医执教至今50多个春秋,我与中医结下了不解之缘,也可以说,我把今生都交给了珍爱的中医事业。一直思禀,把学以致用的思维、临床所得、实践体会,认真研究整理,积稿成文,著书立说,既是对自己工作的总结、提炼,也是为中医学继承发展尽微薄之力。

为此我特别注重平时的日积月累，把诸如《热性病辨治规律浅析》《肝功能异常及兼证的治疗方法》《活血化瘀法在临床应用之见》《补肾活血法治疗慢性肾炎浅见》，自拟《通脉降脂汤临床应用》《糖尿病辨治方法》《反流性食道炎及胃炎的诊治方法》《阳痿病的辨治述要》《神威壮阳汤治疗阳痿 216 例临床应用》《炙甘草汤治疗脉结代心动悸的体会》《慢性萎缩性胃炎伴肠腺化生的诊治方法》《顽固性唇炎诊治观察》等都撰写成有临床案例、有理论指导、有诊断方法、有分析见解的论文，有的在国际学术会上交流，有的刊登在省级杂志上，并获优秀论文奖。神威壮阳胶囊治疗阳痿 216 例科研项目，经国内中医泰斗，著名专家董延华、黎剑英、潘汉生等教授程序化评审，科学计分，对该药的先进性、实用性、合理性做了充分肯定，并认为这项成果独辟蹊径，既重视累进性继承应用补肾疏肝之法，又具永进性创新，施用疏肝纵肝技巧，师古不泥古，具有良好的治疗作用和临床研究价值。

1995 年 4 月 15 日，在北京大会堂参加学术研讨会，被授予民族医学之星的称号；5 月 15 日，我应世界传统医学大会邀请，赴美国进行国际学术交流；5 月 19 至 21 日，在美国拉斯维加斯、旧金山，来自加拿大、日本、美国、韩国、新加坡、印度以及中国香港、中国台湾等 20 个国家与地区的 280 多名学者，进行传统医学优秀成果大奖赛，我作为中国代表，参加了角逐。美国中医基金会主席唐德拉·里斯教授在贺词中说："传统医学是世界医学之瑰宝，人类共同之财富，每个国家都有自己的传统医学，我们把中医学（中国传统医学）和非洲、亚洲及拉丁美洲等一些国家的传统医学进行比较，就会惊异地发现，各种传统医学体系有着共同的特征及互补性、统一性。随着现代医学的高度发展，返璞归真、回归自然、自然疗法已成为业界的一大巨流，势不可挡，且疗效显著，为世界各国认同和欢迎，尤其是'回归自然'时代尤为重要。"

这次国际会议，既是学术交流，又是研究成果展示，更是传统医学科研水平成效的竞争。我多年潜心研制、临床应用治疗阳痿216例的"神威壮阳汤"(起痿壮阳汤)以见解独特、思路开阔、疗效卓著、体会真切及理念与临床紧密结合的优势,力挫群雄,赢得了评委们的高度评价,一举获得了世界男性病领域最高荣誉——"超人杯"金奖。

这一成果还荣获宝鸡市科技成果二等奖,陕西省及宝鸡市分别授予我"名老中医"光荣称号。中国文化管理学会为我颁发了金质奖章和塑像,国家文联党组书记胡珍题词道:"共和国百名成功者经典人生荣耀祖国"。2009—2012年,国家中管局及省卫生厅投资数十万元,设立了国家级及省级"李成纲名医工作室"。

我所著的《临证治验辑要》一书,作为党的十八大献礼,已经问世。本书共分6个专辑(医理感悟,临证诊治,医话随谈,医苑探索,效方录集,后学感悟),收录论文50多篇,内容含基础临床、方药验案、学术思想、医德医风等。既有我经过多年临床后的诊断思路治疗方法、组方用药心得,突出体现中医特色和师承教育意见,还有对中医处方及中药品管理存在问题的解决方法等。本书法古论今,其中一论,一验,一法,一方,虽尺幅之言,却凝结着我数十年精研心血,或探幽发微,或古为今用,或弘扬新说,奇中有常,淘沙集金,给人启迪。原陕西省卫生厅厅长刘少明在为此书作序时说:"李先生年过七旬,从医50余载,至今仍勤于临证,诊务繁忙,孜孜不倦于中医事业,老而弥坚,而以医术造福于世人,令我感动。由于先生的勤奋和敬业,不仅受到群众的信任与爱戴,亦得到各级政府的重视和尊重,并获得省市'名老中医'的荣誉,被国家人事部、卫生部确定为'第二批全国名老中医学术经验继承工作指导老师,以推广他的学术经验。此书内容丰富,学术地道,体会真切,思路开阔,方法严谨,系统归纳了先生多年的学术经验,可供广大中医药工作者学习参考,对正在成长中的青年中医药人员更是大有裨益。"

随着中医药业的深入发展,以学术继承和推广,弘扬中医传统精神,加快提升中医教学水平,培养出一批精尖临床人才为目的,我先后带出和正在带教国家级、省级、市级热爱中医的在职高素质中青年人才,以提高他们中医临床处置各种疑难杂病、多发病的能力。为了更好地培养中医人才,我于2013年和2014年分别在铜川、西安参加拜师盛会,受到副省长亲切接见并有幸合影。在西安市丈八沟,时任陕西省副省长王莉霞接见我时说:"咱们陕西的中医,源远流长,名医辈出,唐代的孙思邈、王焘等伟大医学家,曾为发展祖国医学做出卓越贡献,至今对防病治病都有重要意义。今天振兴陕西中医师承传授,就落在各位身上。希望大家齐心努力,以国医大师张学文、郭诚杰为榜样,为中医事业的振兴增光添彩,为祖国医学的发展和创新再做出新贡献。"

现在正处在一个伟大的变革时代,我们更需要不断探索学习。回顾过去的从医之路,虽有所建树,但中医的发展任重而道远,仍需要继续努力。这次省长接见和师带徒会议,奏响了陕西省中医发展的凯歌,勾画出学术继承的蓝图,在党的中医政策照耀下,中医的学术思想正百花齐放;在师承传授背景下,中医的临床经验正薪火相传,中医的发展形势喜人。我将不遗余力地把自己的经验毫无保留地传给那些品质优秀、热爱中医事业的年轻人。为中医事业发展、学术进步,培养出一批临床实用性人才。

第二章　学术主张

祖国医学历史悠久，是世代医家在同疾病作斗争中产生的系统的理论，形成了示范性的学术主张，在防病治病、保障人民身心健康方面担负着重要的作用。总结学术主张，对提高辨证论治、处方用药起着重要作用。

第一节　中西兼容　博采众长的主张

随着医学模式的转变，人民对健康的需求越来越急切。作为中医工作者，我们既要有强烈的民族担当，又要有科学的辨证思维。无论是从事临床还是教学，都要面对现实问题，中西医兼容，取长补短，利用现代科学技术，创新发展中医现代化。因此，在诊疗中只有中西医结合，辨病与辨证结合，才能发挥好各自的优势，才能更好地为患者服务。

一、衷中参西，以中为用

我认为，中医学要发展，就要有所发现、发明与创新，要创新就要打破传统思维模式。"海纳百川，有容乃大。"只有摒弃一己之见，团结一切可以团结的力量，中医才能阔步前行。因此，必须利用现代科学先进技术武装中医，并吸收多种新理论、新技术、新方法，进行研究、创新。在临床中主张中西医结合，辨证与辨病结合，宏观辨证与微观辨病结合,充分发挥中医和西医各自的优势,提高临床疗效。在50余年临床教学实践中,我深刻认识到,中西医学各有所长,二者以各自的理论、应用各自的方法治疗疾病。两者的医学理论不同,临床思维方式也不同:西医基于现代自然科学,从人体生理、病理着眼,根据病史、临床症状、体征,依据各种理化检查指标对疾病进行诊断治疗,注重辨病;中医是在古代数学、哲学、天文学的基础上产生的,整体观念辨证论治是其基础理论,所以《黄帝内经》中有"有诸内的说法,必行诸外的说法",奠定了中医学宏观、整体、综合的思维法则。中医着眼于辨证,将疾病的不同病因、病程系统地区分开,并施以不同的方药治疗。临床上我采用西医辨病与中医辨证相结合的双重诊断方法,一方面防止了片面的看问题,另一方面又拓宽了临床思维,对疾病的演变,转归、预后有了更清晰、正确的认识。例如对高血压病、冠心病、糖尿病、肺心病的诊断,根据患者的病史、临床表现、体征,结合理化检查、X线检查、心电图及实验室检查做出西医诊断。在此基础上又根据中医病因、病机理论进行分析,制订出一套相关的治疗方案。中西医结合应该是在全面认识两个不同科学体系的基础上找出新的结合点,并要有创新、有发展。在用药方面,我按照中西结合是一个完整的科学理论体系的论点,在临床诊治之余,撰写了《中西药同用需合理,配伍禁忌要熟悉》一文,受到了同行的肯定与好评。中医治病着重于整体调控,西医重视机体的生理、病理,因此两者的许多治法都是可取的。实践证明,汲取两者的长处,在治疗上相辅相成,疗效优于单独用中医或西医的方法。将中西医融合是世界医学发展的一大趋势,接受中西两种医学教育的学生是未来最有前途的中西医兼容医生。因此,无论中医还是西医,都是以疗效取信于民。所以,学好前辈经验是提高疗效的重要方面,特别是对疑难杂症的治疗。我青年时在校系统学习西医3年,比较熟悉西医的诊断方法和治疗规范,广学前人经验,临床诊治,将辨证与辨病相结合,常以中医为主,衷中参西,先做出中

西医双重诊断,再行辨证及辨病治疗,以达取长补短,提高疗效。对此,我根据临床实践总结出如下4个结合的主张:

(1)治标与治本须结合:如胃食管反流是病情较重的慢性疾病,单用抑酸、促动力等西药治疗,虽可快速缓解症状,但一停药又复发;如单用中药治疗,其抑酸的作用较弱,起效时间长。对此病,西医治标,可快速缓解症状;中医治本,在消除患者临床症状的同时,又能调整胃肠功能。

(2)扶正与祛邪结合:如消化性溃疡病的治疗目的,一是改善症状,二是促进溃疡愈合。在控制症状方面,西医用质子泵抑制剂或H_2受体阻滞剂,结合胃肠动力药和黏膜保护剂,一般1周即可控制症状,可一旦停药则易复发,从而使溃疡难以愈合;西医的治疗重点是削弱胃肠内的攻击因子,如幽门螺旋杆菌、胃酸、胃蛋白酶、十二指肠反流液等,谓之祛邪。中医的治疗是扶正兼祛邪,在改善症状的同时,可促进胃肠黏膜的修复,提高溃疡愈合质量,能较好地解决溃疡慢性化和复发的问题。因此,对一些体弱及久病患者,运用中西药结合、扶正祛邪的方法,更为合理。

(3)急治与缓治结合:对于急性发作和重症病人,以西医治疗为主,中医治疗为辅,临床观察多有较好的疗效。如溃疡性结肠炎,西医长期或大量使用激素、免疫抑制剂、水杨酸制剂,可导致多种副作用,且易复发。我对此病的治疗,活动期以西药为主,配合中药治疗,缓解期以中药治疗为主。对于纯中药治疗效果不佳者,用中西医结合治疗,既可提高疗效、减少副作用,又可以降低复发率,此谓急则西治,缓则中治。

(4)辨证与识病结合:病毒性肝炎和消化性溃疡,中医辨证有肝气郁结,可用疏肝理气法治疗,但西医认为,肝炎为病毒感染引起。因此,中医在辨证用药的的基础上,酌选板蓝根、虎杖、白花蛇舌草等解毒药疗效更好;西医认为"无酸不溃疡",在中医辨证用药的基础上,酌选具有中和胃酸作用的药物,如海螵蛸、浙贝母、瓦楞子、珍珠粉及具有胃黏膜保护作用的药物,如白及、三七、云南白药等,可以提高疗效。

总之,中医辨证和西医识病是一个动态的过程,随着疾病的发展和变化,辨证和识病也随之变化,用药上必须调整,做到证变方亦变,只有这样才能显示出中医药治疗的优势。

二、识病辨证,双向调治

我认为,临床是中西医结合重要领域,而识病辨证的结合,既是辨证论治的进一步完善,又使中西医这两种思维模式完全不同的医学,在临床实践中达到某种程度的协调,赋予现代中医新的思维模式。

临床所见中医诊断中的肝气不舒证型,可见于多种疾病中,如用辨病的方法检查后,发现其轻重缓急迥然有别,其预后亦有很大差异。这是中医鉴别诊断方面的不足。又如脂肪肝为西医病名,归属中医为"积聚""胁痛"疾病范畴。轻度脂肪肝无特殊临床表现,甚至有部分此类患者症状表现不明显,诸多患者在体检时才被发现。这时若不借助西医的检查方法,仅靠中医的四诊很难诊断,易被忽视或延误。因此,临床将四诊和西医的检查方法结合起来,就可以避免误诊和漏诊。临床上将中医辨证和西医辨病结合起来,形成"双重诊断",既符合中管局对住院医案写"双重诊断"的要求,亦与《医疗事故处理条例》中要求的疾病名称相吻合。以消化内科疾病为例,中医包括呕吐、反胃、吐酸、痞满、胃痛、呃逆、嗳气、噎膈、泄泻、便秘、腹痛等病症,而西医诊断包括反流性食管炎、消化性溃疡、急慢性胃炎、急慢性腹泻、慢性便秘、肠易激综合征、溃疡性结肠炎、胰腺炎、胆囊炎、胆石症、脂肪肝、肝硬化、病毒性肝炎等疾病。临床单纯按中医诊断有误诊、漏诊的可能。如胃的癌性溃疡和良性溃疡,慢性萎缩性胃炎伴肠上皮化生与非典型性增生的癌前病变的鉴别,反流性食管炎与食管癌、心绞痛的鉴别,消化性溃疡与食管贲门弛缓症的鉴别,慢性胃炎与消化性溃疡、胃癌、胆囊炎、胆石症的鉴别,肠易激综合征与溃疡性结肠炎、结肠癌的鉴别等方面,西医确有一定的优势,中医应当借鉴。辨证与辨病相结合不仅有利于开阔思路,为病人选择最佳的治疗方案,而且对把握病情转归,判断疾病预后,都是十分有益的。中医治病重于整体调控,西医重视机体的生理病理,中医和西医的许多治法都是可取的。

三、临证思考,知常达变

我在临床中多以稳健著称,理法方药,丝丝入扣。这一点也是应用中医理论认识疾病、治疗疾病的基本规律和常法。然而对于疑难杂病等却有独特的思考方法,抓住疾病的一两个特征性表现,异军突起,出奇制胜,常能奏效。这是特殊规律,也是变法。所谓"医者意也",可能就是这类处理方法。常,是符合理论规律;变,也是按照中医理论,而不是标新立异,别出心裁,违反中医理论去盲目试验。如有一位浮肿病人,男,33岁,全身浮肿数月,颈项肿胀,阴囊积水,二便闭塞不通,喘息、胸闷、气短,皮肤干涩无汗,食物、水浆不进,西医诊断为慢性肾炎并尿毒症。采用西药利尿剂,始有效,后则乏效,舌胖淡、脉沉弱。会诊后,翻阅以往所用中药处方,虽泄利之剂用量极大,却水肿不退,二便不下,常法已经不能奏效,细审其病情,患者气短喘息,表皮无汗,症状特别突出。中医有"肺为水之上源"之说,对于水肿,治法有"提壶揭盖"之论,故毅然使用麻黄汤加减,服药3剂,肺气得开,小便得利,水肿渐退。另有一例频繁呕吐的女性患者,证见呕吐数月,食即呕吐,甚则闻食即吐,观她之前药方,有健脾养胃之剂,药量均较重。诊其脉,关滑小数,验其舌,苔黄而薄,遂出一方:黄连0.3g,竹茹1.5g,佛手0.6g,苏叶0.6g。患者仅服药一剂,呕吐即平。所用之药,前医均用过,为何此效而彼不效?答曰:"妙在用量之轻矣"。

四、学不泥古,敢闯己路

(清)程鸣曰,"师古不泥古,学术应创新"。我在继承祖国医学遗产的过程中,对于古典医籍和近世先贤之所述,既要深究,又不受其拘泥,因为对于医学工作者来说,实践仍然是检验真理的唯一标准。例如我在治疗黄疸型肝炎时,除了赞同"湿热相搏乃生黄疸"的传统观点外,对于与"疫毒"传染有关的病因说,也极为重视。在病理变化上认为:湿热在气分不会出现黄疸,而湿为阴邪,其性黏腻重浊,湿热入于血分,瘀阻络脉,使胆汁排泄不畅,溢于肌肤,而出现黄疸;若湿热蕴毒入于血分,则可能出现衄血、呕血、皮肤出血;若毒热炽盛,弥漫三焦,侵犯心包则会出现高热、烦躁、神昏谵语等危候;若湿热炼痰,痰阻血脉,血运不畅则胆汁难循常道,黄疸不宜消退。所以在具体治法上,通过多年的临床观察,我认为"治黄疸必活血,血行黄自去""治黄需解毒,解毒黄易除,治黄要治痰,痰去黄易散"的个人见解,颇具新意。一般用药的原则为:清热不可太寒,疏理不可太散,祛瘀不可太破,补脾不可太壅,养阴不可太腻,助阳不可太热,药性不宜过偏。由于肝病患者多数病程较长,须长期用药,而药物又经肝脏代谢,所以,应考虑患者体质、所用药物及剂量,做到适度而止,以免伤及正气。临床用药,只要坚持此原则,不但不会伤及正气,而且能大大提高临床疗效。

五、精读经典,博取众家

初学经典,是课业的需要,我对《黄帝内经》《伤寒杂病论》怀着无比崇敬之心,或诵读或默读,务求能够熟记。就在一遍又一遍地诵读当中,逐渐由衷地生发出对经典著作的兴致与热情。

《黄帝内经》是中医学的奠基之作,是中医学之源,在研读方法方面没有捷径可走,只有不懈努力,用心体会,反复熟读,感悟内涵,才能达到"读书百遍,其义自见的效果。"读经典是要下苦功夫的,非用心不可。首先,应当提高阅读古文的能力;再者,中国哲学、文化历史等科学知识有助于理解和领会中医理论。因为人文与自然科学的交相融合是中医学的特色之一,所以说,读经典,虽无直达捷径,但有旁通之道,这是值得重视的。张仲景的《伤寒杂病论》系统地概括了"辨证施治"的理论,被奉为"方书之祖"。《脾胃论》是李东垣创立脾胃学说的精髓,有极高的临床实用价值,一定要熟读;王清任先生在《医林改错》辨"瘀血"方面,创5个"逐瘀汤"治疗各种血瘀证,疗效卓著,临床实用价值极大;张锡纯《衷中参西录》是中西医汇通的代表作之一,亦是中西医结合学习和研究探索的必习之书,只要细学真阅,专心精读,就可博采众长,为我所用。

第二节 四诊合参 舌脉为先的主见

临床诊察疾病时,要十分重视运用"望、闻、问、切"4种方法来观察和搜集患者的体征及相关症状,将之作为判断疾病的资料。往往是病人一入诊室,其形态、精神、面色已然入眼,病人言语声调的高低强弱,气息的粗大或微弱,以及咳嗽哮喘的各种声音变化已经入耳。病人入座诊桌前,仔细切两手之脉,又通过和病人交谈,调查了解发病经过、自觉症状及既往病史,和望、闻、切三诊所收集的资料合参分析,多方面观察和了解,做出正确全面的诊断。

一、舌诊

(1)《中医诊断学》中望舌苔主要是观察舌苔的厚薄、润燥、腻腐、剥落、偏全、真假等方面,但临床概其要,则常见舌苔多为白苔,黄苔,灰黑苔,腻苔,干苔,光滑,剥落,纹裂舌苔或兼加,需明确各自不同的意义和主病。白苔指比正常略为显著的白色舌苔,多属于表寒证或胃肠虚寒。舌苔滑白而腻,多为"脾不健运",痰湿壅阻,常见于上呼吸道感染初起、慢性腹泻等。黄苔多属于里热,黄色愈深表示里热愈盛。表邪入里,初步化热,舌苔淡黄,热盛伤津,则深黄而干;湿热内壅或肠胃积滞,则深黄而厚腻,多见于热性病的热盛时或消化系统疾病,如胃肠炎、肝炎等。灰黑苔有寒热虚实的不同。灰黑干燥芒刺,多属热毒炽盛,津液受损,可见于热性病的热盛时;灰黑湿润或滑腻,多为胃肠虚寒,也见于其他脏腑的虚寒证,可见于慢性腹泻和慢性肾炎等。腻苔之舌苔增厚,如腻糊状,多属湿邪壅阻:苔白而腻,多为寒湿,常见于慢性肾炎尿毒症;苔黄而腻,多为湿热,常见于消化道传染病。舌苔干燥,多属阴津不足;苔白而干,多为热伤津液而湿浊不化;苔黄或灰黑而干,多为热邪伤津。光滑、剥落、纹裂舌苔多属阴虚,常为营养性物质消耗过多的反映,可见于热性病后期和慢性疾病,如肝硬化、肺结核、溃疡病、糖尿病等。

(2)舌体包括舌的形态和色泽,正常人的舌体呈淡红色,活动自如,不燥不腻;常见的淡舌,常伴胖嫩,而边缘有明显齿痕,多为脾肾阳虚,气不生血;红舌的舌体颜色比正常人偏红,多为热盛。舌尖鲜红,多为心火上炎;舌红边尖起珠,属热盛阴虚;舌体深红或绛红,光剥,多为肺肾阴虚,津液不足,可见于热性病的热盛时和恢复时,慢性消耗性疾病;紫舌则舌体颜色青紫,或有斑块,多为瘀血阻滞,可见于心脏病、血液病、妊娠死胎;舌体僵硬,转动困难,或伸出时偏向一侧,或有颤抖等,多属肝风内动,或系热极生风,或系血虚生风,可见于中风、热性病痉厥、贫血等。

(3)望舌时要在光线较为充足的地方进行,在晚间灯光下,常不能正确分辨是否有黄苔。患者伸舌时口要张大,舌头自然伸出口外,舌尖向下弯,舌面向两侧展平,不要卷缩。卷缩可使舌体呈柱形,舌苔颜色加深。望舌见特殊颜色时或苔色与症情不符,应仔细追询是否为染苔,如橄榄、米醋可使舌苔染黑,橘子、枇杷、黄连则使舌苔染黄。

二、脉诊

中医脉学内容繁杂,有单脉,有复脉,形状又有些相似,脉形千变万化,往往指下难明。学习脉学的过程中,首先要求掌握两纲脉,明辨六要脉。

什么是两纲脉、六要脉?根据《黄帝内经》所指示的"察色按脉,先辨阴阳",以及张景岳的"万物之本,只此表、里、寒、热、虚、实者而已。知此六者,则表有表证,里有里证,寒热虚实无不皆然"的主张,凡能区别阴阳的脉象就是两纲脉,如浮、数、滑、大是阳盛之脉,沉、迟、涩、小是阴盛之脉;凡能概括表、里、虚、实、寒、热之脉就是六要脉,如表脉浮、里脉沉、寒脉迟、热脉数、虚脉小、实脉大等。六要脉,即浮、沉、迟、数、滑、涩六大脉象的形状、诊断及主病等,做到心中有数才能指下分明。这样就能抓住脉学的本质,然后再持而久之反复比类,以探究合并脉象的形状、诊法、主病等。正如滑伯仁所说:"凡取脉之道,理各不同。脉之形状,又各非一。凡脉之来,必不单至,必曰浮而弦、浮而数、沉而紧、沉而细之类,将何以别之?大抵提纲之要,不出浮、沉、迟、数、滑、涩之六脉也。浮、沉之脉,轻手、重手而得之也。浮为阳,轻手而得之也。而芤、洪、散、大、长、濡、弦,皆轻手而得之之类也。迟者,一息三至,而缓、微、弱皆迟之类也;数者,一息脉六次至,而疾促皆数之类也。或曰滑类乎数,涩类乎迟,何也?然脉虽似,而理则殊也。彼迟、数之脉,以呼吸察其至数之疏数,此滑、涩之脉,则以往来密察其形状也。"只有抓关键、识要领,才能纲举目张,执简驭繁,循序渐进,久而即明,达到得心应手,运用自如,才能有效地应用于临床。而临证辨脉,首先,要"预知病脉,必先知常脉"。初学者先在自己或健康人身上反复诊查两手六脉的轻重、强弱、形状,做到心中有数,然后再据常比较,辨别病脉与常脉有哪些不同。这样经过不断的反复实验,深刻钻研,才能逐步积累比较丰富的经验。其次,在临床上要从证辨脉象,从脉定病症。从证辨脉是通过归纳分析的方法,把疾病分成如上所述两纲六要脉,在临床上反复验证,观察阳证易见何脉,阴证易见何脉,从脉的"形、位、势、数"上来分析各有什么些特点,从中找出规律。比如阳证多见浮、数、滑、大,阴证多见沉、迟、涩、小;表证多见浮脉,里证多见沉脉;热证多见数脉,虚证多见小脉,实证多见大脉,这是一般的从证辨脉的规律。每一脉象都有其所主病症,但不能只认脉而辨病、治病。辨证了解脉象之后,结合望、闻、问三诊来客观地分析病在何经何脏,虚实寒热,在表在里,为虚为实。如以治疗感冒为例,有辛温解表的麻黄汤类,有辛凉解表的银翘散类,有助阳解表的人参败毒散等。依据什么选用不同方剂?从脉辨证就是重要依据之一。如脉浮紧有力症见恶寒无汗者是表实证,当以麻黄汤发其汗。浮数有力,症见恶热自汗者是表热证,当以银翘散来清热解表;若脉浮无力,素体衰弱者必须用人参败毒散助阳解表。这是据脉辨证的一个实例。从病辨脉、从脉辨证二者是有机联系、相互为用的,同时还必须四诊合参,了解病史,互相参证,综合分析,才能相得益彰,做出比较正确的诊断,为治疗提供依据。

第三节　五郁相因　气郁为本的主张

　　五郁相因是中医临床疾病中常见的病因病机,可以独立为害,又有相互联系;既能单独出现,又能相互转化;既是发病因素和病理名称,又是临床辨证论治的准则。随着医学模式的转变,人们的精神状态和思维活动对于疾病的产生有着极大的影响。精神状况的变化,在中医学概括为喜、怒、忧、思、悲、恐、惊 7 种,简称七情。《素问·阴阳应象大论》中说:"人有五脏化五气,以生喜怒悲忧恐"。这种七情的变化,在日常生活中,大多属于生理范围,不会引起明显的疾病。如果七情作为致病因素,它在临床上所表现的证候常反映气、火、风、痰、血的病变。这类疾病在《景岳全书》《丹溪心法》中概称为气病,或称诸气、郁结等,在病因学上认为是由情志怫郁、气机郁滞引起的,以精神活动异常为主发生的疾病。

郑守谦认为:"郁非一病之专名,乃百病之所由起也。"此病一般以为不过是气滞郁结,功能衰弱,没有多大的讨论价值。然而病人却痛苦万状,四处求治。

我认为一名医生不重视气、风、火、痰、血的辨认,就不能熟悉病患精神因素的治疗法则,甚至用几种成药应付,而未能掌握此病的一般治疗方法,却偏偏说能治温病、伤寒等复杂病症及疑难杂症,都是很难想象的。我知病人之苦,家属求医之切,表明气、火、风、痰(湿)、血(瘀)对人体健康的危害性及其致病的广泛性,值得深入研究和探讨。

我认为气病的主要受病部位在肝,因为肝主疏泄气血,使人有舒畅之感。如果一个人受了七情、五志(怒、喜、思、悲、恐)的干扰,或遇到过度刺激,谋虑功能就会减弱,影响肝的疏泄,使气血失于调畅,发为气病,并可以由气病产生火、风、痰(包括湿)、血(瘀)等诸病。临床遇到这类病人,称为五郁相因。

《丹溪心法》中有:"气血冲和,万病不生,一有怫郁,诸病生焉,故人生诸病,多生于郁。"可见情志波动,失其常度,则气机郁滞,气郁日久不愈,由气及血变生多端,可引起多种症状。

张景岳说:"凡五气之郁,则诸病皆有,此因病而郁也,至若情志之郁,则急由乎心,此因郁而病也。"

此证大部分患者属于西医诊断的"抑郁症,焦虑症及神经官能症,癫狂昏乱"范畴,没有特效治疗方法。中医对气、火、风、痰、血证的治疗,有着独特的优势和方法,为了便于临床应用,将这五者常见的主症和常用方药浅析如下。

一、气郁

气病是指肝气郁结为病,不包括全部脏腑功能失调与气虚在内。五郁相因和六郁从气病开始,然后衍化为其他诸郁。

气郁的主症为:在情志变化发生以后,表现为精神抑郁不快,胸闷太息,胁脘胀痛,或痛无定处,不思饮食,头昏脑涨,恶心呕吐,嗳气频频,失眠多梦等。治疗时,其重点在疏肝理气。选用的方药有:

(1)柴胡疏肝散。

组成:柴胡10g,枳壳10g,香附10g,川芎10g,赤芍10g。

功效:疏肝理气。

主治:胸胁胀闷,或见左胁隐疼,胁肋不舒,郁闷心烦等。

(2)越鞠丸。

组成:香附10g,苍术10g,川芎10g,神曲10g,山栀10g。

功效:行气解郁。

主治:胸胁胃脘痞闷,嗳腐吞酸,恶心呕吐,饮食不消等,如胀闷以胃脘部位为主者,用六郁汤,即本方去神曲,加半夏、陈皮、砂仁。

二、火郁

火是能源,是动力,是五行之一,又是六气之一,具有生理性及病理性两种含义。生理的火,如少火、君火、相火、命门之火皆属生命的动力,但生理之火过亢反过来可伤害人体,如壮火食气、相火损阴等。病理的火多来源于六淫化火,属于外火;阴虚阳亢、阴虚生内热,属于内火,二者均可成为致病因素。

张景岳说:"火,天地阳气也,天非此火不能生物,人非此火不能有生。""气有余便是火"是祖国医学对气与火之间关系的认识。所谓"有余",说的就是郁结,如果平素体质偏于阳热的人,生了气病,便于化火,就成为火郁之证。

火郁是火盛导致的疾病,也是以肝为主,随着肝的经脉,上行至头,发为头痛耳鸣,眩晕目赤;下行至于少腹及前阴之部,又可以发为阳痿早泄,无欲遗精,淋痛癃闭,赤白浊,经漏等;若发于胸胁脘腹,则为心烦胁痛,吐酸,嘈杂,恶心呕吐,飧泄,喘鸣,咳血等。概括地说,凡病中有心烦,舌红,苔黄,头目胀痛,耳鸣,胸胁满疼,脉弦数者,都要考虑到肝火内郁为病。因火属阳邪,阳是主升的,故肝火内郁常见有头部症状。治疗原则是泻火、降火,主要以散火清热,凉血为主。清热有泄降的意思,常用药如胆草、栀子、黄芩、柴胡、芦荟、黄连、木通、青黛等,泽泻、车前子、枳实等均属此类。散火主用升散,常用药如羌活、防风、桑叶、菊花、薄荷、荆芥、柴胡、升麻、苏叶、夏枯草、白藏、细辛等。通过升散,使郁火外泄于皮毛。凉血是通过祛血热而降肝火。因为肝为藏血之脏,肝火必然要影响到血,故凉血的同时,还必须加强和血的作用,使郁火由血引而解散,常用药如丹皮、赤芍、生地、丹参、郁金、姜黄、川芎、当归等。此外,行气、破气、除痰消食、利湿等药,也要适当配合使用。既称郁火,则气、血、痰、风都会兼而有之,但重点在火而已。其他诸郁同此。

治火郁常用方药如下:

(1)龙胆泻肝汤。

组成:龙胆草10g,栀子10g,黄芩10g,柴胡10g,生地20g,车前子30g,泽泻20g,木通3g,当归10g,甘草3g。

功效:泻肝胆实火,清下焦湿热,有降压、利尿和调整部分内分泌的作用。

主治:头痛目赤、耳鸣、耳肿、心烦胁疼、少腹重坠、阳痿、梦遗、癃闭淋浊等属于火热者。

(2)丹栀逍遥散。

组成:丹皮10g,栀子10g,柴胡10g,当归10g,赤芍10g,茯苓10g,白术10g,薄荷6g,生姜10g,甘草3g。

功效:疏肝健脾,养血调经。

主治:肝脾血虚,化火生热或烦躁易怒,心烦口苦,头目胀痛,胸胁满疼,舌红苔黄,妇女月经失调及量多、色深紫等。

三、肝风

肝风是指强直抽搐,眩仆昏倒以及剧烈头疼等症,来源于机体本身的病理变化,多由于肝木生风。《素问·至真要大论》指出:"诸风掉眩皆属于肝。"常见的病理变化是肝阳化风、热极生风、血热生风。在郁结病中见到的即西医所指瘛病类。其来路有二:一由火郁化风,即肝阳化风一类。由于火热灼伤津血,筋脉不荣所致;二是血郁生风,即因肝血郁滞,不能充养筋脉,而致筋脉强急。治疗之法,着重清散风热。常用方药如下:

(1)羚角钩藤汤。

组成:羚羊角(冲服)1g,钩藤10g,桑叶10g,菊花10g,茯苓10g,生地10g,贝母10g,竹茹10g,赤芍10g,甘草3g。

功效:凉肝息风,增液舒筋。

主治:清诸般火热引起的高热不退、动风抽搐及舌绛红而干、脉弦而数。

(2)天麻钩藤饮。

组成:石决明30g,钩藤30g,天麻10g,栀子10g,黄芩10g,夜交藤20g,牛膝30g,寄生20g,杜仲10g,茯神10g,益母草20g,甘草3g。

功效:平肝潜阳,清热凉血。

主治:肝阳偏亢、肝风上扰、头疼眩晕、头痛失眠,猝然昏厥。

四、痰(湿)郁

痰的理论起始于《黄帝内经》,张仲景在《黄帝内经》的基础上发展为痰饮。是指人体脏腑失调,经络营卫不利,三焦水道不通,以致人体津液停滞,被火热煎熬成稠浊痰液,为致病之源,是机体的病理产物。因气滞,则水湿不利;火郁,则蕴湿为痰。张景岳有"痰即为人之津液,无非水谷所化,此痰亦既化之物,而非不化之属也。但化得其正,则形体强,荣卫充,而痰涎本皆血气,若化失其正,则脏腑病,津液败,而血气即成痰涎"。痰分有形与无形。有形之痰如喘咳中吐出的,这是以脾湿为主的,不是本病介绍范围。本病所言之痰,是无形之痰。痰对人体健康危害很大,在临诊时可根据以下症状进行判断:烦闷失眠,头痛梦扰;脘闷呕吐,心烦晕眩;癫痫狂乱,昏不知人;胃脘塞满,咽中作哽,如有炙脔者。治疗应以理气化痰、调中涤饮为主,使气机通利豁达,水津敷布,痰散饮消。常用方药如下:

(1)礞石滚痰丸。

组成:青礞石6g,大黄6g,沉香6g,黄芩10g。

功效:祛火逐痰。

主治:癫狂昏乱,顽固头痛,失眠梦扰,便滞或大便干结不行。

(2)十味温胆汤加减。

组成:半夏10g,茯苓10g,陈皮10g,枳实10g,夜交藤20g,柴胡10g,黄芩10g,珍珠母30g,甘草3g。

功效:清热燥湿,清胆化痰。

主治:心虚胆怯,遇事易惊,失眠多梦,眩晕头痛,心烦惊悸,坐卧不安,甚则发作性呕吐(如视物旋转,羞明畏光,即去珍珠母,加蔓荆子、苍耳子)。

(3)半夏厚朴汤加味。

组成:半夏10g,厚朴10g,苏叶10g,茯苓10g,山豆根6g,三棱10g,莪术10g,甘草3g,生姜3片,大枣5枚。

功效:利气化痰。

主治:咽中作哽,如有炙脔(咽中异物感),咯之不出、吞之不下,脘堵噫气。

五、血郁

血郁学说始于《黄帝内经》,奠基于仲景,是指血液瘀而不行,污秽不洁和已经离经的血液,以及久病影响到脉络时新出现的病变,它既是病因,又是引起多种疾病的致病因素。血郁的产生主要与气有关,气行则血行。《杂病源流犀烛·跌仆闪挫》中有:"气运乎血,血本气以同流,气凝则血亦凝也。"气郁常致血郁。其临床表现为胸胁满痛,唇舌青暗,或为妇女月经闭阻,或以腹痛而拒按,或为口舌干燥,嗽水不欲咽,胃脘痛而便黑。根据《素问·调经论》中的"血气者,喜温而恶寒,寒则气不能流,温则消而去之"之理论,益气活络,温经散寒,为血郁的治疗奠定了基础。治疗主用行血祛瘀。常用方药如下:

(1)血府逐瘀汤。

组成:柴胡10g,枳壳10g,赤芍10g,红花10g,桃仁10g,当归10g,生地10g,川芎10g,桔梗10g,牛膝30g,甘草3g。

功效:活血祛瘀,开胸行气。

主治:心络瘀阻,胸憋痛,肝血郁滞,胸腹痛而拒按,头痛日久不愈,而有痛如针刺,或呃逆日久不止、入暮潮热等。

(2)当归四逆汤。

组成:桂枝10g,当归10g,赤芍10g,细辛3g,通草6g,甘草3g,大枣5枚。

功效:温经散寒,养血通脉。

主治:气滞血瘀,阳气不足又血虚,外感寒邪,脉细,小腹冷痛,胸脘刺痛,唇舌青暗,苔白,脉微欲绝或沉细,或寒入经络,腰股足腿冷痛。

总之,五郁为病,一部分是属于西医所称的神经官能、衰弱、焦虑、抑郁及某些心脑血管病范畴。从临床看,气、火、风、痰、血五者,落实在各个病中,具体表现及辨证并不完全相同,有时五者可集中出现在某一个疾病的全过程。

以风病为例,自始至终反映气、火、风、痰、血的病机。如肝火(肝阳)亢盛,肝风内动,风阳化火,火盛生痰,痰扰神明,血瘀经络,就要按风、火、痰、气、血病机进行辨证。

我认为五郁为病，有时可分别出现在某一疾病的不同证型上。以头痛为例：气、火、风、痰、血均可单独致病。如头风痛，以风为主；肝火头痛，以火为主；痰厥头痛，以痰为主；血瘀头痛，以瘀为主。我曾告诫临床医生们如能熟练掌握气、火、风、痰、血病机，举一反三，诸多疾病的辨证法则皆在其中。这就是我的"因、机、证、治"联合辨识的学术思想。

第四节 应用升降相因理论治疗脾胃肝胆疾病的学术主张

《素问·六微旨大论篇》云："出入废则神机化灭，升降息则气立孤危……是以升降出入，无器不有"。这是言人体五脏六腑、四肢百骸，无处无时不有升降出入。又如《素问·经脉别论篇》云："饮入于胃，游溢精气，上输于脾。脾气散精，上归于肺，通调水道，下输膀胱。"此谓水液代谢之升降出入。此外言脏腑生理上升降出入之特性，并用升降出入失常理论来解释病机。至于在治则上升降出入理论的指导作用，《素问·至真要大论篇》言："结者散之，散者收之，上者下之"。因此我认为，升降相因是整个中医理论、临床应用的大法。

脾胃肝胆同居中焦，脾胃属土，经脉相互络属，构成表里相合关系。脾主运化而升清，水谷之精微始得上输心肺，灌输脏腑经络、四肢百骸；胃主受纳而降浊，则水谷下行而无停留积聚之患，并助脾气之升运。脾与胃纳运相协，升降相因，构成人体气机升降之枢纽。脾脏属阴，主运化而升清，以阳气用事，故喜燥恶湿；胃腑属阳，主受纳腐熟而降浊，需阴液滋润，故喜润恶燥。二者燥湿相济，阴阳相合，保障脾胃的正常纲运及升降。肝胆属木，表里相合，肝胆同主疏泄，肝藏血，肝气主升，肝喜条达而恶抑郁，内寄相火，体阴而用阳。

"肝之余气,泄于胆,聚而成精"(《东医宝鉴》),胆汁的排泄有赖于肝的疏泄。脾胃肝胆同居中焦,足厥阴肝经属肝,络胆,挟胃,注肺中,胃足阳明之脉与胆足少阳之脉通过大迎、缺盆等穴位交接,使气血相互交通,为脾胃与肝胆的生理和病理相关性奠定了物质基础。

生理上,肝主藏血,又主疏泄,调畅气机,促进脾气健升和胃气和降,使气血生化有源,受纳传导有序;脾主运化,气血生化有源,使肝有所藏,肝体得以濡养而使肝气冲和条达;肝应少阳春升之气,肝气升发条达,有助于脾胃的升清降浊;脾胃位于中焦,为气机升降之枢纽,其升降相宜,有利于肝气之升发。胆、胃为腑,胆藏精汁,传于胃肠,助其化物,且内寓相火,可温煦脾胃,助其蒸腾腐熟,运化水谷,与胃同降为顺。

病理上,脾胃互为表里,病变相互影响、一损俱损。如脾虚清气不升,则胃纳与降浊失常,出现食欲不振、恶心呕吐、脘腹胀痛等症;若胃失和降,则脾之运化与升清受影响,出现食后腹胀、便溏、泄泻等症;若脾湿太过,湿浊中阻,运化传输无力,也会导致胃气不降,出现纳呆、嗳气、呕吐、胃脘胀痛等症;而胃燥阴伤,也可损伤脾阴,出现不思饮食、食入不化、腹胀、便秘、消瘦、口渴等症。肝胆互为表里,胆附于肝,肝胆在功能上息息相关,在病理上亦常相互影响,肝胆气虚、气郁、湿热、火旺之证多同时出现,表现为胆怯易惊、失眠多梦、气短乏力;或见精神抑郁、胁肋胀痛、眩晕或口苦、呕恶、纳呆、胁痛、黄疸、带下黄臭等症。脾胃肝胆同居中焦,脾升胃降,肝胆为枢。肝郁气滞,木郁乘土,影响脾及胃,致肝脾不调、肝胃不和,常见精神抑郁或急躁易怒、两胁胀痛、不思饮食、腹胀、便溏,或胸胁及胃脘胀痛或窜痛、呕吐、呃逆嗳气等;若肝郁气郁化火,肝火犯胃,则兼见口干口苦、心烦易怒、泛酸嘈杂等症状。脾失健运,水湿内停,湿困脾阳,或湿邪久郁化热,熏蒸肝胆,致肝失疏泄、胆汁外溢而成"土壅侮木",兼见口苦、黄疸等症。若脾气亏虚,胆木失去中土的培植,而致胆气亏虚,出现胸胁隐痛不适、乏力、神疲气短、惊悸虚怯、失眠多梦等。又胆、胃之气均以和降为顺,如和降失常则发生病变且相互影响,可见热客于胃腑,移热于胆,出现"少阳之胜,热客于胃,烦心心痛,目赤欲呕,呕酸善饥,耳痛溺赤,善惊谵妄,暴热消烁……少腹痛,下利赤白"(《素问·至真要大论》)。若胆气郁滞,胆火内燔,湿热蕴胆等,致精汁不得内守,横逆犯胃而致胆胃不和,出现口苦、恶心呕吐苦水或黄涎等症状,即"邪在胆,逆在胃,胆液泄则口苦,胃气逆则呕苦"(《灵枢·四时气》)。

脾胃病从肝调气论治。脾胃病为临床常见疾病,胃脘痛、痞满、呕吐、呃逆、腹痛等临床多见。我认为,其发病与中焦气机失调关系密切,而肝失疏泄、郁滞气机是最重要的原因,论治多从疏肝,调畅气机入手。慢性萎缩性胃炎病机关键是中焦气机阻滞,升降失职。因此在施治中,重视气滞在病变过程中的关键作用,灵活运用疏肝理气、和胃降逆法。根据调理脾胃升降法则,以柴胡疏肝散、左金丸为基础方加减用药。在反流性食管炎的治疗中,我认为病机主要是肝胃气滞、郁而化热、胃气通降失司,久则酸性或非酸性物质随胃气上逆,在从热、从逆、从酸论治时,关键要从气论治,重疏肝理气和胃,养护重舒畅情志。在胆汁反流性胃炎证治中,我认为其因饮食不节、心情失畅,以致寒热中阻、虚实夹杂、气机痞塞而成。其病位在胆胃,涉及肝脾,病机为胆胃同病,升降失司。因肝失疏泄致脾胃升降失调,胃气不降,胃胆之气同升而致胆汁返流也。故治疗本病的大法是益气和胃,通畅气机,降逆解郁,方用旋复代赭石汤加减。

肝胆疾病重视脾胃气机升降的调治。从胆囊病与脾胃病的关系理解脾胃肝胆相互关联。急慢性胆囊炎和胆石症,相当于中医的胁痛、胃脘痛、黄疸、腹痛、少阳发热等范围;胆道蛔虫,相当于中医的腹痛、蛔厥范围。在辨别证情,特别是结合理化检查,实行中西医双重诊断的过程中,可看到许多脾胃系病症与胆囊有相互关联之

处。以下略举几种有关证候,并简述其病理机制,以供参考:

(1)胃脘痛:多发于肝气郁滞证或肝胃不和证,痛域在上腹,或在右上腹,相当于"梁门"穴区部位,其发作多为过量饮酒,骤进荤腥或过度疲劳后猝发。疼痛剧烈,用止痛解痉药后,可迅速缓解如常人,并多次反复发作,经 B 超探查,提示有胆囊炎、胆石症。

(2)胁痛:一般以肝胆疾患者居多,但也有部分病生于胃者。曾见一患者长期右上腹疼痛,其痛绵绵,时轻时重,痛时牵引到右背、胁等处,在其他医院就诊,医者未经检查即诊断为胆囊炎。采用利胆消炎药物,并力戒荤腥,治疗数月无效,饮食减少,身体愈发消瘦,故来本院门诊。做上消化道钡透检查,提示为十二指肠球部溃疡病,改用健脾益胃之剂,佐以疏肝理气之药辨证而治,证情迅速得到改善。

(3)腹痛:大腹是脾的统辖之区,所以一般腹痛多从脾治。但有些患者腹痛猝发,痛呈阵作,痛时如"钻心"之感,甚则头汗直出,手足厥冷,脉沉或伏,或出现吐蛔者,如《伤寒论·厥阴篇》所谓"心中痛热,食则吐蛔"之病,古称"蛔厥",相当于西医的胆道蛔虫病,可见其证不在脾而在胆府。

(4)嘈杂:胃脘部有一种似饥非饥,似痛非痛,难以名状的症状。轻者仅为心下嘈杂,重者可见吞酸或吐苦水,一般的病在于胃,多由胃失和降所致。但当胆囊病影响到胃府时,可发生心下嘈杂或呕吐苦水等证候。曾见一位患者主证为泛酸嘈杂,曾用过辛苦通降、制酸止吐之药,少效,辍药又发作,经过胃镜检查,发现幽门孔括约肌松弛,胆汁反流征象明显,诊断为胆汁反流性胃炎。说明是胆胃同病,改用胆胃同治方法而获得改善。

(5)肝胃气痛:主证为胃脘或上腹偏右疼痛,伴见犯恶、噫气、呕逆等证。本病多发于中年妇女,每当情志怫郁或大怒进食而脘痛猝发,其痛剧,甚至呕吐,寒热、目黄等证接踵而来,痛止则诸证迅速消失。民间称为肝气病者有不少病例,经过 B 超或胆囊造影检查,提示为急性胆总管结石,改用疏肝理气,结合利胆化石等方药施治而得到效果。

(6)少阳寒热:患者屡次出现不明原因的恶寒发热或寒热往来,发作时先为头痛恶寒,或伴胸闷呕恶,继则高热有汗,热退后诸症消除,无咳嗽咽痛等肺卫表证,亦无上吐下泻等胃肠里证,用和解退热药有效(有时不经服药亦能自行缓解),但后又反复发作。经查血常规,白细胞计数超过12000/L,B超探查胆囊,提示胆囊壁毛糙,透光度极差,才考虑到并非一般的半表半里证,系邪结胆府,改用和解清泄、利胆化湿的方药而取效。

从上述的病症举例中可以看到,脾胃系统病中有肝胆病,肝胆系病中有脾胃病,故我们在临床上运用四诊辨别证候的同时,要结合西医的理化检查以辨病。在诊疗中掌握两者的关系:治疗胆囊病时可以从脾胃系病的辨证施治中得到启发。如治疗急性胆囊炎、胆石症,常采用通肠泻下之法,荡腑利胆,清化湿热。有人用大承气汤或调胃承气汤以通腑利胆,就是用治疗胃实的方法来治胆病;又如治疗胆道蛔虫病的腹痛用乌梅丸煎服虽为通治大方,然必须在使用乌梅等药的同时加用大黄通腑。

见肝之病,顾护脾胃。肝胆与脾胃同居中焦,且脾胃的运化有赖肝之疏泄、胆汁之分泌和排泄功能的正常,故肝胆有病最易传脾胃,治疗时需注意顾护脾胃。脾为后天之本,气血生化之源,脾气健运,既可防木之克伐,又可滋养肝木,而遂其疏泄、条达之能,有利于肝病的恢复。临床常见于肝病患者,如脾胃功能正常,则疗效高、疗程短,病情缓解或恢复得快。故在治疗乙肝时,必须遵循"见肝之病,知肝传脾,当先实脾"之古训,临床以实脾为首务,每用党参、白术、茯苓、砂仁、三仙等健脾助运之品。反对临床见肝功能波动,就加苦寒清热之品。如需清热解毒时,多选性味甘寒之品,不用大剂或久用苦寒之属,以免损伤中阳;化湿时,以甘淡渗湿为主,不选用或久用苦辛温燥之品,以免耗伤脾胃之阴;调补脾胃时,多用性味甘平之品,不用滋腻厚味之峻补药,以免助湿生满。

第五节　由辨证、辨病论治
到抓主症诊治的学术主张

关于"从辨证论治到辨病论治"的问题,辨证是核心,辨病是方向。辨证和辨病是认识的两个阶段,只有认识了病,才是抓到了疾病的本质。搞中西医结合,不但要辨中医之证,而且还要逐步做到辨西医之病。如活血化瘀法治疗冠心病、宫外孕,大黄牡丹皮汤的加减方治阑尾炎,补中益气汤加大剂量枳实治疗胃下垂。作为例证,这是辨证论治的高级阶段,尽管当时只是少数几个病的病论治,却体现着中西医结合的方向。不具备以上条件的疾病,则应抓紧中西医固有的辨证与辨病,并不断地给予总结提高,以期能有更多的疾病做到用西医的明确诊断进行针对性的治疗,这样做符合中西医结合精神。30多年来,通过坚持不懈的思考,在辨证论治的基础上我又总结出抓主要症状治疗的经验。

一、辨证和辨病

中医重视辨证,"证"是认识疾病、治疗疾病的主要依据,理法方药基本上是以证为基础的。但是中医学在重视证的同时,也不忽视病,既着眼于证,又着眼于病。从客观上看,辨证是对疾病进行动态的观察,是对疾病程序的诊断,如伤寒六经的传变、温病卫气营血的传变等;而辨病则是对疾病进行静态的鉴别,如中风、鼓胀、痹症、虚劳等属于静态不变的。从证和病的概念来说,"证"反映着各种致病因素所引起的非特异性反应,反映了疾病的共性;而"病"反映其特定的病因所引起的特异性反应,反映着疾病的个性。因此,证必须和病结合起来,也就是共性和个性相结合,才能全面反映疾病的规律。例如外感温病的湿热,与杂病的湿热,病机虽然相同,立法用药却不尽相同,因此言证必言病。

中西医结合把西医的病与中医的证结合起来,尤其能弥补辨证的不足,因为西医的病是建立在现代自然科学发展的基础上的,特异性比较强。中医辨证虽然有许多优越之处,毕竟受历史条件的限制,对疾病中一些问题的认识特别是对某些疾病局部问题的认识还不够确切。随着医学科学的发展,把西医的各种理化指标纳入中医辨证论治中来,已是水到渠成。可以认为,中医的辨证如能和西医的病结合起来,发挥两者之长,将会再次提高中医的辨证。例如一位肾炎患者水肿消退,已没有明显的证候,只有尿蛋白持续存在,那就必须对尿蛋白施治。糖尿病三消症状消失,只剩下高血糖、高尿糖,须按病针对血糖、尿糖施治,这就是新时代赋予中医辨证论治的新内容、新意义、新活力。只有如此,中医才能不断地发展提高。

从实而论,中医是讲辨证的,西医是言辨病的。如果中医不讲辨证,则各种治疗方法便没有用武之地,而西医如果丢掉辨病,则连最起码的化验单都开不出来。二者用于辨证和辨病的方法是不同的,但二者的辨证与辨病又同是认识论的两个阶段:由低级到高级,由感性认识到理性认识的过程是一致的。所以,把西医的辨病检查和中医的辨证结合起来,具体地说,就是把西医的诊断加入中医的辨证内容。例如,治高血压时,除根据中医传统辨证论治的方法以外,还加上羚羊角、菊花、夏枯草、青葙子、苦丁茶等以降血压;见心衰心率 150 次/min 以上的患者,就大量使用附子强心,就是依靠了西医的诊断。同时还可利用西医的明确诊断,再加上中医的辨证分型进行治疗。如治溃疡病时,把它分成酸多、酸少、胀痛,以及无明显体征等几个类型,遇到酸多的就制酸健胃,酸少的就益胃建中,胀则以治气为主,痛则以利血为先,无明显体征的就直接以消溃方等属于单方验方之类的方剂治之。治疗方案定下后就要坚持一个阶段,比起过去的治随证辨,朝方夕改强得多。

二、抓主要症状

通过长期的临床实践发现,在疾病中,主要症状就好比主要矛盾,找不到主要矛盾,就很难解决问题。例如,我在辨治高血压患者时,刚开始总觉得千头万绪,不知从何抓起,因为高血压病本身就是上实下虚病,有实有虚,虚中有实,实中有虚。治虚碍实,治实碍虚,有时用中医辨证很不好办。近年来通过审慎观察,抓住了主症以后,都能丝丝入扣。明确主症后可以将高血压分为虚实二型。实证多为肝阳上亢,见有耳鸣的主用龙胆泻肝汤清泻肝火;见头疼便秘的主用泻青丸通肠散火;但见头重(晕胀)脚轻(无力)、睡眠不实的,就用平肝潜阳的天麻钩藤饮加减治之。虚证常为肾气之虚,有阴阳之别。阴虚主用滋补肝肾,如六味地黄类(包括杞菊、知柏、归芍、麦味等);阳虚水饮不化,则常用温阳化水,轻则苓桂术甘汤,重则配合真武汤同用。再如治疗泌尿系感染,有尿频、尿痛、尿不禁,又有腰痛、少腹胀满等症,只要在西医确诊为泌尿系感染的前提之下,认真抓主症,可以重点分为肾盂(输尿管)、膀胱、尿道三型。病在肾盂(输尿管)的以腰痛为主,治疗以济生肾气丸加味;病在膀胱的抓少腹急痛、尿频或不禁为主,治疗用导赤散加味;小便不禁者主要是膀胱括约肌受了影响,可配合当归、贝母、苦参丸同用;至于尿时疼痛,则利水通淋,久有成法,八正散加味,总不失为基础之方。顽固病例可以加柴胡、五味子。据现代研究证明,此二药协同使用,能杀灭混进泌尿系统的大肠杆菌,故泌尿系感染反复发作的均可加入使用。这样把西医辨病和抓主症结合起来,指标既明,决定更大,更能提高疗效,比传统中医讲的五淋更有效。

同时还要注意以下两点:第一,在抓主症之中还有个一方多用的问题,比如苇茎汤加味,就可以概治胸膜炎(大量胸水除外)、支气管扩张感染、肺结核空洞吐脓血以及肺脓肿等。大柴胡汤加减,可以治疗大部分胆道疾患,不管是胆囊、胆道感染,还是胆石症等,基本上都用此方。本方还可以用于急腹症、肠道结核、胃酸过多等病症。疏肝散结的主方,可以概治乳腺增生、肋软骨炎,如再灵活加减,则又能用来治甲状腺功能亢进及子宫肌瘤,使其症状得以控制。

这样做,就是把脏腑经络学说有力地推进了一步,使现代科学知识与传统中医有机地结合起来,使之更加生气勃勃。第二,在抓主症时,有一类疾病是以西医为主的,实际上就是把西医的诊断作为主症来抓。如用大承气加味治疗肠梗阻(有套叠、嵌顿者除外),用清咽解毒法治疗咽炎及扁桃体炎,以升阳散火法治疗颌关节炎,用温化寒湿法治疗妇科宫颈炎,用清燥湿热法治疗宫颈糜烂等都是从这一点出发的。目前还有杜雨茂老师的益肾汤治疗急、慢性肾小球肾炎。下一步的重点是活血化瘀和清热解毒,可以把它发展到治疗多种链球菌引起的变态反应疾病,如关节炎、心肌炎、心包炎等。总之,只要我们在治病求本的思想指导下努力去做,在医学科学上创新是完全可能的。

以下重点叙述临床上对于常见的呼吸和消化道疾病如何抓主要症状。

(一)肺系疾病

整个肺系疾患重点要抓住一个"痰"字。虽然呼吸道疾病,有咳嗽,有喘逆,又有炎症并发症,但只要认识到痰主要分为有痰、无痰、白沫3种,所有问题都能清晰明了。从中医对痰的认识来看,痰是由水湿所化生的,"得阳气煎熬则成痰,得阴气凝聚则成饮"。饮即稀水或凉粉样痰,属有痰之一种,属于湿的一类,属有形之邪,实证为主,治疗重在燥湿除痰。无痰为肺燥,是肺津不足的表现,是虚症,治疗以润肺生津。肺燥津枯还可发为"肺痿",它的主症就是咳喘吐白沫、气急喘促、口干咽燥。这个病最易与痰饮混淆,因为它无痰,主要因邪热耗津,误治伤阴,导致肺燥津枯而成,治疗当以滋阴清热润肺。如患者妄言说之是痰,大夫也妄听之当作痰治,燥上加燥,正如火上添薪,所以燥与湿一定得分清。

燥与湿得仔细辨证。在燥这一方面,除开干咳喘与吐白沫以外,还有吐痰少而不爽和吐脓血腥臭的,基本上都属于干燥的类型,主要以润燥法治之。在湿痰方面,首分寒热二型:其中,咳吐稀白痰液,量多而爽者为寒痰蓄饮,治重温化。治寒痰离不开燥湿除痰之类。痰之稀者为饮,治宜温散水饮。痰之热者基本上是以吐黄痰为主,见黄痰宜清肺除痰为主。痰黄而少的应清肺重于除痰,痰黄而多者应除痰重于清肺。

现将呼吸系统常见病的主症主方列出,以供对照:

(1)咳嗽痰少:(燥)吐白沫痰,治宜清燥润肺,方用清燥救肺汤加减;无痰,治宜清宣润肺,方用桑杏汤加减;痰腥(脓血),治宜肃肺化瘀,方用千金苇茎汤加减(包括胸疼);痰少不爽,治宜宣肺化痰,方用止嗽散加减;痰少而喘,治宜宣肺清热,方用麻杏石甘汤加味;痰少苔黄,治宜清泻肺热,方用泻白散加味。

(2)咳嗽痰多:(湿)白痰如水泡状,治宜温散水饮,方用小青龙汤;吐痰稀白、吐痰爽,治宜除痰降气,方用苏子降气汤加减;痰白黏胸闷,治宜除痰下气,方用三子养亲汤加味;如痰白黏兼脘闷,治宜燥湿除痰,方用二陈汤加味;黄痰兼喘,治宜宣肺定喘,方用定喘汤加味;痰黄胸闷,治宜清肺化痰,方用清气化痰汤加减。

(二)脾胃系疾病

消化道疾病首先分胃和肠,胃、肠同属于六腑,主通主降,故六腑多以不通不降为病。其次为肝胆之病,也是与脾胃有关的。再有中医以脾胃相表里,故消化道疾病中之虚证,有以脾虚名之者;脾为五脏之一,主升主运化,故消化道之虚证又按脾虚治之。

抓脾胃病的主症,首先要了解有关脏腑的功能及特点。如胃主降主纳,故见有嗳气、呕吐(包括泛酸)以及不饥纳少、胃脘胀闷疼痛等症状,有溃疡病、胃炎、十二指肠炎、胃神经官能症、胃痉挛以及各种食道病等,基本上都属于胃病范畴。大肠主排除粪便,故凡便垢不爽、便脓血、后重里急、便燥结、下稀水等,包括各种结肠病、阑尾炎、痢疾、肠梗阻等,基本上都属于大肠病的范畴。脾主升主运,故一般泄利、腹痛肠鸣、便难等,多由脾虚引起。肝胆病,基本上指的是现代医学上的肝胆病,包括传染性肝炎、无黄疸型肝炎、慢性肝炎、早晚期肝硬化、胆囊炎、胆结石、胆道感染等。

1. 病在胃

脾胃是收纳消化食物的主要脏腑,二者相互协作,是完成消化功能的主要器官,因此,脾与胃合称为后天之本。生理功能上,脾主运化,胃主收纳,脾主升,胃主降,两者相辅相成,共同完成消化吸收及排泄功能;在病理情况下,脾胃常常同病。一般来说,脾病多虚多寒,胃病多实多热,古人曾概括为"实则阳明,虚则太阴",即是此意。治疗上应注意"脾宜升则健,胃宜降则合",以及治脾毋忘调胃、治胃毋忘健脾的原则。

1)胃胀甚于泻:压痛者,治宜涤痰和胃,方用柴胡泻心汤加减;嗳气者,治宜疏肝理气,方用香苏饮加减;呕吐者,治宜和胃止呕,方用半夏泻心汤加减。

2)痛甚于胀者:挛痛者治宜疏挛定痛,方用芍药甘草汤加减;拒按者治宜化瘀定痛,方用失笑散加减;喜按嗜甘者治宜健中补脾,方用小建中汤加味;寒甚者治宜驱寒止痛,方用良附丸加味。

3)酸多兼大便结者,治宜健胃制酸,便干者方用大柴胡汤加味,大便稀溏者方用戊己丸,如腹痛泄泻用痛泻要方加减;不饥者,治宜健脾调肝,方用小柴胡加减;胃下垂者,治宜升降脾胃,方用补中益气汤加味。

4)肠结:肠结相当于西医的肠梗阻,是因湿热蕴结、饮食积滞、气滞血瘀引起,临床以腹痛、腹胀、便闭,甚至呕吐为主要症状。我常采用中西结合治疗,以中药通里攻下及逐饮攻下为主,并采用补液纠正电解质紊乱和肠胃减压等方法。

(1)肠结一号方(适用于重型肠梗阻,肠腔积液多者):甘遂末(冲)、桃仁、赤芍、牛膝、厚朴、大黄(后下)、木香、甘草。水煎,日1剂分2次服。

（2）肠结二号方（适用于不完全肠梗阻，腹胀较重者）：厚朴、莱菔子、枳壳、桃仁、赤芍、大黄（后下）、芒硝（冲服）。水煎，日1剂，分2次服。

（3）肠结三号方（适用于轻型粘连性肠梗阻）：厚朴、木香、乌药、桃仁、莱菔子、赤芍、芒硝（冲）、番泻叶。水煎，日服2次。

2. 病在脾

虚寒痛泄，治宜温理脾阳，方用理中汤加味；便溏无痛，治宜利湿健脾，方用四苓散加味；食纳差者，治宜消食助运，方用保和汤加味。

3. 病在大肠者

（1）下痢：如下痢赤色腹痛，治宜通下利便，方用芍药汤加减；里急后重，治宜清肠理气，方用香连丸加味；下痢色白，治宜燥湿清热，方用白头翁汤加减。

（2）大便干燥、腹胀重者，治宜燥湿通便，方用大小承气汤加味；如腹胀不甚者，治宜润肠通便，方用调味承气汤加味。

（3）右下腹痛系肠痈者，治宜行瘀通便，方用大黄牡丹皮汤加减；利下肛门灼热者，治宜清肠升津，方用葛根芩连汤加味。

4. 病在肝胆

主要病机为湿热郁结，胆汁瘀积，故在发作期选用通降利胆为主方药，方用大柴胡汤加减。具体地讲，一要通腑以降浊，用大黄、元明粉、玉片；二要疏肝以通气，用柴胡、白芍、郁金、枳壳；三要清热以降，用金钱草、龙胆草、焦栀、黄芩；四要利湿以降，用茵陈、生薏苡仁、苍术、滑石；五要行气以降，用香附子、元胡、川楝子、青皮；六要溶石以降，用海金沙、鸡内金、石韦、火硝等。总之，诸法集于一方，共奏通降利胆之效。出现黄疸，多因感受湿热疫毒，饮食不节，肥甘酒酪，湿热壅结中焦，病邪出路不畅，郁而为病。治疗此病，我用茵陈蒿汤加味，以祛邪为先，直清湿热毒邪，其通过通大便、利小便，使毒邪排出有路。此时必须要分清湿热孰重孰轻，湿重者，以利湿为主,清热为辅;热重者,以清热为主,利湿为辅。根据辨证与辨病相结合的原则,胆红素增高者,重用茵陈60g,赤芍50～100g,水红花籽20g,水煎,日服1剂,连服1个月。

第六节 做中医诊断结论的学术主张

临床会诊中经常会发生这样的情况:几位中医会诊同一个疾病,可以做出几个不同的诊断结论。我以为除了某些客观原因,如学术造诣、操作技能等的差异而外,还存在着做诊断结论的方法问题。

诊断是一个认识过程,是根据疾病、病人和环境3个方面所显示的有关外部现象去认识疾病本质的过程,中医谓之辨证。只有正确辨证才能做出正确的诊断结论,因此,既要周密系统地观察(调查),又要周密系统地思考(研究)。

一、要有科学的诊疗作风

科学的作风,就是根据事物本身去认识事物的作风,是从事一切科学技术工作最起码的、必不可少的一条,诊疗工作自然不能例外,特别是中医,以全凭直觉感官获取病情作为诊断依据,最易夹杂主观成分,因而决不允许有丝毫粗心、草率、片面和自以为是的作风存在。伟大医学家张仲景曾经嘲笑并批评这些不良作风。他说:"观今之医,不念思求经旨,以演其所知,各承家技,终始顺旧,省疾问病,务在口给。相对须臾,便处汤药,按寸不及尺,握手不及足,人迎趺阳,三部不参,动数发息,不满五十,短期未知决诊,九候曾无仿佛,明堂阙庭,尽不见察,所谓窥管而已。"

二、要有完整的病历记录

完整的病历记录既是个别疾病诊断的依据,又是大量临床总结的素材。近年来,不少中医前辈确实医好过许多疾病,甚至治愈过难治的疾病,但往往由于病历记录残缺不全或者过于简略,不足以说明问题,而无法总结经验。中医病历记录的形式是多种多样的。传统的古医案形式其特点是边述边议,精简扼要,但不便大量集结,且其内容往往简略,似不适合目前采用。正规的中医病历形式应该是既能全面系统地反映中医学特点,又利于总结中医临床经验,因此必然是技术与艺术的结合。从技术上说,它应当是运用恰当的中医术语,根据疾病自身的发展规律和行程,及其症状、体征出现的时间和顺序,对与病人和环境有关的情况全面、如实、准确地描述;从艺术上说,病历记录应该是一篇有系统、有条理、有初步轮廓的临床资料,而不是一篇杂乱无章的症状体征的集合体。

记录病历的要点方法如下:

1. 提炼主诉

在问诊中提炼主诉这一项是非常重要的,它通常既是疾病的主证,又是中医的病名。主诉包括使病人就诊的主要症状和时间,在记录时文字要简洁、鲜明,如心悸半年,咳嗽2月或胃脘痛1年余,今晨脘痛彻背难忍,或缺盆中痛伴有干咳2月,大量咯血已2d。

2. 记述现在的病史

在问诊中,现在病史的记述包括从起病至就诊时整个病变发展变化过程,以及期间的治疗情况。掌握着主诉所提示的方向,依照主诉症状发展的一般规律,按其时间顺序,将与诊断有关的病情有条不紊地叙述。

在问诊中应注意下面几点:

(1)性质:如疼痛有胀痛、重痛、锐痛、刺痛、灼痛、冷痛,喜按、拒按,喜暖、喜凉;泄泻有便溏、先便后溏、五更泻、暴下如注、完谷不化、脓血混杂;口渴有喜冷、喜热、但欲漱水而不欲咽;发热有潮热、壮热、五心烦热、往来寒热、微热等。

(2)部位:如腹痛在胃脘部、胁部、小腹部、脐下部或绕脐腹痛;

头痛有在巅顶部、前额部、玉枕部、太阳穴部等。

（3）数量：如遗精是偶尔 1 次、隔夜 1 次，或是每晚都见；吐血是痰中带血、大口咯出或是盈杯盈钵；口渴的饮量、饮食的多少等。

（4）程度：如腹痛有隐痛、胀痛或痛不可忍。

（5）鉴别：除了与诊断有关的阳性症状当详尽记录外，某些与鉴别诊断有关的阴性症状也应记录。如恶寒是否伴有发热，泄泻是否伴有里急后重、大便脓血等，均应具体写明。

3. 询问一般情况和既往病史

在问诊中，一般情况和既往病史的询问是完整病历不可缺少的部分，包括病人与环境和这次疾病有关的种种因素，如患者的过去疾病史、家庭成员的健康情况以及患者的饮食习惯、婚姻、性格、苦欲、情志、劳逸、工作、生活、起居等。女性患者还当询问生育、月经等情况。在望诊中神色包括精神和色泽，形态包括形体的丰瘦和动态，皮肤包括斑、疹、痘、色、泽、肿、瘘的性状，数量和分布，舌诊包括舌质，舌苔的色泽、润燥和形态等。

4. 听声音、语音、呼吸，嗅胃气、气味

在闻诊中，声音包括语言的谵、郑、独、错，语音的抑、扬、清、浊，呼吸的哮、喘、咳、逆，胃气的呕、吐、呃、嗳，气味的腐、臭、酸、腥等。

5. 切胸腹部、四肢、记录征象

在切诊中，胸腹部的切诊，如心悸、怔忡当记录虚里的跳动情况；腹痛当注意皮肤的紧张度，压痛点的部位，喜按、拒按的情况，以及某些特殊腧穴的按诊等。四肢的切诊更需记录其所见的全部征象。

三、要有正确的整理分析方法

整理分析是对疾病认识逐渐深化的过程。对疾病本身的发展来说，是由结果探求原因，由现象认识本质的过程；对医生来说，则是由客观到主观的过程，绝对不容许附加任何"想当然"的主观因素

进去。

一般来说,整理分析是把记录的症状和体征综合起来,区别其为外感病或内伤病。如为外感病范畴,则以伤寒六经或温病卫、气、营、血及三焦的系统去辨证,将所有的症状体征按照这些系统分别加以排序。如咳嗽、喘逆属肺,心悸怔忡属心,呕吐、呃逆属胃,发热、恶寒、头痛、项强属太阳,口苦、咽干、目眩、心烦、喜呕属少阳,等。无论是外感病或是内伤病,对其每一个症状体征都应该用"八纲"的原则去考察,然后以主要症状为轴心进一步深入研究:

(1)各症状体征出现的时间关系:分析其时间关系可查知疾病的行程和演化。如先有恶寒发热,继则咳嗽气喘,再则口渴烦躁。由这些症状出现的时间关系,可知该病由表入里的行程和由寒化热的演化。

(2)各症状体征间的关系:由各症状体征互相印证可以确定疾病的性质。如腰痛一症,若伴有拒按坚满、发热溲赤、苔白滑,脉沉实等,为阳明腑实证;若伴有喜按、喜暖、畏寒、溲清、苔白滑,脉沉迟等症,则为中焦虚寒证。诸如此类,识认其不同性质皆是通过与之伴发的各种症状、体征而辨别的。

(3)主要症状体征和一般症状体征间的关系:考察这些关系的内在联系可以推断疾病的病机。如咯血伴有胸胁疼、口苦、咽干、脉弦数等症,可知其为木火刑金所致;如胃痛、呕吐伴有胸胁疼痛、嗳气、泛酸、口苦、脉弦等症,可知为木横侮土病变。

(4)各系统症状体征间的关系:研究这些关系,可查知疾病的传变。如本为太阳病,服桂枝汤,大汗出后,出现"大烦,渴不解,脉洪大"的阳明经症,可知为汗多伤津,其病由太阳传入阳明。再如,本为少阳病,误用发汗利小便之药,出现"大便难"的阳明症状,可知其为伤津化热,病由少阳转入阳明。若再进一步根据各系统的生理功能分析其症状体征所反映的内在变化对整个疾病的发展变化所起的作用,便可确定疾病的标本主次关系。如病人喘息、声低、肢冷、足胫浮肿、腰肢酸软、舌淡苔白、脉微细、两尺尤甚,分析这些症状,除喘息、声低和苔白属肺外,其他各症均属肾,根据"气根于肾"的生理,可知其病标在肺、本在肾,肾虚是主要的,肺虚是次要的,因为此时肾虚在其发展变化过程中起着主导作用。

(5)症状体征和一般情况间的关系:所谓一般情况者,包括病人和环境的种种有关因素,如体质、生活、劳逸、情绪、饮食等。研究这些因素和症状体征间的关系可探测疾病的原由。如以情态来说,其人平日精神忧郁,渐感胸胁疼痛,嗳气频作,可知其为情态不遂导致的肝郁气滞;如以劳逸说,其人平日攻读辛苦、操劳过度,渐有心悸怔忡、失眠多梦等症,可知其为劳伤心神所致;如以体质说,眩晕一症,若见于体丰形盛者,多系痰湿阻闭清阳而起,而体瘦形羸者常以虚火上炎为因。

(6)症状体征和治疗间的关系:研究这些可以协助推测疾病的机理。《黄帝内经》所谓:"寒之不寒,是无水也;热之不热,是无火也。"即是热病用寒凉而热不退;寒病用热药而病不减,前者为水亏,后者为火衰,便是研究这些关系所推断出来的机理。又如伤寒阳明腑实证,服小承气汤后出现"腹中转矢气"的症状,仲景判断为"此有燥屎也",便是他观察治疗后的反应推测病情的范例。在临床上,特别是一些慢性疾病,把现在的症状体征和过去的治疗情况联系起来进行分析,可以排除某些因素,缩小考虑范围,对于诊断有重要意义。

(7)阳性症状和阴性症状间的关系:分析这些关系可为鉴别诊断提供依据。如恶寒一症,伴有发热是阳证,无发热是阴证。再如,伤寒太阳膀胱证,有小便不利是水邪入于膀胱气分,无小便不利是邪热入于膀胱血分。很多似是而非的疾病,都要依靠分析这些关系来辨别。

(8)现在症和既往症间的关系:联系这些关系来研究可为诊断提供佐证。因为有些疾病往往迁延难愈,时起间伏,现在症可能是既往症由隐而显的结果,如痨疾即为一例。同时,研究这些关系尚可为排除某些疾病提供有价值的依据。例如，小儿有麻疹既往病史，目前的咳嗽、发热、流涕、喷嚏、目赤等症状，应该更多地考虑风热感冒，如此详尽分析上述各种关系后，先将不可能性疾病排除掉，而把所有的可能性都考虑进来。如发热一症，外感内伤均有之，应当先分辨它是外感发热还是内伤发热，如系内伤发热，则阳虚阴虚均有之，当进一步分辨它是阳虚发热，则各脏腑系统均有之，当深入分辨其属何脏何经，孰主孰次，孰标孰本……这样步步深入，把考虑的范围逐渐缩小，最后导出诊断结论。

四、要区别病与症和熟悉中医术语

辨证论治是一个普遍应用的诊疗规律，从认识病症到给予治疗，都是依靠这个规律完成的。辨证论治以理、法、方、药作为基础，离开了这个基础就无法进行。症和治是现实的，辨和论是灵活的，要通过分析和思考。所谓有是症、用是法，用是药，究竟凭什么来认识这个症，以及凭什么用这种法和这类药，需要下一番辨和论的功夫。因此，做诊断时必须把"病"和"症"区别开，不能混在一起。因为证候是建立在症状之上的，只有分析症状，才能定出证候。徐灵胎对病和症讲得好："症之急称为病，一病必有几症。比方痛疾是病，而寒热往来、呕吐、口苦是症，合之称为痛疾"。中医的术语很多，如果在下诊断时不懂术语，就带来了书写困难。如病人说阳气不够，这就意味着少气、懒言、怕冷、疲倦、不耐劳动等。如说阴气不足，就意味着萎黄、头昏、遗精、消瘦等。如病人诉说发热、口干、呼吸短促、胸中烦闷，就是阳盛。反过来，病人诉说怕冷、四肢不温，甚至战栗，就可体会到是阴盛。辨证术语的标准，需具备病因、病情、病位3个条件。如"肝阳上亢"肝是病位，头痛、眩晕、面赤、脉弦是病情；肝阳偏旺是病的性质，病因是肾阳虚，水不涵木而致肝阳上亢。所以说，辨证术语的本身是较明确的完整概念，对做好诊断结论帮助极大。

五、要有全面的诊断观点

经过上述整理分析之后,提出符合逻辑的正确的诊断结论,是日后治疗上立方遣方的依据。一个正确的诊断应该是:能够从中拟出治疗法则来。显然,要达到这样的目的,诊断必须是全面的。临床上,医师们对同一个疾病之所以做出不同的诊断,以致不能从中拟出适当的治疗法则来,很大程度上是由于诊断的片面性造成的。不难理解,谁也不能根据只有病名如"泄泻""感冒",或只有病因如"寒湿""劳伤",或只有病性如"阳虚""阴虚",或只有病位如"肺病""肝病",或只有病机如"肺失肃降""中气下陷",或只有病名和病因如"劳伤泄泻""燥热咳血",或只有病性和病位如"脾阳虚""肺阴虚"类的诊断,拟出符合病情的治疗法则来。可见,诊断中必须概括出病名、病因、病性、病位、病机以及标本主次的内容,才是全面的。为了表达鲜明、一目了然,一个诊断最好不要超过 20 个字,例如,"泄泻——劳伤脾阳,中气下陷""感冒——风寒化热,肺失肃降兼湿滞中土""咳血——木火刑金,肺燥络伤"。

在整理分析并提出诊断之后展示出疾病的发展前途,谓之"预后"(或预断)。每个疾病的发展都可能有 3 个前途:痊愈、死亡或留恋,这通常取决于 3 方面:①疾病方面:包括病种、病邪、病位和病势等多种因素,以病种言,如感冒易痊愈、鼓胀多留恋、卒中多死亡;以病邪言,如风性轻扬易疏解、湿性黏滞多留恋;以病位言,如在表易愈、在里留恋、入膏肓多死亡;以病势言,外趋者善、内陷者恶等;②病人方面:如禀赋薄弱者恶,体壮者善;体质坚劲者善,消羸者恶;正气充实者善,颓败者恶;胜任攻补者善,不胜任者恶等;③医疗方面:包括技术、药物和设施等。综合上述 3 方面的情况做出预后判断时,需以简明的文字说明其理由,一般可续写于诊断之后。如"咳血——木火刑金,肺燥络伤——吐失过量、气随血耗,兼之禀赋怯弱,病险"。

六、结语

诊断是一个认识过程,作为医者要建立起正确的中医诊断结论,也要具备科学的诊疗作风并做好完整的病历记录,区别病与症和中医术语。

第七节　正确应用四诊、八纲的学术主张

四诊、八纲是诊察和判断疾病的方法,主要是通过望、闻、问、切对病人进行仔细观察和多方面了解,搜集种种病情信息,掌握致病原因,然后运用八纲进行分析、归纳,以辨明病症的属性、正邪的盛衰、病位的深浅,使复杂的症状条理化,因为只有将四诊、八纲紧密地结合起来,才能得到确切的诊断,选定相应的治疗方法,达到辨证论治的目的。为使学者临证时能够全面掌握与灵活运用四诊、八纲,将内容、方法简介如下:

一、四诊

诊察疾病时运用望、闻、问、切 4 种方法,来观察和搜集患者的体征及相关症状,作为判断疾病的资料,就是四诊。四者之间必须紧密结合起来,多方面观察和了解,同时运用八纲等理论来分析,才能作出正确全面的诊断。即调查病人有关病情的方法,和西医临床的问诊、体格检查,有很多相同之处,可以取长补短,互相补充。

(一)望诊

望诊是运用视觉来观察病人外表情况的一种简单易行而又非常重要的检查方法。它和闻诊、问诊、切诊取得的资料,综合起来进行研究分析,称为四诊合参。临床上必须认真运用四诊合参,结合

八纲辨证,才能比较准确地找出疾病的本质和规律。

望诊包括观察形态、精神、面色、舌苔和舌体的变化,其中,在临床辨证上尤以观察舌苔和舌体更为重要。分别介绍如下:

1. 舌苔和舌体

1)舌苔:舌苔指舌体上面的苔层。正常人的舌体上一般都有一层薄薄的白苔,分布均匀而湿润不腻。病理的情况下,可见到下面几种舌苔:

(1)白苔:比正常略为显著的白色舌苔,多属于表寒证或胃肠虚寒。舌苔滑白而腻,多为脾不健运,痰湿壅阻,常见于上呼吸道感染初起,慢性腹泻等。

(2)黄苔:黄苔多属于里热,黄色愈深表示里热愈盛。表邪入里,初步化热,舌苔淡黄,热盛伤津,则深黄而干,湿热内壅或肠胃积滞,则深黄而厚腻,多见于热性病热盛时或消化系统疾病,如胃肠炎、肝炎等。

(3)灰黑苔:灰黑苔有寒热虚实的不同。灰黑干燥芒刺,多属热毒炽盛,津液受损,可见于热性病热盛时;灰黑湿润或滑腻,多为胃肠虚寒,见于其他脏腑的虚寒证,也可见于慢性腹泻和慢性肾炎等。

(4)腻苔:舌苔增厚,如腻糊状,多属湿邪壅阻。苔白而腻,多为寒湿,常见于慢性肾炎尿毒症;苔黄而腻,多为湿热,常见于消化道传染病。

(5)干苔:舌苔干燥,多属阴津不足;苔白而干,多为热伤津液而湿浊不化;苔黄或灰黑而干,多为热邪伤津。

(6)光滑、剥落、纹裂舌苔:多属阴虚,常为营养性物质消耗过多的反映,可见于热性病后期和慢性疾病,如肝硬化、肺结核、溃疡病、糖尿病等。

2)舌体:舌体包括舌的形态和色泽。正常人的舌体呈淡红色,活动自如,不燥不腻。在病理的情况下,常见的变化有以下几种:

(1)淡舌:舌体颜色比正常偏淡,常伴胖嫩,而边缘有明显齿痕,多为脾肾阳虚,气不生血,可见于慢性肾炎和贫血等。

(2)红舌:舌体颜色比正常人偏红,多为热盛。舌尖鲜红,多为心火上炎;舌红边尖起珠,属热盛阴虚;舌体深红或绛红,光剥,多为肺肾阴虚,津液不足,可见于热性病热盛时和恢复时,慢性消耗性疾病。

(3)紫舌:舌体颜色青紫,或有斑块,多为瘀血阻滞,可见于心脏病、血液病、妊娠死胎。

(4)僵直、歪斜、颤抖舌:舌体僵硬,转动困难,或伸出时偏向一侧,或有颤抖等,多属肝风内动,或系热极生风,或系血虚生风,可见于中风、热性病惊厥、贫血等。

2. 形态

形态的壮实和虚弱与发育有关,而发育则与运动、营养等有关。形体壮实,多为发育和营养良好又经常锻炼的人,身体各部发育均匀,肌肉结实而有力,胸部宽厚,面色红润,声音洪亮,为健康的表现。形体瘦弱,多为发育和营养不良,不经常参加锻炼的人。身体矮小或瘦长,面色白或萎黄,皮肤干晦,声音低沉,胸部扁平,多为肾阴不充,血虚精损。如身体肥胖,行走迟钝,稍微活动即觉汗出气喘,多为肾阳不足,气虚湿盛多痰,故在文献中有“肥人气虚多痰,瘦人阴虚多火”的论述。

3. 精神

在病理状况下,可以出现各种精神意识的变化和障碍,如兴奋、恐惧、谵妄、昏迷等。一般来说,精神平和,面色红润,目光有神,意识清楚,言语清晰,声音洪亮,表示病情较轻;精神委顿,面色无光,目光无神,言语迟钝,意识障碍,肌肉消瘦,表示病情较重。

4. 面色

面色苍白,多为阳气虚弱,㿠白虚胖为气虚,白而枯槁为血虚,可见于慢性肾炎或严重贫血。面色萎黄,多为脾胃虚弱,可见于营养不良,慢性腹泻。面色潮红有两种:一种是因为高热,多属实热,可见于大叶性肺炎或肺脓疡;另一种是长期低热,多属阴虚发热,可见于肺结核病。面色青紫(包括口唇、舌体青紫),多为肝肾虚寒,或为瘀血,可见于慢性肾上腺皮质功能不全,慢性心、肺、肾功能不全,以及肝硬化、尿毒症等。

5. 体位

由于疾病不同,病员常采取不同的体位,也有不同的表现。一般来说,患者行动自如,多系病情较轻;不能自行转换体位,多系极度衰弱,或意识障碍;高热、烦躁不安,常有谵语,多为里热。强迫仰卧位,多见腹部持续性剧痛,常为水结胸,可见于急性腹膜炎;强迫侧卧位,多是剧烈胸痛或胸膈痰饮,可见于渗出性胸膜炎、肺炎和肺脓疡;强迫端坐位,是由于呼吸困难,无法平卧,多为喘证,可见于心脏病或肺源性心脏病、支气管哮喘。

6. 望诊的注意点

(1)光线:要在光线较为充足的地方进行,在晚间灯光下常不能正确分辨是否有黄疸或黄苔。利用侧面的光线视察时,更容易看出脉管的搏动或肿物的轮廓。

(2)伸舌:望舌时口要张大,舌头自然伸出口外,舌尖向下弯,舌面向两侧展平,不要卷缩。卷缩可使舌体呈柱形,舌苔颜色加深。

(3)染苔:有些食物或药物,常使舌苔染色,称为染苔,并非真实的苔色。如橄榄、米醋,可使舌苔染黑;橘子、枇杷、黄连,则会使舌苔染黄。故苔色与症情不符,或见特殊颜色时,都应仔细问询。

(二)闻诊

闻诊范围不仅指耳闻,还包括鼻嗅。因此可把闻诊作为两个部分,属于听觉方面的为闻声音,属于嗅觉方面的为闻气味。

1. 听声息

听病人的言语声调的高低强弱,气息的粗大或细微,以及咳嗽痰喘的各种声音。

(1)言语:音调低沉迟缓,而伴有气息微弱者,多属虚(或虚寒)证;声调高昂而伴有气粗者,多属实(或实热)证。说话断续,反复重叠,语声低沉,气短不接,多属虚证,称为郑声;言语错乱,狂躁有力,多属实证,称为谵语。

(2)呼吸:气粗息高急促者,多为实证;呼吸微弱,气短声沉,缓慢不续,多为虚证。

(3)咳嗽:咳声不畅,痰稠色黄,多为肺热;咳有痰声,痰白清稀,多为肺寒;咳声重浊,痰白清稀,鼻塞不通,多为外感风寒。

2. 嗅气味

嗅病人的排泄物和分泌物的各种特殊气味。这种诊断方法在临床中虽不常采用,但对某些疾病的诊断和辨证施治有时能提供很重要的依据。

(1)肝腥臭的气味:多属热毒内盛,可见于肝昏迷的患者。

(2)特殊的苹果味:多属脾虚肾衰的危证,可见于酸中毒的患者。

(3)口中秽臭:多属肺胃热盛,可见于坏疽性口腔炎、肺脓疡等。

(4)口中酸腐如败卵样气味:多为胃中食积,可见于消化不良。

(5)病人排泄物如痰、汗、大小便、白带等,有特殊腥臭气味:多属热证;反之,多属寒证。

(三)问诊

问诊是医生向病人了解病情的调查过程。具体说,就是通过和病人交谈,调查了解发病经过、自觉症状及既往病史,以便和望、闻、切三诊所得资料合参分析,作出正确的诊断和辨证论治。

问诊时,态度要和蔼,询问要细致,耐心听取病人诉述。要明确对象,采取不同的方法,有些病人不善于诉述,应加以启发引导,但不可带有主观性暗示。对于因病重影响身体和工作、思想上有负担的病人,要鼓励他们树立信心,发挥主观能动性战胜疾病;对于意识障碍、精神失常的病人,要向其家属或亲友询问;如果患者病情危急必须立刻抢救,应扼要询问,迅速检查,立即着手抢救,详细问诊可待病情好转后,或在治疗间隙进行补充。

在问诊的过程中,既要重视事物的本质和主流方面、抓住重点,又要看到非本质和非主流方面,全面考虑。要突出中医问诊的特点,结合西医询问病史的方法,取长补短,才能获得比较客观的第一手资料,为辨证论治提供确切的根据。

问诊的主要内容包括主诉、现病史、既往病史,经带、婚姻和生育史,生活习惯和职业,家族史等。其中,以现病史为问诊的重点。

1. 主诉

主诉是病人本次就诊自觉最为痛苦的一个或几个重要症状和体征,为针对性和系统性询问病史提供了重要线索,是进行问诊的向导。

2. 现病史

即现阶段所具有的各种证候,包括发病整个阶段的证候发生、发展和变化过程。具体内容有以下几方面:

1)疾病的发生过程:询问患者疾病的发生过程称为闻因,即疾病的发生原因。以热性病头痛发热为例,其中有因风、因寒、因暑、因湿等不同的致病条件。如果是因为冒雨受寒所引起的疾病,就应考虑其为表寒、表湿的证候,其他方面的如因风、因暑,同样也是根据不同的发病原因来分析,对于临床诊断都有一定的意义。

2)疾病的发展和变化过程:在中医学上就是表里、寒热、虚实的转化过程。例如恶寒发热、头痛、骨节酸痛,多属表证,可见于感冒;不发热,只恶寒,多属里证,可见于某些内脏机能衰退的疾病,这是表里的发展和变化。如高热口渴,不恶寒反恶热,苔黄,脉洪大,多属热证,常见于热性病热盛时;而肢冷畏寒,汗出,脉微细,口唇发绀,多属寒证,可见于热性病亡阳欲脱时,这是寒热的发展及变化。如热性病热盛时的发热,大便秘结,腹满腹痛拒按,多属实证;而热性病后期所出现的大便泄泻无度,腹冷喜得热按,多属虚证,就是虚实的发展和变化。这种发展和变化,除寒热外,一般都是先表后里、先实后虚的。

3)疾病的证候特征:询问疾病的证候特征时,主要有以下几方面:

(1)问寒热:包括恶寒发热、寒热往来、不恶寒反恶热和不发热反恶寒等。恶寒发热,指恶寒和发热同时存在,多属表证:发热重,恶寒轻,多为外感风热的表热证;恶寒重,发热轻,多为外感风寒的表寒证。两者均可见于上呼吸道感染、流行性脑脊髓膜炎、麻疹等传染病的前驱期。寒热往来,指发热和恶寒交替发作,往往伴有恶心呕吐、胸肋苦闷等症,称为半表半里之寒热错杂的证候,可见于疟疾和一些肝胆的疾病。不恶寒反恶热、高热口渴、汗多、洪脉时,或大便秘结,多为实热的证候,可见于热性病热盛时;久病低热不退或伴有盗汗、五心烦热(胸和手足心热),多属阴虚发热,可见于慢性消耗性疾病。不发热反恶寒指经常怕冷、四肢不温,并伴有纳呆、腹泻或水肿,多为阴虚恶寒,可见于内脏机能衰退的疾病。

(2)问饮食:包括食欲和饮水等。食欲方面:善食易饥,多为胃有实火,可见于糖尿病;饥不欲食,多为胃有虚火或湿热,可见于胆道疾病;食欲减退,多为脾胃湿热或虚寒,可见于传染性肝炎初期;溃疡病人进食以后,胃痛减轻,多为胃虚;进食以后胃痛加重,多为气阻。饮水方面:饮水喜热,多为胃寒,可见于内脏机能衰退的疾病;饮水喜冷,多为胃热,可见于热性病热盛时和胃肠道感染性疾病;不欲饮水,多为脾肾阳虚,可见于慢性肾炎;口干不欲多饮,多为脾胃湿热,可见于传染性肝炎。

口苦多为实火,口淡多为虚寒,口甜多为脾胃有湿,口酸多为脾胃有热,可见于各种消化道疾病。嗜食异物如泥土、烟蒂,多为肠寄生虫病。

(3)问二便:了解患者大便和小便的变化。

大便的变化:大便秘结、干燥难解,或腹满腹痛拒按,多为热证、实证,可见于热性病热盛时或肠道梗阻;大便干结,多日不解,便时困难,伴有气虚或阴虚的证候,多为津液不足或气虚气滞,多见于热性病恢复期、孕妇、老人等习惯性便秘者。大便溏泻,多为脾胃虚寒;黎明前腹泻,称为五更泻,多为脾肾阳虚,两者均可见于消化功能紊乱。大便稀薄,带有黏液或脓血,里急后重,多为湿热积滞,可见于肠道传染病如痢疾等;大便漆黑为内有瘀血,可见于消化道出血。

小便的变化:小便黄赤而短,多为实热,可见于热性病热盛时;小便黄浊,并有尿频、尿急、尿痛,多为膀胱和小肠湿热,可见于尿路感染;尿血多为内火,小便失禁多为肾气虚弱。问二便时要注意饮食和药物的影响,如食用猪肝、猪血等则导致大便变黑,服清宁丸、核黄素等则导致小便变黄。

(4)问汗:包括询问有汗、无汗、汗多、汗少以及出汗时间。热性病初起,恶寒发热,自汗出,称为表虚;无汗则为表实。经常出汗,汗出后自觉怕冷,短气乏力,多为阳虚表卫不固,可见于内脏机能衰退的慢性病,睡着时汗出,醒则汗止,称为盗汗,多属阴虚,可见于肺结核等慢性消耗性疾病,汗出黏腻如油,淋漓不止,称为绝汗,多见于阳虚气脱的危重证候。另有一种小儿自汗,属于发育期中的生理性出汗,称为蒸变。

(5)问头身疼痛:包括头痛、骨节酸痛。痛多连及颈项,伴有恶寒发热,骨节酸痛,多为外感表证,可见于流行性感冒初起。头痛偏侧,发时剧痛,称为偏头痛,多系血虚或内风,多见于血管性和神经性头痛。头痛时作时止,并有恶心、呕吐、眩晕,多为痰饮内阻,可见于耳源性眩晕。头痛而眩晕,并有耳痛、目红、口苦,多为胆火上升,可见于耳道感染的疾病。头痛而重,如布裹,并有胸闷、恶心厌食,多为湿热,可见于急性肝炎和肠伤寒初起时。持续头痛,过劳时加剧,并有心悸、气短、困倦、懒言,多属气虚,见于神经官能症。骨节酸痛,随天气变化而变化,痛有定处,或游走不定,多为风寒湿痹,可见于风湿性关节炎。

(6)问胸腹疼痛：包括胸部、胁部、上腹部和下腹部疼痛。胸部疼痛：胸痛、咳嗽时加剧或呼吸困难，称为"肺痛"，可见于肺脓疡；胸痛、心悸，称为"胸痹"，可见于心绞痛。胸部疼痛或胀痛，或左或右，时作时休，多为气滞胸痛，可见于肋间神经痛。胁部疼痛：胁痛放散背部伴有恶心呕吐、黄疸、吐蛔虫，多属于肝胆的病症，可见于胆道感染、胆石症、胆道蛔虫病。

上腹部疼痛：脘腹剧烈疼痛，或时作时休，或有发热、呕吐、嗳气，多为胆胃的病症，可见于胰腺炎、溃疡病和胆道疾病，民间称为心气痛或肝气痛。

下腹部疼痛：下腹疼痛，或伴恶心呕吐，或伴大便秘结，多属气滞血瘀，可见于肠痉挛、肠粘连、肠梗阻等。

上述各部疼痛，就其性质来说，胀痛满闷并向周围放散，多为气滞的证候；刺痛、剧痛，痛有定处，多为血瘀的证候；痛处喜按，多为虚证；痛处拒按，或有明显反跳痛者，多为实热或瘀血的证候。

4)询问就诊前的诊断治疗情况：

了解病人就诊前的诊断治疗情况，对临床处理颇为重要。因为就诊前的诊断、处方用药、具体剂量和治疗效果，都可以在就诊时反映出来。这就为临床进一步诊治提供了很有价值的参考，所以，中医学有"再兼服药参机变"的论述。

3. 既往病史

询问患者的既往病史时，应着重询问和现阶段疾病有关的一些情况，具体有以下几方面：

1)问旧病：系统地询问过去曾患过的疾病，当时的主要症状、治疗经过，找出它和现病的关系，以助现病的诊断和辨证治疗。

2)问传染病：询问过去患过何种传染病，近年来的预防接种情况，有否到过传染病或地方病的流行区域，以及和传染病源的接触情况，对于临床诊断是很有帮助的。对于小儿要特别注意有关麻疹的情况。中医学称"小儿当问麻疹斑",说明询问传染病的重要性。

3)外伤和过敏史:询问外伤对于瘀血腰痛和劳损腰痛的鉴别有实际意义。瘀血腰痛发于外伤之后,夜间加剧,白天活动后即见减轻;劳损腰痛系过度疲劳引起,晨间较轻,久坐久立则见加剧。询问过敏史,包括药物、食物、气体过敏和其他接触性过敏,如服某些药物引起皮疹,接触漆树和油漆引起漆疮等。

4. 经带、婚姻和生育史

1)月经带下状况:月经情况包括初潮年龄、周期、行经期、经量、颜色、痛经,及末次月经和绝经期等。一月一至,称为月经;三月一至,称为居经;一年一至,称为期经;终生不见月经,仍能生育,称为暗经;每逢经期,鼻子出血,称为倒经;经来腹痛较剧,称为痛经;未至绝经年龄而月经闭止,并非怀孕,称为闭经。

月经提前,量多,色深红或鲜红,多为血热;月经色暗紫,夹有血块,伴腹痛,多为血瘀;月经推迟,量少,色淡,多为血虚。量多,一时难止,称为崩证;量少,持续不断,称为漏证。

带色稀白,腥气,伴有腰痛、腰酸,多属脾肾虚弱,寒湿内阻;带色稠黄,秽臭,伴有尿痛,阴痒,多属湿热。

2)婚姻状况:包括已婚、未婚,结婚年龄,爱人健康状况。

3)生育状况:包括妊娠次数,分娩胎次,有无流产和早产等。妊娠二月,呕吐不止,称为恶阻。妊娠出血,腰尻坠痛,要防止流产。对于流产,三月以内,称为流产;六月以内,称为半产;九月以内,称为早产;足月分娩,称为正产。产后恶露不净,恶寒发热,称为产褥热;恶露不下,小腹痛而拒按,称为儿枕痛。

5. 生活习惯和职业

《黄帝内经》称:"入国问俗,临病人问所便。"俗和便都是从生活习惯而言,包括以下几方面:

1)乡土地点和现住地点,包括居住条件。

2)生活饮食习惯,有无烟酒或其他辛辣刺激物的嗜好。

3）劳动和职业情况。

4）对于小儿应询问出生、喂养和生长发育的情况。

6. 家族史

对结核病及遗传病、过敏性疾病,应询问家族有无同类疾病史。

7. 问诊的注意点

1）问诊要耐心细致,实事求是,抓住主诉及现病史。必要时再问清既往病史,或对患者进行诱导和启发性提问,不得敷衍了事、弄虚作假。

2）问诊要注意态度和方式方法,态度要和蔼可亲,说话要明白易懂,尽量了解当地生活习惯和方言。

（四）切诊

切诊是用手按、摸、触、压病人身体的一定部位,借以了解疾病的内在变化或体表反映,进行检查的方法。一般分为切脉和触诊。

1. 切脉

切脉是前人经过丰富的临床实践积累下来的经验,是中医临床诊断的重要方法之一,对于了解疾病的表里、寒热、虚实,进行辨证论治有重要的意义,但绝对不能把它看成是中医诊断的唯一方法。必须强调"四诊合参",将四诊获得的一切资料,进行分析、归纳,才能作出正确的诊断。

1）切脉的方法:病人手掌向上放平,医生用一手的食指、中指、无名指这三指前端,按顺序按压在病人的腕部桡骨动脉搏动处,按压时,应先轻后重,进行浮、中、沉三取。浮取指轻按,中取指稍加重按,沉取指重按至骨上。

2）寸、关、尺:切脉的部位分为寸、关、尺三部。以中指正对高骨处,称为关部;关之前,食指所对之腕侧,称为寸部;关之后,无名指所对之肘侧,称为尺部。中医学认为六部脉象可分候脏腑,即左手寸部候心和小肠,关部候肝和胆,尺部候肾和膀胱;右手寸部候肺和大肠,关部候脾和胃,尺部候命门和三焦。对于这种六部分候脏腑学说,临床上要灵活运用,不可拘泥。

3)正常脉:正常的脉搏节律均匀,不浮不沉,不大不小,来去从容,成人一息(正常之一呼一吸)四五至,小儿一息七八至。劳动、运动、饭后、情绪紧张时,脉搏较快仍属正常。

4)异常脉(病脉):病理情况下,心跳快慢与节律、血管壁的硬度、血流的速度、血压的高低等改变时,可出现下列病脉:

(1)浮脉:手指轻按肤表,即能清楚触到脉搏的跳动,稍加重按,反觉脉搏的张力减弱,称为浮脉,多属表证。浮而有力为表实,无力为表虚。可见于流行性感冒和其他热性病初起时等。

(2)沉脉:轻按不明显,重按才能触到脉搏的跳动,称为沉脉,多属里证、虚证。可见于心力衰竭、慢性肾炎以及其他内脏机能衰退的疾病。

(3)迟脉:节律规则,但跳动缓慢,一息少于四至,称为迟脉,多为虚证,寒证。可见于心脏病及其他内脏机能衰退的疾病。

(4)数脉:节律规则,脉搏快,一息多于五至,称为数脉,多为热证。可见于各种热性病热盛时等。

(5)细脉:脉细小似线,称为细脉,多为虚证。可见于心力衰竭和热性病昏厥时。

(6)洪脉:脉来如波涛汹涌,盛大满指,张力明显,称为洪脉,多属实证、热证。可见于各种热性病热盛时。

(7)濡脉:濡即软弱无力的意思。脉管张力减弱,轻按即觉脉管柔软,称之濡脉,多属湿证或暑证。可见于传染性肝炎,夏季热或消化不良等疾病。

(8)弦脉:脉管张力增强,有如按琴弦之感,硬而有利,称为弦脉,多属肝阳偏亢或剧痛的证候。可见于高血压病和肝胆疾病。

(9)滑脉:脉波充实,圆滑流利,如珠走盘,称为滑脉,多为气盛有痰。可见于内耳眩晕症。但健康人或妇女妊娠和内分泌功能失调引起的经前紧张症、功能性子宫出血等,也有滑脉出现,应加以鉴别。妊娠滑脉,一般以寸部脉较为明显,所以文献称:"妇人手少阴脉动甚者,妊子也。"手少阴就是指寸部的心脉。

(10)结代脉:脉搏间有歇止,无一定规律者称为结脉,有一定规律者称为代脉,结脉多为寒积,代脉多为心阳不足,可见于期前收缩、心房纤维颤动、房室传导阻滞等。

临床上出现的病脉,常见数脉相兼,同时并存。如浮脉和数脉,沉脉和细脉,弦脉和滑脉,滑脉和数脉等,均可同时出现。例如热性病高热昏厥时表现的脉象常是沉细而数,高血压病的脉象常为弦滑有力。由此可见,若把脉象说成是一脉专管一病一证,显然是片面之见。

2. 触诊

触诊是指用手直接接触病人的体表或病表部位进行检查,可分为肌肤触诊和腹部触诊。

1)肌肤触诊:主要是检查皮肤的冷热、痈肿脓疡,痰核等。皮肤发热、体温升高,多为实证、热证,可见于各种热性病热盛时;如果体温虽高而四肢反冷,触之惊跳,脉弦数或沉数,称为"热厥",可见于热性病高热惊厥前兆或周围循环障碍时。四肢厥冷,体温下降,多为虚证、寒证,可见于内脏功能减退时;如果兼有口唇发绀,脉微细或沉细欲绝,称为"寒厥",可见于热性病心力衰竭时。手足掌心烦热,午后体温升高,多为阴虚潮热,可见于肺结核等消耗性疾病。皮肤局部红肿热痛,多属实证、热证;皮下结硬,多为气血凝滞;如无硬结,而有波动,则为成脓,可见于痈疖脓疡。皮部局部色淡塌陷,不热不痛,多为气血衰败,属虚证、寒证,可见脓肿。颌下、颈项、腋下、腹股沟等处皮下肿物,多为痰核凝聚,可见于淋巴结肿大。

2)腹部触诊:主要是检查腹痛、癥瘕积聚等。腹部胀满,按之硬痛,多为实证;按之濡软不痛,多为虚证。腹中肿块,坚实有形,推移难动,称为"癥"或"积",多属血瘀,可见于肝、脾肿大及腹腔肿瘤,因疟疾引起的脾脏肿大,称为"疟母";病人自觉腹中有物,而无形可查,或乍聚乍散,称为"瘕"或"聚",多属气滞,可见于幽门狭窄、肠梗阻等。

3. 切诊的注意要点

1)劳动、运动、饭后、酒后和情绪紧张等均可使脉搏增快,必要时,应让病人稍事休息,再进行脉诊。

2)脉诊时,病人的手尽量保持在心脏水平上,不要过高或过低。切脉时间,每侧不能少于 50 数。

3)触诊时,要耐心细致,注意操作方法,由轻而重,由浅而深。腹部触诊时,当令病人屈起两腿,松弛腹壁,然后从健康部开始,逐渐移向病变部位。

二、八纲

八纲在中医学中的应用很广泛,贯穿在病理、证候、治疗各个方面,主要是从诊断的角度上出发,作为对许多症状的分析,归纳方法并根据它做出相应的治疗原则。

寒热、表里、虚实、阴阳是 8 种具有普遍意义的证候类型。我国医学发展到明代,张景岳的《景岳全书》在病因、脏腑、气血津液和"六经"等许多辨证方法中加工提炼,首先提出了在表里、寒热、虚实"六变"的基础上,补入阴阳辨证,因而发展成为八纲,一直在指导着临床实践。

寒热、表里、虚实辨证,是对疾病的性质、病变部位、发展阶段和邪正力量对比的归纳和概括;阴阳辨证,是从我国古代朴素的辨证思想阴阳学说出发,通过寒热表里、虚实辨证,仍然归于阴阳,是八纲辨证的总纲。一般来说,表证、实证、热证,都是阳证一类证候类型;里证、虚证、寒证,都是阴证一类证候类型。寒热、表里、虚实辨证本身包含了阴阳辨证,而阴阳辨证又是寒热、表里、虚实辨证的概括。

临床反映的症状仅是疾病的现象,许多症状联系在一起,才能构成反映疾病性质的证候,绝不是简单的症状罗列。八纲辨证,就是从各症状之间找它们之间的内在联系,进而去判断疾病发生的原因、病变部位,以及病理变化,最后得出"证候"概念,为临床治疗提供依据。八纲辨证虽然是许多辨证方法的概括,但是对于具体疾病的分析和归纳,仍要结合病因、脏腑、气血津液、热性病等辨证方法互相印证,决不能截然分开。

(一)寒热

寒证与热证,表示疾病的不同性质,主要是指机体功能的变化,是临床采用温热药或寒凉药的基本依据。

1. 寒证

寒证是指性质属寒的证候,表示机体功能减退。常见于各种慢性病、热性病出现胃肠功能紊乱和心力衰竭现象。

主要证候:包括虚寒证与寒实证。虚寒证也有两种情况,一是脏腑虚寒,出现恶寒、喘促、泄泻、浮肿、阳痿、不孕、冷脓肿等,多见舌淡、苔白、脉沉;另是热病虚寒,除了出现恶寒、泄泻、喘促、舌淡、苔白、脉沉等证候和脏腑虚寒证基本相同外,由于大汗、大吐、大下或大出血后,随着证候的发展,出现体温下降,面色苍白,冷汗出,四肢厥冷,脉沉细,也可称为阳虚证或亡阳证。寒实证临床较为少见,如慢性肾炎浮肿、舌淡、苔白、脉沉,出现大便秘结,腹满喜按,就是寒实证。其实,所谓"寒实"并非纯粹实证,仅是虚寒证的相对名称。

治疗:脏腑虚寒者,温中散寒;热病亡阳者,回阳救逆。药物如附子、肉桂、干姜、党参,两证可以互用。

2. 热证

热证是指性质属热的证候,表示机体功能亢进,常见于急性热病,脏腑病变,以及消耗性疾病。

主要证候:包括实热证与虚热证。实热证如高热,不恶寒反恶热、汗多、口大渴、烦躁,甚至神昏谵语,舌苔黄燥或焦黑起刺,脉洪大或沉细而数;或兼见咳嗽胸痛,气喘息粗,痰稠夹血,甚至咳血、吐血、大小便出血;或大便秘结,腹满胀痛拒按,午后潮热;或外科脓疡,局部红、肿、热、痛。虚热证如干咳无痰,低热盗汗,口干咽燥,大便干燥难出,舌红绛少苔,脉细数。

治疗:实热证,清热泻火,药物如大黄、黄连、炒栀子;虚热证,滋阴降火,药物如生地、麦冬、黄檗。

3. 假热证与假寒证

典型的寒证或热证,临床比较容易辨认,但当疾病发展到危重阶段,常会出现一些假象,即假热证与假寒证。对于临床辨证,要突破表面的假象,找到它的本质,才能做出正确的诊断,所以在临床上必须深入检查主要证候,舌苔和脉象。

1)假热证:身热欲得衣被,口渴不欲饮水,或渴喜热饮,面色浮红,舌苔黑滑,脉大无力。从表面看,面红、口渴、苔黑、脉大很像热证;但从实质看,身虽热反欲衣被加温,口虽渴反不欲饮或喜热饮,面虽红不是面部通红,只是面颧浮红,苔虽黑不干而湿滑,脉虽大而重按无力,就可以知道它是热证的假象,通常称为真寒假热证,临床仍按寒证治疗。

2)假寒证:发热、四肢厥冷、不欲衣被,大便溏泄、黏腻秽臭,苔黑而干,脉沉而实。从表面看,四肢厥冷,便溏、苔黑、脉沉很像寒证;但从实质看,四肢厥冷而身热不欲衣被,便溏而黏腻秽臭,苔黑不滑而干燥无津,脉沉而按之有力,就可以知道它是寒证的假象,通常称为真热假寒证,临床仍按热证治疗。

4. 寒热错杂证

寒热错杂证是指寒与热两种不同性质的证候同时出现,常见于消化道病变。如胆道蛔虫症,因为蛔虫喜碱恶酸的特性,当肠内酸碱度发生变化时,蛔虫常从肠逆行向上钻动,进入胆道引起腹痛,通常称为上热下寒证;如胃肠神经官能症,其中有一部分病例的临床表现既有嗳气泛酸、口苦、食后腹胀的肝胆热证,又有食欲不振、肠鸣、便溏的脾胃寒证,通常称为肝脾不和证,也是寒热错杂证的一类。临床治疗必须根据它的特点进行调整,如乌梅丸治疗胆道蛔虫症,半夏泻心汤治疗胃肠神经官能症,黄连、乌梅等寒药与蜀椒、干姜等热药同用,就是调整寒热错杂证的方剂。

(二)表里

表证与里证,指疾病的病变部位和发展阶段,是临床采用解表药或其他治法的主要依据。对热性病来说,表证阶段的证候一般都较里证为轻,而危重证候常出现在里证阶段。

1. 表证

表证是指病邪侵袭人体皮肤、肌肉、经络等浅表部位,出现恶寒发热、头痛、身体和骨节酸痛,或兼见咳嗽喉痒、咽喉疼痛、鼻塞流涕、脉浮等证候,常见于热性病和外科感染的初起阶段。

1)表寒证:

主要证候:发热、头痛、无汗,有明显恶寒,身体和骨节酸痛,兼见鼻塞流涕、咳嗽气急,但口不渴,无咽喉疼痛,舌苔薄白,脉浮紧。

治疗:辛温解表,药物如荆芥、麻黄、防风。

2)表热证:

主要证候:发热、头痛、常自有汗,恶寒、身体骨节酸痛都较表寒证为轻,咳嗽喉痒、鼻塞声浊,并有口渴或咽喉疼痛,舌质红,苔微黄,脉浮数。

治疗:辛凉解表,药物如桑叶、菊花、薄荷。

2. 里证

一是指热性病的表里发展,二是指脏腑病变。热性病发展到一定阶段,病邪向机体深部发展,引起脏腑病变,出现各种证候,称为热性病里证阶段,常见于急性传染病的极期和恢复期。脏腑病变,是指热性病以外的疾病,由于病邪直接作用于脏腑,引起和出现各种病变和证候,常见于各种慢性病。但是,脏腑病变并没有表里的阶段发展,不能简单地称为里证,而脏腑病变和热性病里证在证候表现上又非常近似,从广义上说它仍是里证的一类。总之,无论是热性病或是脏腑病,出现里证时都要进一步区分寒热虚实等不同性质,相对来说,热性病里证属实属热较多,脏腑病则包括寒热虚实各种不同证候。

1)热性病里证:包括 3 个方面,病邪由表入里,出现气热证或血热证,这是实热证候;出现阳虚证或亡阳证,这是虚寒证候,各见于热性病邪盛正虚和邪衰正虚阶段。如由实证转为虚证,出现气虚证或阴虚证,这是虚热证候,各见于热性病邪衰正虚和邪去正复的阶段。治疗方法参考热性病辨证。

2)脏腑病变:包括 4 方面。如心火、肝火上升,胃火炽盛,肺热,膀胱湿热等,都是脏腑实热证;如心阴虚、肝阴虚、肺阴虚、肾阴虚等,都是脏腑虚热证;如心阳虚、脾胃虚、肺气虚、肾阳虚等,都是脏腑虚寒证。如肾虚浮肿出现便秘,称为脏腑寒实证,"实"指大便实而言,严格说仍然是虚寒证。治疗方法参考脏腑辨证。寒热辨证与表里辨证的不同点,一是专指疾病的性质而言;一是指疾病的发展阶段,包括疾病的性质。

3.半表半里证

半表半里证是热性病表证阶段的发展,表示表证虽已消失,里证又未出现,见于两个发展阶段中间,故称为半表半里证。另外,它也是单独的证候类型,可以与寒热错杂证互相参考,常见于疟疾、胆道和泌尿道感染症,以及胰腺炎等。

主要证候:寒热往来,也可出现寒战;兼见头晕、口苦、咽干、恶心呕吐、胸胁胀痛,或胃脘钻痛、大便秘结、脉弦数。

治疗:和解表里,药物如柴胡、枳壳、黄芩、大黄、炒栀子、半夏、郁金,方剂如小柴胡汤、大柴胡汤。

（三）虚实

虚证和实证是分析致病因素（邪气）和抗病能力（正气）之间的力量对比。"邪气盛则实，精气夺则虚。"热性病初起，多表现为实证，"实"是指邪气盛；到了恢复期，多表现为虚证，"虚"是指正气虚，但当热性病发展到极期，则常是虚与实的转折点。虚与实的变化对热性病来说和疾病的发展阶段有密切关系。但是对脏腑病来说，有"新病必实，久病必虚"的论述。总之，邪气与正气的虚实消长是互相联系的，正气充足，就能战胜邪气；邪气过盛，必然损耗正气。虚和实的互相消长，主要取决于正与邪的力量对比，辨别虚实，是临床治疗采用扶正或祛邪的主要依据。

1. 虚证

指机体正气被病邪大量消耗，出现功能减退的病症，常见于各种慢性病和热性病的恢复期或极期，具体分为阳虚、阴虚、气虚、血虚。阳虚和阴虚可参考寒热辨证中的虚寒证和虚热证。下面介绍气虚证和血虚证。

1）气虚：

主要证候：疲乏，自汗，短气，懒言，面白虚浮，饮食不思，或食后脘腹胀满，或脱肛、子宫下垂，舌淡苔白、脉沉弱或虚大无力。

治疗：补中益气，药物如党参、黄芪、白术。

2）血虚：

主要证候：面白唇淡，心悸、头晕，四肢发麻，指甲发白，舌淡，芤脉大或沉细。

治疗：益气补血，药物如黄芪、当归、熟地。

2. 实证

指在邪、正斗争的过程中，机体功能亢盛所出现的病症，常见于热性病初期及各种慢性病。具体分为寒实、实热、气滞、血瘀，寒实和实热可参考寒热辨证中的寒实证和实热证。下面介绍气滞证和血瘀证。

1）气滞：

主要证候：胸、胁、脘腹胀痛，或喘急气促，便秘，或月经不调，或外伤跌仆，脉弦滑。

治疗：行气导滞，药物如木香、枳壳、槟榔。

2）血瘀：

主要证候：局部青紫、疼痛，常以夜间明显，以及痈疡胀痛，闭经腹痛，产后儿枕痛，或癥瘕积聚，或子死腹中，或心绞痛、面青唇紫，舌边出现瘀斑，脉涩滞。

治疗：活血化瘀，药物如桃仁、红花、赤芍。

另有虚实的假象和虚实互见证等辨证方法，这里从略。

（四）阴阳

阴阳辨证是寒热、表里、虚实辨证的概括。阴证，包括里证、寒证和虚证；阳证，包括表证、热证和实证。但是对外科痈疡来说，阴证和阳证常直指具体的证候，其中也包括寒热、表里、虚实辨证。临床治疗参考寒热、表里、虚实辨证。

1. 阳证

代表功能亢盛，或能量代谢增高的病症。

主要证候：面红、身热喜凉，烦躁易怒，呼吸气粗，口渴喜饮，小便黄短、大便秘结，舌红，苔黄、脉数，在热病初起，可有头痛、恶寒、骨节酸痛；在外科痈疡，局部常红肿热痛。

2. 阴证

代表功能减退，或能量代谢降低的病症。

主要证候：面色苍白或晦滞无光、恶寒、精神疲倦、懒言、短气，口不渴或渴喜热饮，便溏、尿清，腹痛喜热按，肢端发冷，口淡，饮食无味，舌淡苔白，脉沉细。在外科痈疡，常见局部皮色不变，或塌陷不起。

（五）八纲的互相关系

寒热、表里、虚实、阴阳八类证候，在临床上不是单独存在或静止不变的，而是互相联系和互相转化的。下面介绍疾病在发展的过程中两种或两种以上的证候同时存在和转化的情况，也包括两种不同性质的证候同时存在和转化的情况。

1. 八纲证候的互见

八纲证候是互相联系的，如寒热辨证，是指疾病的性质，但寒热之中，有在表、在里和属虚、属实的不同；表里辨证，是指疾病的阶段，但表里之中，也有寒热和虚实的辨别；虚实辨证，是指邪正力量的对比，但虚实之中，无疑有不同的病变部位和不同的疾病性质，阴阳辨证，是寒热、表里、虚实辨证的概括，但阴阳之中，可以出现表里同病、虚实互见，或寒热错杂等现象，说明8种证候可以彼此互见。

2. 八纲证候的转化

八纲证候在一定条件下是可以互相转化的。对病变部位来说，先是表证，后出现里证，而表证逐渐消失，称为由表入里；热性病热邪内陷，经过治疗，重新出现表证，称为出里还表。对邪正力量对比说，先是实证，后出现虚证，而实证逐渐消失，称为从实到虚；先是虚证，经过治疗，正气逐渐恢复，称为转虚为实。对疾病的性质来说，同样都有寒热、阴阳互相转化的可能。因此，在临床辨证时，必须随时注意患者病情的发展和变化，具体情况具体分析，及时抓住矛盾的主要方面，才能作出准确的诊断，进行有效的治疗。所以，八纲的运用，不是孤立的，而是相互联系的。

第三章 临床经验

我在"大医精诚"思想的指导下,勤于实践,博览诸家,临诊衷中参西,辨证细致,组方严谨。擅长内科,兼通妇、儿科,特别是对心脑血管病、脾胃病、糖尿病、肝胆病及男女不孕症等的诊治,用药巧妙,治有所得,日积月累,经验盈尺。这种经验的宝贵之处,可谓见解独特,能解决患者的关键性问题,在临床治方上经得起重复应用和验证。

治病救人,总结经验要刻苦钻研,勤于实践,必须摒弃名利之心,只有仁心仁术,知医知药,方能取效于唾手之间,亦可悟出经验留于后世。

我在临床对冠心病、肺心病、慢性萎缩性胃炎、男性病等疾病的诊治方面积累了丰富的经验,颇令同道钦佩及病家的爱赞。现摘临床主要经验如下:

第一节 心脑病辨治阐发

一、冠状动脉粥样硬化性心脏病的经验

1. 概论

冠状动脉粥样硬化性心脏病指冠状动脉(冠脉)内发生粥样硬化,引起管腔狭窄或闭塞,导致心肌缺血、缺氧或坏死而引起的心脏病,简称冠心病,也称缺血性心脏病。属中医学中的胸痹、厥心痛、真心病、心悸等范围。

2. 病因病机

本病的发生多与情志失调(长期思虑过度或精神紧张)、饮食不当(过食肥甘厚味及好饮酒),喜静少动、年老体虚等因素有关。其病理有虚实两方面:实为血瘀、气滞、痰阻,遏制胸阳,阻滞心脉;虚为心脾肝肾亏虚,功能失调。在本病的形成和发展过程中,大多先实而后致虚,亦有多先虚而后致实者。但当冠心病形成而出现临床症状时,大多虚实夹杂,有时以实证为主(心绞痛发作期,心肌梗死急性发作期),有时以虚证为主(如心肌硬化,冠状动脉慢性供血不足阶段),分述于下:

(1)情志失调。由于长期思虑过度或精神紧张,以致心肝气郁、气机不利,津液凝聚成痰,甚则气郁化火、灼津成痰。无论气滞或痰阻,均可使血行失常,脉络不利,而致气血瘀滞,或痰瘀交阻,胸阳不运,心脉痹阻,不通则痛,因而发生心痛,胸痹(心绞痛)。

(2)饮食不当。素嗜食肥甘厚味及饮酒过多,或因长期伏案、喜静少动,均可使脾胃运化失健,痰浊内生,痰阻脉络,则气血瘀滞,胸阳不振,发生胸痹心痛。

如病延日久,长期气血运行失常,不能充润营养五脏,则功能失调,而致心脾气血渐虚,肝肾阴血暗耗,甚则阴损及阳,出现心肾阳虚或阴阳两虚(冠状动脉慢性供血不足、心肌硬化,出现心律失常或慢性充血性心力衰竭等)。

(3)年老体虚。本病多见于中、老年人。凡年过半百,肾气渐见不同程度的虚衰,每多肝肾不足。肾为先天之本,肾虚则诸脏均易亏虚。或因久病体虚而使内脏功能失调。如心脾虚弱,则水谷精微不能化为气血,反成痰浊;如肝肾阴虚,则虚火灼津成痰;如肾阳虚弱,则每致心阳、脾阳不振,阳虚不能温化津液而凝聚成痰;心阳不振,心气不足,又可使气血运行失常。凡此均可在本虚的基础上形成标实,导致气滞、血瘀、痰阻,而使心脉阻滞,胸阳不振,发生心痛、胸痹、心悸。以上病因病理可以二者或三者并存,交互为患。

3.诊查要点

（1）详细询问病史,注意疼痛部位、性质、诱发因素和缓解方法。由本病引起的典型心痛一般多在胸骨后部（上中段）,或心前区（左乳附近）,呈阵发性缩窄样绞痛或紧压样闷痛,并可引及左肩、臂、手或背部等处,常于体力活动、情绪激动或饱餐受寒后突然诱发,历时短暂（少则数秒,多则十余分钟）,休息或用药后即可缓解,但可反复发作。本病轻者可无明显心痛,仅有胸闷如堵之感,极似胸痹。发作严重之真心痛,病势剧烈,甚则持续不解,伴见汗出、肢冷、面白、唇紫、手足发青等。

（2）本病之诊断主要根据典型病史、心电图及有关化验检查,结合体格检查、心脏放射检查及眼底检查等综合鉴定。

（3）本病之不典型者,其疼痛可在胃脘,应与胃脘痛相鉴别（根据心电图、上消化道钡剂检查及化验室检查等）。

（4）本病无明显胸痛,而以心悸为主症者,应详细询问其病史及上述有关的现代医学检查,以与其他原因所致的心悸相区别。

（5）临床所见,本病有以胸痹为主者,有以厥心痛或真心痛为主者,并有兼见者,当按具体情况,辨证施治。

4.中医辨治

应根据本病临床表现辨虚实施治。实证有二:一为气滞血瘀,心脉痹阻,治当活血理气、化瘀通络;一为痰浊内遏,胸阳不振,治宜通阳豁痰,宣痹通络。临床亦每常见痰瘀交阻之象,应两法酌情合用。虚证为心脾肝肾等脏阴阳气血之亏虚,治当补养为主,佐以活血通络。一般可分为阴虚（包括阴虚阳亢）、气阴两虚及阳气虚弱三证。因本病每多本虚标实,故必须遵照急则治标,缓则治本的原则处理。

1）实证:

（1）气滞血瘀证:

病机:气滞血瘀,心脉痹阻,不通则痛。

症状:心胸绞痛阵作,痛有定处,或可引及左肩臂手,甚则心痛彻背,汗出肢冷,面白唇紫,手足发青,舌质紫色或有紫斑,或暗淡,苔薄白,脉弦。

治法:活血理气,化瘀通络。

方药:血府逐瘀汤加减。

常用药:当归、丹参、红花、赤芍、川芎、桃仁、降香、乳香、没药、元胡、郁金、三棱、莪术、五灵脂等。

加减变化:若疼痛较重,或发作较频者,可合用单方草药项中之粉剂;若痛剧,并伴恶寒、肢冷等症,可加细辛、桂枝(或肉桂)、良姜等温通药物。

(2)痰瘀痹阻证:

病机:痰浊内阻,气血瘀滞,痰瘀互结。

症状:胸闷紧迫,甚或有窒息感,或绞痛阵作,舌苔紫或见紫斑,脉弦滑或濡滑。

治法:通阳豁痰,宣痹通络。

方药:栝楼薤白半夏汤,桃红四物汤加减。

常用药:全栝楼、薤白、半夏、桂枝、枳壳、丹参、红花、桃仁、川芎、郁金等。

加减变化:若痰瘀内郁化热,症见烦躁,口干或发热(仅见于急性心肌梗死),舌质红、苔黄腻,脉滑数者,去桂枝,加黄连、胆南星、竹茹等;若瘀血偏重,心痛较著者,可参考气滞血瘀证,加重活血化瘀之药。

2)虚证:

(1)阴虚证:

病机:肝肾阴虚,虚阳上亢。

症状:头晕,耳鸣,口干,烦热,腰痛,胸闷或心痛,心悸不宁,舌质红,或紫暗,有紫斑,苔薄,脉细弦。

治法:滋阴益肾,活血通络。

方药:左归饮加减。

常用药:何首乌、熟地、枸杞、山萸肉、女贞子、当归、丹参、白芍等。

加减变化:若阴虚阳亢,风阳上扰,见头晕痛、目眩、舌麻、肢麻、面部烘热,或面红目赤,脉弦,或伴血压增高者,酌加天麻、钩藤、豨莶草、臭梧桐、丹皮、菊花、夏枯草、石决明、生牡蛎,息风平肝潜阳;若兼心阴亏虚,见心悸、气短、心烦、不寐、脉细数等症,酌加玉竹、黄精、麦冬、五味子、柏子仁、酸枣仁、龙骨、磁石等。

(2)气阴两虚证:

病机:心气不足,阴血亏耗,营络痹阻。

症状:心悸、气短、胸闷或心痛阵作、头昏、神疲乏力、失眠、面色少华,舌质偏红,或有齿印,或有紫斑,脉细弱,或细数,或结代。

治法:益气养阴,活血通络。

方药:生脉散,归脾汤加减。

常用药:党参或太子参、黄芪、何首乌、熟地、麦冬、玉竹或黄精、五味子、当归、丹参、酸枣仁、柏子仁等。

加减变化:若气虚较著,并见自汗,纳呆,大便欠实或便溏者,去柏子仁、何首乌、熟地,加白术、怀山药、茯苓等;若脉结代者,合炙甘草汤,加桂枝、阿胶、炙甘草。

(3)阳气虚弱证:

病机:脾肾阳虚,真气不足。

症状:心悸,气短或气喘,胸闷或心痛时作,腰痛乏力、畏寒、肢冷、面色苍白,唇甲淡白或青紫,舌质淡白或紫暗,脉沉细或结代。

治法:益气温阳,活血通络。

方药:参附汤,右归饮加减。

常用药:党参或红参、附子、桂枝或肉桂、细辛、熟地、枸杞、仙灵脾、杜仲、仙茅、炙甘草等。

加减变化:若肾阳虚较著,并见夜尿多、遗精等症,可加强温肾之药,如锁阳、鹿角片、巴戟天等;若心阳虚较著,并见脉迟缓或结代者,重用人参、炙甘草等药;若阴阳两虚者加麦冬、五味子滋阴,并配合针灸疗法,危重者常需中西医结合抢救。

本病之虚证,实质上为以虚证为主之虚实夹杂证。因本病不论何种证型,均有气血瘀滞或痰瘀交阻之病理存在,故在治疗时,除按上列分证辨治外,还应按胸痹、心痛情况,参用实证方药。

3)医案举例:

医案 1

高某,男,52 岁,千阳县人,干部。

血压增高两年多,心前区疼痛阵作 8 月余。疾行、上楼或饱餐后均可诱发心绞痛,并向左肩放射,每日三四次,每日至少口含硝酸甘油片一次。体肥,步态蹒跚,言语謇涩,舌质红,有紫色,苔薄白,脉弦滑。心电图示:左心室肥厚及劳损(ST 段下移,T 波低平)。

诊断:中医诊断:胸痹。痰瘀交阻,胸阳失运。西医诊断:①冠心病心绞痛;②高血压病;③脑动脉硬化。

治法:活血理气,通阳宣痹。

方药:丹参 30g,红花 10g,川芎 10g,薤白 10g,莪术 10g,细辛 6g,降香 6g,全栝楼 30g。

用法:上方加水 1000mL,浸泡 30min,水煎 30 min,二煎加水600mL,煎 30min,共取汁 400mL,分 2 次,早晚空腹温服,1 日 1 剂。另用三棱粉、莪术粉各 3g,沉香 3g,和匀,吞服,每日 2~3 次。继续治疗 1 月余后,门诊随诊自述症状明显改善。

医案 2

孙某,男,48 岁,宝鸡市床单厂工人。

心前区绞榨样疼痛阵作一年半,每日发作五六次,伴头昏,心慌,脉弦缓(60 次/min),舌胖质淡、有紫色,苔薄白,有高脂血症。心电图示冠状 T 波。

诊断:中医诊断:胸痹。心阳不足,气血瘀滞。西医诊断:冠心病心绞痛。

治法：益气通阳，活血理气。

方药：党参 15g，黄精 15g，黄芪 15g，全栝楼 30g，桂枝 10g，当归 10g，丹参 30g，红花 10g，川芎 10g，细辛 6g，降香 6g。

用法：上方加水 1000mL，浸泡 30min，水煎 30min，二煎加水 600mL，煎 30min，共取汁 400mL，分 2 次，早晚空腹温服，1 日 1 剂。

加减变化：血瘀者，加三棱、莪术、琥珀、三七；气滞者，加沉香、香附子、檀香；胸痛者，加乳香、没药、三七、元胡。上方连服 1 月左右，心电图好转，做丸剂继续服用。

特色用药：以下单方草药，主要用于控制心绞痛者，可与辨证合用。

（1）延胡索、莪术或郁金、檀香。等分，吞服，每次 3g，每日 2~3 次。

（2）三棱、莪术等分，吞服，每次 2g，每日 2~3 次。

（3）参三七、沉香粉、血竭（2∶1∶1 和匀），吞服，每次 2g，每日 2~3 次。

（4）冠心苏合丸（朱砂、苏合香油、檀香、冰片、青木香、乳香），每服 1 丸，心绞痛发作时服，或每日 2~3 次，常服均可。

心悟：冠心病的临床表现以心绞痛及急性心肌梗死常见，属于中医学厥心痛、真心痛及胸痹范畴。由于器质性病变引起的心律失常，及慢性充血性心力衰竭，则属心悸、喘、水肿等范围。病理主要为气滞、血瘀及痰浊交互为患，而使胸阳失运，心脉痹阻。其所以导致气滞、血瘀、痰阻者，与情志失调、饮食不当、喜静少动、年老体虚等因素有关，影响心、脾、肝、肾等内脏功能失调，气血阴阳亏虚。辨证施治可分虚实两方面，实证治以活血理气，化瘀通络，夹痰浊者，合用通阳豁痰之法；虚证主要分阴虚，气阴两虚及阳气虚弱三证，治以补养为主，佐以活血通络。临床以虚实夹杂证多见，心绞痛发作期多以治实为主，一般情况则按虚实的主次缓急兼顾之。

二、浅述慢性肺源性心脏病中医诊治的经验

慢性肺源性心脏病简称肺心病,是由肺、胸廓或肺血管的慢性病变引起的一类心脏病,主要病因包括慢性支气管炎、支气管哮喘、慢性肺气肿、肺结核、尘肺等慢性阻塞性肺部疾患;其他尚有胸部畸形,胸膜纤维化等限制性肺部疾患以及肺动脉反复栓塞,原发性肺血管病变等。这些疾患引起肺循环阻力增加,造成肺动脉高压,继而使右心室肥厚、扩大,最后发展为右心衰竭。临床以反复咳喘、咳痰、心悸、水肿、紫绀等为主要表现。肺心病在我国的发病率高,约占各类器质性心脏病的 1/3,多发于 40 岁以上的长期吸烟者,高原寒冷地区、煤矿工人的患病率明显增高。肺感染往往是加重心功能不全的重要因素。感染时发热能增加心脏负担;某些毒素可以直接引起心肌变性、坏死;肺感染能使肺部原有病变加重,严重影响肺换气功能。机体缺氧又可促使心功能不全的发生与发展。由慢性肺部疾患发展到肺心病,一般要经过几十年的时间。

慢性肺心病属于中医学的痰饮、肺胀、水气、心悸等范畴。中医认为主要由于水饮之邪,影响于心肺而发病。本病病变部位在肺,但与脾肾关系密切,并影响于心。肺为华盖,居于五脏之上,外合皮毛,主司清肃,若外邪侵袭,日久不愈,损伤肺气,肃降失权,不能通调水道,水湿停聚而成水饮,水饮停于心下,凌心射肺,出现心悸、紫绀、气短、汗出、水肿等,即现代医学所谓心力衰竭。

(一)诊断

1. 病史

有长期慢性支气管炎、肺气肿等其他肺、胸疾病或肺血管病变病史。常因感染受凉或劳累诱发加重。

2. 症状

(1)原有肺部疾病症状:长期咳嗽、咯痰、气喘、胸闷等。

（2）肺动脉压增高症状：在原有症状的基础上易疲劳,动则气短、心悸、胸痛。

（3）右心肥大及功能不全症状：心慌、呼吸困难、尿少、恶心、腹胀、纳差、下肢浮肿等。

（4）呼吸衰竭及电解质紊乱症状：神疲、倦怠、嗜睡、食欲减退、头痛、多汗、失眠、易激动、黄疸、呕血或便血。

（5）肺性脑病症状：表情淡漠、神志恍惚、嗜睡、昏迷或狂躁,精神错乱和抽搐等。

3. 体征

除有肺部干湿性啰音、桶状胸和肺部原来疾病体征外,可出现上腹部抬举感,心音遥远,肺动脉瓣第二音亢进,三尖瓣听诊区有收缩杂音,可出现第三心音、第四心音或奔马律,可有心律不齐、紫绀、肝肿大、颈静脉怒张、心脏扩大、下肢及全身浮肿;眼结膜充血水肿、巩膜黄染,甚至眼底视乳头水肿;瞳孔缩小,对光的反应消失和其他神经系统体征。

（二）治疗

中医对慢性肺心病可按急性发作期和缓解期分别予以治疗。

1. 急性发作期治疗

（1）寒饮伏肺型（急性发作初期）：咳嗽喘促、不能平卧、心悸、痰多白沫、胸痞干呕、肢体浮肿、发热恶寒、苔白腻、脉弦紧。治宜解表散寒,温里化饮。

方用:小青龙汤加减。处方:麻黄10g,桂枝10g,治半夏12g,细辛6g,白芍12g,五味子12g,杏仁12g,干姜6g。水煎服。

（2）痰热壅肺型（呼吸道感染加重期）：咳嗽喘促、胸部满闷、不能平卧、发热面赤、烦躁、痰壅气塞、难以咯出、苔黄、脉浮数。治宜清热祛痰,宣肺开结。

方用:麻杏石甘汤、小陷胸汤加减。处方:生石膏30g,鱼腥草

30g,知母 12g,黄芩 15g,川贝 6g,栀子 20g,苇茎 30g,杏仁 12g,板蓝根 30g,桔梗 12g,前胡 12g,冬瓜子 30g,薏苡仁 30g,桃仁 10g。水煎服。

（3）水气凌心型（心功能不全）：咳喘气息,怯寒肢冷,面色苍白,食少胸闷,不能平卧,甚则张口抬肩、心悸气促,足跗浮肿,口唇、指甲青紫,舌淡,苔白腻,脉沉弱。治宜温阳利水,散结化饮。

方用：肾气丸合苓桂术甘汤加减。处方：茯苓 30g,白术 30g,党参 60g,桂枝 10g,泽泻 10g,制附片 20g（先煎）,葶苈子 12g,麦冬 20g,桑白皮 12g。水煎服。

2. 缓解期治疗

慢性肺心病缓解期仍有气短、咳喘、心悸等症状,不过比急性期有所减轻和缓解。治宜扶正补虚、止咳平喘。

处方：菌灵芝 60g,杏仁 30g,麻黄 30g,半夏 30g,红景天 100g,地龙 30g,核桃仁 30g,麦冬 60g,黄芪 100g,洋参 100g,五味子 30g,蛤蚧 2 对,紫河车 60g。共为细末,炼蜜为丸,每丸重 9g,每日 3 次,每次 1 丸,开水冲服。常服才能减少急性发作。缓解期除了扶正补虚的治疗外,还需加强锻炼,增强体质,才能减少发作。

三、心脏神经官能症辨治分析方法和经验

心脏神经官能症亦称心脏神经症,是神经官能症的一种特殊类型,以心血管系统功能失常为主要表现,亦可兼有其他神经官能症的某些症状。该病虽具有多种心脏病症状,但通常并无器质性心脏病体征。常出现心律不齐及植物神经系统功能障碍,主要是因为中枢神经功能失调,从而影响植物神经功能,造成心脏血管功能异常。

本病属疑难杂症,中医属心悸、怔忡范围,以心率加快、心前区不适等症状为其临床表现,我认为劳逸失调、病后失养或精神紧张、情绪刺激等均可诱发。该病多发于青壮年,尤以中年女性多见,常伴有更年期综合征。

此病有典型的特点,如性格内向、思虑过多、胆小怕事、多疑善感、钻牛角,有较强的暗示性和疑病倾向。该病的社会心理致病因素一般都非常明显,病因调查表明多与配偶死亡、失恋、离婚、高考落榜、晋升受阻、遇事不公、家庭不和、上下级关系紧张以及工作过度劳累等密切相关,特别是患者对心脏病认识不足、过分担心成为致病的主要原因。在临床诊治过程中我观察到,该病的发生有典型的情绪障碍,即抑郁状态、焦虑状态和疑病状态,病人思想负担十分沉重,情绪不稳定。

对本病的诊断应做全面检查,以排除器质性心脏病方可确诊。在治疗方面,现代医学多以镇静、安神类药物为主调治、安慰,但长期服用这类药物极易产生成瘾性和耐药性,且对改善症状有局限性,还会有不同程度的副作用,如影响肝肾功能,伴神经功能长期处于抑制状态而影响工作及学习等。

对病情多样、症状繁多的患者,西医治疗时只能对症处理,无良药可施。中医药辨病施治,根据脏腑病位、气血阴阳盛衰并兼顾表里虚实、标本缓急,施以不同的法则和方药,就能达到养肝宁心、清热化痰、调补阴阳气血的目的。

本病病因繁多,辨治亦较困难,其基本要点如《医宗必读》所说:"若虚实之分,气血之辨,痰与饮,寒与热,内伤之情,是临床须择之。"按照临床特征,须辨病与辨证结合,分以下五型辨治。

(1)以心悸恐惧为主要表现,其临床症状为自觉心悸气短,胆怯恐惧、多事多虑、虚烦不眠,苔白脉弦细或细数,多属心胆气虚。治宜益气养心,镇静安神。方用平补镇心丹加减,药用党参、酸枣仁、茯神、生地、熟地、麦冬、天冬、丹参、生龙骨、远志、五味子、龙齿、朱砂等。

(2)以心悸、胸闷为主要表现,其临床症状为自觉心慌心悸、胸胁胀痛、嗳气太息、焦虑不安、不思饮食,女性可伴有乳房胀痛、痛经等,苔薄白,舌边光、淡红,脉弦细,多属肝气郁滞。治宜宁心安神、疏理肝气。方用丹栀逍遥散加减,药用柴胡、白芍、当归、薄荷、丹皮、炒枣仁、郁金、香附子、朱砂、琥珀、茯神、炙甘草等。

(3)以心悸、乏力为主要表现,其临床症状为自觉心慌、心悸、疲乏无力、失眠健忘,口淡无味、纳呆、腹胀、面色萎黄、舌淡苔薄白,脉沉细弱,系因心血不足、脾气虚损所致。治宜健脾养血,补益气血。方用人参归脾汤加减,药用人参、白术、茯神、元肉、当归、木香、远志、酸枣仁、珍珠母、柏子仁、炙甘草等。

(4)以心悸、胸闷痛为主要表现,其临床症状为自觉心慌、心悸、胸闷胸痛,甚则痛连胁肋,时作时止,或兼形寒肢冷,舌紫暗或有瘀斑、瘀点,脉弦涩,系因心脉瘀阻所致。治宜宁心安神、活血化瘀。方用血府逐瘀汤加减,药用柴胡、生地、川芎、赤芍、当归、桃仁、红花、丹参、柏子仁、牛膝、枳壳、桔梗、栝楼、炒枣仁、薤白等。

(5)以心悸、痰多为主要表现,其临床症状为自觉心悸不宁、胸胁胀痛、恶心痰多、口苦晕眩、食少腹胀、心烦失眠、苔黄腻、脉弦滑,系因痰热内扰所致。治宜养心定志,清化痰热。方用黄连温胆汤加减,药用茯神、茯苓、陈皮、半夏、枳实、黄连、竹茹、胆星、龙齿、酸枣仁、炙甘草等。

临床所见证候不止以上几种,且疾病过程中亦多有变化,故临证必须详审。遇有证候变化,治疗亦应随之变化,切不可徒执一法一方。总之,对于心脏神经官能症的治疗要抓住病变主要,重在治心或重在调节两个环节。因其病位主要在心,涉及肝,故常于方中重用养心安神之品。凡活动后心悸加重者,宜加远志、枣仁、柏子仁,以助宁心之功;凡在活动后心悸减轻者多为心脉不通,当加郁金、丹参、川芎之属,以增强通脉之力。另外,本病发生亦与其他脏腑功能失调或虚损有关,因此治疗不可单一治心,而应全面考虑,分清主次,若原发病在他脏,则应着重治他脏,以除病源。其用药的原则是补益不能大热,活血不能量大,祛痰不宜太燥,疏肝不宜太过。要切中病情,配合心理疏导法和静志安神法,鼓励病人尽可能倾吐苦衷,继之使患者精神振奋、清心寡欲、松弛身心、缓解紧张,正确对待人生,做到"法于阴阳,和于术数,饮食有节,起居有常,不妄作劳",使形与神俱,乃度百年。

四、原发性高血压病中医辨治方法和经验

(一)辨证论治

本病属中医头痛、眩晕等范畴。主要病因病机是七情失调、精神损伤、饮食失调、嗜食肥甘厚味和内伤虚损等因素,引起人体脏腑阴阳失调、气血逆乱,或内生痰湿,或产生内风,或瘀血阻络,其根本是肝肾阴阳失调,肝阳上亢。对高血压病进行辨证分型和个体施治,是中医治疗本病的主要方法。中医治疗高血压病,不只单纯重视降低血压,还在于通过调整机体阴阳平衡,以期从根本上解除高血压病发生和发展的内在因素。

从辨证求因、审因论治的角度着手,证型可分为五类。其病机无外乎阴阳失衡,故治疗大法应是平调阴阳;病位在肝,或因肝火上炎,或因肝阳亢盛,或因肝肾阴虚等,本着虚补实泻的原则,清肝、平肝、柔肝、养肝、理肝祛邪,以获阴阳平衡。

1. 肝阳上亢

主证:头胀痛而眩,以后枕部为主,心烦易怒,夜眠不宁,或兼胁痛,面红口苦,苔薄黄,脉弦有力。

治法:平肝潜阳。

方药:天麻钩藤饮加减(钩藤、石决明、黄芩、山栀子、牛膝、杜仲、桑寄生、夜交藤、茯神、益母草、夏枯草)。肝火甚者,可用龙胆泻肝汤加减。

2. 肝肾阴虚

主证:头痛且空,每兼眩晕,耳鸣耳聋,腰膝酸软,健忘失眠,神疲乏力,两目干涩,颧红盗汗,舌红少苔,脉细无力。

治法:滋阴补肾。

方药:杞菊地黄丸加减(枸杞、菊花、熟地黄、山茱萸、山药、泽泻、丹皮、茯苓、桑寄生、川牛膝、磁石)。

3.风痰上扰

主证:头痛昏蒙,胸脘满闷,身重困倦,呕恶痰涎,食少纳呆,神志呆钝,口语不清,舌苔白腻,脉弦滑。

治法:化痰祛湿,平肝息风。

方药:半夏天麻白术汤加减(半夏、天麻、白术、茯苓、陈皮、厚朴、白蒺藜、蔓荆子、菖蒲、钩藤)。

4.气虚血瘀

主证:头痛经久不愈,固定不移,面色萎黄,神疲乏力,气短懒言,舌淡紫,苔薄白,脉细涩无力。

治法:益气活血。

方药:补阳还五汤加减(黄芪、地龙、桃仁、红花、赤芍、川芎、当归、天麻、全虫等)。

5.阴阳失调

主证:头晕眼花,耳鸣健忘,神疲乏力,腰膝酸软,面色少华,夜间多尿,自汗肢冷,下肢浮肿,阳痿遗精,舌质淡嫩,脉沉细无力。

治法:滋阴助阳。

方药:金匮肾气丸加减(附片、桂枝、熟地、山茱萸、山药、泽泻、丹皮、钩藤、寄生、枸杞、川牛膝、杜仲)。

(二)临证特色用药

成方单方

(1)益母草60g,浓煎口服治疗肝阳上亢型。

(2)生杜仲7~15g,开水泡代茶饮。

(3)黄精20g,夏枯草、益母草、车前草、豨莶草各15g,治高血压病肝阳上亢、脾虚阴亏型。

（4）滋阴方：蒸首乌8～24g，女贞子、细生地、杭白芍、旱莲草、怀牛膝、桑寄生、制龟板、枸杞子各9～15g，珍珠母15～24g，炙甘草6g，治肾阴不足型。

（5）钩藤泽泻汤：钩藤、泽泻、生白芍、石决明、生牡蛎、谷精草、益母草、天麻、首乌、桑寄生等。

（6）平肝化瘀汤：夏枯草、石决明、桑寄生、白芍、牛膝、草决明、柴胡、丹参、大黄等。

（7）益肾降压汤：黄芪30～40g，黄精、女贞子、仙灵脾、桑寄生、炒杜仲各15～30g，怀牛膝12～20g，泽泻30g。

（三）特色疗法

（1）一贴清降压垫：由吴茱萸、蔓荆子、菊花、槐花、荆芥、夏枯草、川牛膝等组成。用米醋调膏，再用特制药丸1粒贴在涌泉穴上，药丸周围敷上药膏（1g），用胶布固定。

（2）贴脐治疗：方用吴茱萸、川芎各等份，冰片1/2份研细粉，食醋调糊，贴脐，以胶布固定。

（3）药枕疗法：用野菊花、淡竹叶、生石膏、白芍、川芎、磁石、蔓荆子、青木香、晚蚕砂等，装布袋内日常睡枕使用。肝火亢盛者效佳。

（四）中医辨治的优势与难点

1. 优势
（1）可改善患者症状，提高生活质量。
（2）长期服用能防止高血压靶器官损害。
（3）能减少西药降压的不良反应。

2. 难点
难点1：如何提高中医药降压的疗效？
中医药降压在临床中宜抓住患者的体质、主要症状、舌脉，详细分析其病因、病机，准确辨证论治，合理用药。在许多单味降压药中,还发现了各类具有血管扩张作用或钙离子阻滞作用等药理作用的中药,可为临床辨证论治、组方用药提供很好的参考依据,从而提高临床疗效。

难点2:如何掌握好阴阳之间的平衡?

人体的正常生理活动是阴阳保持相对平衡的结果,而阴阳失衡则是反映人体病理状态的共同特征。如《素问·至真要大论》中的"谨察阴阳所在而调之"是治疗一切疾病立法、选方、用药的原则。高血压病的病理基础变化特征之一是阴阳失衡,平调阴阳"以平为期"是治疗高血压病的主要手段和目的,以调整阴阳作为治疗原则来看,不外去其有余、补其不足两方面。去有余,即去其阴阳之偏盛;补其短,即补其阴阳之偏衰。由于高血压病多数是以阴虚为本,阳亢为标,所以滋阴潜阳是恢复阴阳平衡、消除症状的常用法则。只有坚持调整阴阳,才能使机体恢复新的平衡,使高血压病患者逐渐康复。

高血压病的形成主要是由于脏腑的阴阳平衡失调,即心肝阳气偏盛与肝肾阴精亏虚。阴虚与阳亢互相影响,互为转化,并可导致动风、化火。因此,本病应抓住阴虚与阳亢这一对矛盾进行治疗,同时根据是否兼有风、火、痰等病理因素,分别采用息风、降火、化痰等法。肝阳上亢的治疗重在平潜肝阳;肝肾阴虚证的治疗当养肝益肾;阴虚与阳亢并见时,则根据其孰轻孰重,灵活变通。

(五)中药降压特色分析

中药的不良反应少,适合长期服用,且药源丰富,具有广阔的发展前景。中医治疗高血压病不仅在于降低血压,重点还在于调整机体的阴阳平衡,改善心、脑、肾血流供求平衡。

中医药治疗高血压病有以下特色:

1.改善患者症状,提高生活质量

临床上经常看到一些高血压病患者出现头晕、乏力、心烦、急躁易怒、失眠等症状,虽然服用了降压的西药,血压下降到了正常水平,但是症状未见明显减轻,此时如果运用中医的辨证施治,阴虚者滋阴、阳亢者潜阳、火炎者降火、痰浊者祛痰化浊,往往能达到既稳定血压,又消除症状、改善患者生活质量的效果。另外,在临床上见到过一些患者,虽然患高血压病但无任何不适症状,而服了西药血压下降至正常水平后,患者反而觉得头晕、乏力等全身不适,这时配合中药来辨证施治往往能收到消除症状的良好效果。

2. 中药确能防止高血压病靶器官损害

随着高血压病病程的进展,高血压病对主要的靶器官的损害涉及动脉、心脏、脑、眼底等组织和器官,其中最重要的是左心室重构和血管重构,可引起心、脑、肾、视网膜的并发症。颈动脉粥样硬化是最常见的血管重构损伤之一,是缺血性疾病的主要危险因素。

高血压病左室肥厚和颈动脉粥样硬化的出现,多发生在病程较长和血压控制不良的患者中,长期的阴阳失调、气血逆乱导致了病理产物瘀血、痰浊的产生,也符合中医学久病入络的理论。在1987年中国中西医结合学会活血化瘀专业委员会制定的血瘀诊断标准中,把组织器官结构异常作为血瘀的微观辨证指标之一。另有一总结了有关近年来中医药防治高血压病左室重构的文献,其中大多数应用了活血化瘀的药物。故认为引起高血压病左室肥厚和颈动脉粥样硬化的主要病理机制是机体在阴阳失调的基础上出现血瘀、痰浊,高血压病左室肥厚以血瘀为主,兼有痰浊;颈动脉粥样硬化以痰浊为主,兼见痰浊与血瘀。在阴阳失调、气血逆乱的基础上出现血瘀、痰浊是引起高血压病左室肥厚和颈动脉粥样硬化的主要病理机制。关于高血压病左心室肥厚、颈动脉粥样硬化和其他靶器官损害的中医治疗,仍应遵循辨证和辨病相结合、宏观辨证和微观辨证相结合、传统中药理论和现代中药药理研究成果相结合的原则。

在临床诊断高血压病时,要注意对患者进行心脏、动脉血管多普勒超声的检查,以明确诊断。在辨证施治、调整阴阳的基础上重视活血化瘀、祛痰降浊药物的应用,可采用平肝潜阳、清肝泻火、滋肾柔肝、益气养阴、滋阴助阳、温补脾肾、健脾化痰、活血化瘀等法。具体药物主要选用活血、化痰中又有扩张血管、改善血液循环和降低血脂的药物,活血药如丹参、川芎、红花、赤芍等。现代研究认为,抑制左室肥厚的机制主要是通过扩张血管,抑制心肌局部和血液中血管紧张素Ⅱ的合成与释放,抑制胶原合成和间质的增生,增加冠脉血流量,改善心肌缺血,抑制血小板聚集等作用而实现。还有更深层次的分子机制正在研究中。具有降脂、抗动脉粥样硬化作用的中药主要有活血化瘀类,如蒲黄、丹参、赤芍、川芎等的成分和提取物及大黄䗪虫丸等;除湿化浊、祛痰散结类,如泽泻、草决明、大蒜等;一些补益药如人参、何首乌、女贞子等和复方六味地黄丸也可在辨证基础上选择应用。杞菊地黄汤(丸)等补肾明目方药有助于眼底血管硬化的预防;临床治疗高血压病用生脉散等方药可纠正高血压造成的心肌损伤,血府逐瘀汤对疏通高血压冠状动脉粥样硬化是有益的;六味地黄丸可改善肾功能。另外,应重视药物的长期应用,短期难以取得较好的效果。

3. 中药可减少西药降压的不良反应

西药降压有很好的疗效,但其不良反应亦不容忽视。如部分患者使用钙拮抗剂后容易水肿,加用茯苓、猪苓、泽泻起健脾利水作用,可以消减患者的水肿;ACEI类降压药有引发咳嗽的不良反应,用苏叶、防风、前胡、桔梗等疏风除痰止咳药有利于咳嗽的消除;噻嗪类、噻酮类利尿降压药长期使用可诱发高尿酸血症、痛风及痛风性肾病,用秦皮、土茯苓、车前草等中药既有轻度降压的作用,又能促进尿酸的排泄。噻嗪类、噻酮类利尿药及β受体阻滞剂等长期使用亦可引起血糖升高或使原有的糖尿病加重,加用六味地黄丸等既有轻度降压作用,又有轻度降糖作用;β受体阻滞剂长期使用,会引起疲倦、高脂血症、阳痿等不良反应,蚕蛾、蜂房、人参、黄芪等补气药可消除疲劳,何首乌、女贞子等补肾药有降脂作用,淫羊藿一方面有

β受体阻滞作用,另一方面还有壮阳起痿的作用;β受体阻滞剂、钙离子拮抗剂等降压药可抑制心肌收缩,减慢心率,抑制心脏传导,用生脉散、葶苈大枣泻肺汤等对心肌收缩力有一定的增强作用;心宝丸及麻黄附子细辛汤等可提高心率、改善传导,有利于药物不良反应的消除;对于降压药引起的胃肠不适、恶心、呕吐等,香砂六君子汤等方药有益气健脾的作用,可以消除或减轻胃肠道的不良反应。

综上所述,对本病的临证治疗有一个原则,即效不更方。即使服药短时不效,只要辨证正确,千万不要更换方药。特别是因高血压引起多种疾病或症状并见的情况下,都有一定的见效时限,不能操之过急,只要坚持服药,结合饮食、起居、精神进行适当调理,是完全可以治愈的。当然,这样的辨证和组方治疗本病,仍需要进一步接受临床实践的检验。

(六)师承经验 理论深究

以下是对活血化瘀法理论进行的深入总结,于《时针国医国药》发表了活血化瘀药治疗原发性高血压的研究进展。

1. 高血压病从血瘀论治的理论依据

高血压病多是由基因遗传、环境及多种危险因素相互作用引起的全身性疾病。李振爽根据临床经验总结出瘀血内阻是高血压发病的主要原因之一,采用活血化瘀行气法治疗可获佳效。中医学无此病名,将其归于眩晕、头痛、肝风、中风等范畴。从血瘀论治眩晕,古代医籍论述甚多,如《素问·生气通天论》中云:"阳气者,大怒则形气绝;而血菀于上,使人薄厥";《素问·至真要大论》曰:"疏其血气,令其调达,而致和平,此之谓也"为活血化瘀治则的基础;《仁斋直指方》中说:"瘀滞不行,皆能眩晕";虞抟提倡"血瘀致眩";《医宗金鉴》曰:"瘀血停滞,神迷眩远";叶天士认为:"久发频发之恙,必伤及络,络乃聚血之所,久病必瘀闭";王清任的《医林改错》中说:"头痛、胸痛、瞀闷,急躁等证忽犯忽好,百方不效,血府逐瘀汤即愈"。正所谓久病入络,久病入血,高血压病发病的不同阶段中,表现出来的头痛、头晕、项背强硬、胸闷、胸痛、肢体麻木,甚至中风偏瘫、舌质暗红或紫暗等症状,均为血瘀证的具体体现。李辉等在对303例高血压病相关病症的临床调查分析中发现,肝阳上亢、肝肾阴虚、肝风痰浊、气阴两虚等证候中均伴有血瘀证,而在肝风痰浊、气阴两虚等证中血瘀证的病人多于非血瘀证,两者比较具有统计意义。

2. 活血化瘀方药治疗高血压病的机理

随着中医药文化的不断发展,关于活血化瘀药的研究有了深入的进展,血液流变学、微循环、血栓及内皮功能的检测在中医基础理论及临床研究中被广泛应用,许多研究成果揭示了高血压病血瘀证的客观本质,明确了活血化瘀药的作用机理。

(1)改善微循环:活血化瘀药改善微循环主要表现在以下几个方面:①改善微血流。治疗后微循环的改善首先表现为微血管的改善,使血流加速,这是血液流变学特性及血液浓、黏、凝、聚的倾向改善而产生的间接影响。②微血管形态改善。表现为微血管痉挛解除,循环内红细胞的瘀滞和汇集减轻,微血管轮廓清晰,形态趋向正常。③毛细血管通透性降低,微血管周围渗血减轻或消失。临床观察发现,活血化瘀法通过降低高血压病脑出血患者的血清 GFAP、S100β 蛋白、血红素加氧酶 1 及非结合胆红素水平,改善脑部微环境,抑制神经功能损伤,临床疗效显著。

(2)改善血液流变:血液流变学指出了各种影响血流的因素可通过不同的途径产生同一效应,即血液的流动性质和黏滞性的现象。血瘀和血液生理、生化的改变关系密切,高血压病血瘀证患者的血液一般表现为浓、黏、凝、聚状态,主要是由于微血管内皮细胞损伤和受损细胞释放生物活性物质(组胺、5-羟色胺、缓激肽等)所致。活血化瘀,可改善微循环障碍及血液的浓、黏、凝、聚状态,使外周阻力减少,血液流动性增强,从而使血压下降。

（3）改善血流动力：血流动力学主要研究血流量、血流阻力、血压以及它们之间的相互关系，而活血化瘀药一般都有扩张外周血管、减少血流阻力、增加机体血流量、降低血液比黏度、保护缺血乏氧组织的作用。血流动力学通过对高血压病大鼠血流速度的动态观测，能较好地评价血瘀证的产生，其中血流速度可以作为血瘀证的量化评价指标之一。

（4）改善血管内皮功能：血管内皮不仅是血液及血管平滑肌之间的生理屏障，也是体内最大的内分泌、旁分泌器官，能分泌几十种血管活性物质，而且还是许多血管活性物质的靶器官。高血压病患者存在内皮功能紊乱，表现为内皮 NO 水平和活性下调，局部 RASS 过度激活。活血化瘀药中如当归、川芎等，其主要活性成分阿魏酸钠具有清除自由基、减轻膜脂质过氧化、提高抗氧化酶活性的作用，同时可降低血浆内皮素（ET）水平，升高一氧化氮（NO）水平，从而改善血管内皮功能。杨鹏等发现当归补血汤能够促进正常血管内皮细胞及缺氧血管内皮细胞的增殖。

（5）抗血栓：高血压病血栓前状态（PTS）是机体在血栓形成前发生的一系列生理病理与生化反应，与高血压病痰瘀证关联紧密。其病理性改变为内皮细胞损害、血小板损伤以及凝血异常等。活血化瘀药具有抗血栓形成、降低血小板表面活性、抑制血小板聚集、提高纤维蛋白溶解酶活性的作用。药理学研究表明，当归、川芎等传统活血化瘀中草药中的主要有效成分阿魏酸，具有抑制血小板聚集、抑制 5 - 羟色胺从血小板中释放、阻止静脉旁路血栓形成、抗动脉样硬化的功效。体内药效筛选结果显示，阿魏酸衍生物对二磷酸腺苷（ADP）诱导的血小板聚集具有较好的抑制活性。

3. 单味中药的研究

通过统计分析，原发性高血压病和根据现代应用频次选出的 500 种常用中药药名中，平肝息风类、活血化瘀类、补益类、清热类、祛湿类药物位居前 5 位。根据临床病情的轻重缓急，活血化瘀药的运用具有层次性。以下按病情轻重原则,对常用的具有代表性的活血化瘀药如当归、川芎、丹参、三七等进行进一步说明。

(1)当归:始载于《神农本草经》,性温、味甘辛,归肝、心、脾经。功效:补血、活血、调经止痛、润燥滑肠。统计发现,中药在治疗高血压病的使用频次上,当归是使用率最高的药物之一。这充分说明当归为血中之气药,对血虚、血瘀轻者均可运用,它具有双向调节作用,既能补血活血,还可调经止痛。扬长春等研究发现,当归可不同程度地降低血管内皮细胞 PAI-1mRNA 表达、抗原水平与活性,推测当归可能通过抑制血管内皮细胞 PAI-1 表达和活性而发挥其抗血栓形成的作用。伊琳等研究发现,当归对自发性高血压病大鼠脑组织肿瘤坏死因子 α 诱导蛋白 8 样蛋白(Tnfaip812)、α2-HS 糖蛋白(Ahsg)及 Toll 样受体 3(TIr3)基因表达谱的差异性上调,抑制了动脉粥样硬化而降压。

(2)川芎:始载于《神农本草经》,性温,味辛,归肝、胆、心包经。功效:活血行气、祛风止痛。现代药理研究发现,其成分含有挥发油(以苯酞及其二聚体类成分为主)、生物碱、有机酸及多糖等成分。有实验表明,川芎嗪可以通过抑制 NF-κB 信号通路,来改善由血管紧张素 II(Ang II)介导的新生小鼠心肌细胞肥大,并减少心肌细胞中 TNF-α 的分泌。Shih 等发现丁基苯酞有拮抗克罗卡林介导的使正常血压的大鼠收缩压降低的作用,这可能与丁基苯酞能阻断 Kv1 类(Kv1 family)和 ATP 敏感的钾离子通道有关。在血瘀模型的大鼠试验中,研究者还发现,以川芎为主要成分的 Sheng-Nao-Kang decoction(RSNK)能通过上调血中前列腺素 I2(PGI2)和 eNOS 的水平,以及下调血浆中内皮素(ET)和血栓环素 A2(TXA2)的水平,来延长血瘀模型大鼠的 APTT、TT 和 PT,达到抗凝效应。

(3)丹参:始载于《神农本草经》,性微寒,味苦,归心、肝二经,具有祛瘀止痛、活血通经、清心除烦、逐瘀生新等功效。中医有"一味丹参,功同四物"之说。丹参具有扩张冠状动脉、改善微循环、防止心肌缺血和心肌梗死、降低心肌耗氧量等作用。实验研究发现,丹参酮ⅡA可明显延缓腹主动脉粥样硬化病变的进程,这可能是由于丹参酮ⅡA抑制了核转录因子-κB(NF-κB)信号通路中P65的表达,减少了内皮细胞的炎症损伤,从而起到保护内皮细胞的作用。此外,丹参酮ⅡA可降低总胆固醇、三酰甘油、低密度脂蛋白胆固醇(LDL-C)的血清水平,升高高密度脂蛋白胆固醇(HDL-C)的血清水平。Liu等研究丹酚酸B对血管紧张素Ⅱ(angiotensin Ⅱ, Ang Ⅱ)诱导的新生大鼠心肌细胞肥大的影响,结果表明,丹酚酸B能够抑制AngⅡ诱导的心肌细胞的肥大,同时发现心钠素和脑钠素mR-NA表达下降及细胞表面积减少。

(4)三七:始载于《本草纲目》,性温,味甘、微苦。功效:散瘀止血、消肿定痛。三七既能养血活血,又能止血,止血不留瘀是其最大特点。其有效成分三七总皂苷具有改善纤溶活性、降低纤维蛋白原、抑制血小板聚集、改善血液流变学、防止血栓形成等作用,能够改善微循环,延缓动脉粥样硬化的形成。三七皂苷Rg1能够有效对抗由于PAI-1活性增高和t-PA活性降低引起的血栓。张庆勇等的研究表明,人参皂苷Rg1可增加大鼠急性缺血心肌组织VEGF、VEGFR、p-Akt以及NO的表达,促进心肌血管生成。

4. 经典复方的研究

根据高血压病血瘀证的病机,活血化瘀药物的应用能缓解动脉粥样硬化和小动脉痉挛,扩张毛细血管,降低血液黏稠度,改善微循环,改善血管内皮。

(1)补阳还五汤:本方出自王清任的《医林改错》,是益气活血法的代表方,又是治疗中风后遗症的常用方。由黄芪、当归尾、赤芍、地龙、川芎、红花、桃仁组成,具有补气活血通络等作用。大量研究证明,补阳还五汤提取液中有苦杏仁苷、芍药苷、毛蕊异黄酮、葡萄糖苷、阿魏酸等成分。补阳还五汤与高血压病气虚血瘀证"方证相关"的蛋白质组学研究中,补阳还五汤组与高血压病气虚血瘀证组差异蛋白点共有 3 个蛋白被成功鉴定出来,表达上调的蛋白有丙酮酸激酶 CRA_c 亚型、热休克蛋白 27;表达下调的蛋白有膜联蛋白 A1,CRA_b 亚型。这些蛋白多与促进或抑制细胞凋亡有关,补阳还五汤可以纠正高血压病气虚血瘀证引起的细胞凋亡。实验观察到,高血压病前期大鼠肾组织中 TGF－β1、Smad2、α－SMA 的 mRNA 及 P－Smad2 蛋白表达上调,Smad7mRNA 表达下调,提示 TGF－β1/Smads 通路异常活化,可能促进肌成纤维细胞异常转化增殖和肾脏病理损伤的发展;补阳还五汤干预治疗后对 TGF－β1、Smad2、α－SMA 的 mRNA 及 P－Smad2 蛋白表达有抑制作用,对 Smad7mRNA 则有活化作用,提示补阳还五汤可能通过调节 TGF－β1/Smads 信号通路相关功能抑制肌成纤维细胞异常转化,发挥对肾脏的保护作用。

(2)血府逐瘀汤:本方出自王清任的《医林改错》,主治诸症皆为瘀血内阻胸部,气机郁滞所致。由桃仁、红花、当归、生地黄、牛膝、川芎、桔梗、赤芍、枳壳、柴胡、甘草组成,具有活血化瘀、行气止痛的功效。王清任运用活血化瘀理论治疗如头痛、胸痛、瞀闷、急躁、夜睡梦多、夜不安等病久病不愈、诸药不效者,疗效甚佳。这些病症均属高血压病的范畴。现代药理研究发现,该方可显著抑制血小板功能,拮抗多种诱导剂所致的血小板聚集,延缓血液凝固,改善血液流变性等,改善患者的血脉瘀滞,调节血管张力系统,降低血压,维持血压稳定性。高东等通过研究血府逐瘀汤促进内皮细胞参与血管新生的作用机制发现,血府逐瘀汤可通过促进 eNOS 的表达和活性,提高胞内、外气体分子 NO 水平,从而发挥促血管新生作用。谢辉等进行的血府逐瘀汤对 c－fos 及 c－jun 蛋白表达影响的实验研究发现,血府逐瘀汤能降低 c－fos 和 c－jun 蛋白的表达,说明该方药可以通过抑制 MAPK 信号转导通路下游效应因子 c－fos、c－jun 蛋白表达,来抑制血管平滑肌细胞增殖而产生抗动脉粥样硬化作用,从而起到降低血压保护靶器官的作用。林久茂等的实验研究发现,血府逐瘀汤对人脐静脉内皮细胞（HUVEC）分泌 VEGF 具有促进作用,提示可能通过促进 VEGF 的分泌而促进 HU – VEC 的增殖,从而起到祛瘀生新的作用。

综上所述,高血压病的不同阶段都伴有不同程度的血瘀,活血化瘀药或复方在临床的应用十分广泛,某些顽固性、难治性高血压从瘀论治往往取到良好的效果。此外,在相关机制的研究方面仍有很多不足,需要科研工作者合理利用好中医药这个伟大宝库。

五、自拟通脉降脂汤治疗高脂血症的经验

祖国医学虽无高脂血症之病名,但历代医著中均有类似病状的描述,概属中医学痰浊、湿阻、头痛、眩晕、肥胖等病的范畴。对其病因,诸医学看法较为一致,不外内外两因:外因是嗜食肥甘厚味,暴饮暴食,饮酒过度,导致脾之运化失常,水谷肥甘之物过剩,不化生气血精微而生为痰湿;内因是肝、脾、肾三脏虚损,导致痰湿、瘀血等病理产物。无论为何种病因,高脂血症的发生皆以脏腑功能失调为主,其病位主要在肝、脾、肾三脏,由于脾、肝、肾三脏虚损,功能失调,导致痰湿聚生,浊脂内积,日久可见瘀血阻滞,尤以脾脏为重。一则过食膏粱厚味,损伤脾胃,运化不利,成为痰瘀,正如《素问·通评虚实论》所云:"肥贵人,则膏粱之疾也。"二则思虑过度,劳伤心脾,或恼怒伤肝,肝失疏泄、肝气横逆犯脾,脾胃运化失司而成痰湿。三则年老体虚,劳伤心脾或恼怒伤肝,肝失疏泄,肝气横逆犯脾,脾胃运化失司而成痰湿。四则老年体虚,肾精方虚,精血不足,血脉不利,血行迟缓而导致血脉瘀滞,痰浊凝聚,而成高脂血症。本病总以肝、脾、肾三脏虚损为本,以痰浊,瘀血为标,故当以补肾、健脾、疏肝以治本,化痰除湿,活血化瘀以治标的综合治疗为大法。

高脂血症是由于体内脂质代谢紊乱,导致血脂水平异常增高的一种病症,是导致动脉粥样硬化和发生心脑血管疾病的重要因素之一。经多年临床应用,自拟调脂汤治疗高脂血症取得满意疗效。治法如下:

方药组成:何首乌 20g,枸杞 30g,茯苓 20g,白术 15g,生山楂 30g,柴胡 15g,虎杖 20g,茵陈 15g,决明子 20g,丹参 20g,赤芍 15g,炙甘草 10g。若脾虚明显者加黄芪、鸡内金;肾虚明显者加女贞子、黄精、淫羊藿;肝阴不足者加女贞子、菊花;痰湿明显者去何首乌、枸杞子,加半夏、陈皮、胆南星;血瘀明显者加川芎、地龙。每日 1 剂水煎,分 2 次口服,45d 为 1 个疗程。

调脂汤方中,以茯苓、白术配山楂健脾以运湿;何首乌、枸杞子补肾;柴胡、虎杖疏肝;茵陈、决明子化湿浊;丹参、赤芍祛瘀血;炙甘草调和诸药。诸药合用,共奏补肾健脾疏肝、化湿祛瘀之功效。另外,对中药降脂机理的现代药理研究,前人做了大量的工作。总体不外乎抑制脂质吸收,抑制脂质合成,促进脂质的转运和清除,促进脂质排泄等几个方面。调脂汤方中,首乌、决明子、虎杖等含有蒽醌类及其衍生物,有泄下作用,能增强肠蠕动,增加排便次数,减少脂类在肠道停留时间,从而抑制其吸收。甲基羟戊二酰辅酶 A 还原酶(HMGR)是胆固醇合成中多酶体系中的主要酶,而方中的山楂、首乌、丹参、赤芍均对 HMGR 的活力有明显的抑制作用,能抑制胆固醇的合成。动物实验表明,盯胡皂甙、甘草甜素能提高血液中及动脉壁内 CAMP 含量,可促进脂类分解代谢,降低血脂。丹参的降脂作用部分与此也有关。已知前列环素(PG)有增强胆固醇酯酶活性和促进胆固醇从细胞内释出的作用。方中赤芍具有升高 PG12 及使其对应物栓烷 A2 的代谢恢复正常,发挥降脂的作用,使胆固醇 90% 在肝内转变为胆汁酸排出肠道;茵陈、柴胡可促进胆汁酸排泄,减少胆汁酸的重吸收,有助于降脂;枸杞中的甜菜碱能使肝中磷脂和胆固醇的含量降低。以上药理研究为调脂汤能够治疗高脂血症提供了有力的药理依据。通过对高脂血症患者的临床治疗观察,降脂汤除能降低血脂外,对高脂血症的临床主要症状也有明显的改善作用,不失为标本兼治、疗效确切的方剂。在治疗中,尚未发现明显毒副作用。

六、对中风脑卒中的临床辨治心悟

中风是一种较常见又难治的疾病,具有来势急骤、发病突然的特点,若不及时诊治或失治误治,可危及生命且留有后遗症。本病以猝然昏倒,不省人事,伴有口眼㖞斜、言语不利,半身不遂,或不经昏倒而仅以㖞偏不遂为主的疾病。

中风的发生和心、肝、肾三脏阴阳失调有关。主要是由于阴虚于下、阳气无根,血随气逆,并走于上,发而为病。《素问·调经论》曰:"血之与气、并走于上,则为大厥,厥则暴死,气复返则生,不复返则死。"根据历代医家论述,结合现代认识,肝风内动、心火暴盛、痰湿生热、正气虚弱、气滞血瘀是引起本病的主要病因和病理,同时情志、劳倦、饮酒、气候等因素也对病情有一定的影响。

(一)临床特点

(1)中年体胖之人多见。中年以上,多见中风,以其人年四旬以上,身体发育由青年时期的旺盛开始转向衰退,其时肾气始衰,真阴真阳逐渐不足,致脏腑失充、阴阳失调,随着年龄的增长,体质日虚,此时易于蕴痰、动风、生瘀而酿成中风之疾。肥人多中风者,以其多有气虚和痰浊,气虚则血行不畅,痰浊可阻滞脉道,以致血脉瘀阻发生本病。

(2)多有先兆。中风发病暴急,病情危重,给人以似乎无恙、为一朝一时之故所致,其实受病久矣,详细询问病史必有先兆。如手指麻木,或手足不用,或肌肉蠕动,或头痛眩晕,或脑力顿衰,或虚阳暴露,或足轻头重等种种情形,有一于此,俱为中风之预兆。

(3)发病暴急。中风发病骤然,多在杯酒谈笑之间,举步转移之倾,卒然颠仆,不省人事,口眼㖞斜,半身不遂,顿为废人。以其发病暴急,故有卒中、击仆之称。

(4)易于复发。中风之证,病情危重,常常病情急转,险象丛生,若卒然颠仆,不省人事并发高热、喘促、抽搐、呕血、便血、厥脱时易致阴阳离绝,终至死亡。《脾胃论》曰:"人之百病莫大于中风。"目前,中风仍然是死亡率较高病之一。

(5)中风的发生,瘀血是一个重要原因。经临床观察,我认为不论是出血性或是缺血性脑血管疾病,都是以血瘀为患,瘀不去则新不生,血越瘀而血越虚,形成恶性循环。据此,应用王氏起瘫煎(栝楼、半夏、黄芩、鸡血藤、忍冬藤、络石藤、地龙、怀牛膝、丹参、大黄)随症加减治疗脑血栓形成、脑血栓塞、脑溢血等多种脑血管疾病,取得了令人满意的效果。

(二)分期辨治

祖国医学对中风的认识与现代医学脑血管意外之临床表现基本一致。脑血管意外多发在40岁以上身体肥胖者,以男性患者居多,除半身不遂,尚有意识障碍、失语等其他表现。多数与动脉硬化有关,患者常因精神刺激、气候变化、起居饮食、过分疲劳等诱发而病。与中医所述之暴病、暴死、昏不识人、半身不遂、语言蹇涩以及因七情刺激或外邪致病之说甚为相似。现分4期简述如下:

1. 中经络

主证:头目时常眩晕、作疼、晕甚欲扑,头重脚轻,耳鸣耳聋,心中烦热,夜寐多梦,健忘,肢体麻木疼痛,脉弦硬或寸盛尺虚,舌质边淡红,苔白,血压较高,此属肝肾阴虚,肝阳上亢所致。

治法:以平息肝风,滋阴潜阳为主。

方药:建瓴汤(《医学衷中参西录》)加味。生山药、生龙骨、生白芍、钩藤、僵蚕、牛膝、生牡蛎、柏子仁、桑枝、丹皮、代赭石、生地、石膏。

加减:若头痛眩晕时,面赤目红,烦躁易怒,口苦口干,小便黄,脉弦,舌边红,可加龙胆泻肝汤。早晚各1次。若痰火为甚,可加胆心、天竺黄。

2. 中脏腑

多见于脑出血、蛛网膜下腔出血等,此期乃中风之急重危候,其主要表现是突然昏倒、昏糊鼾睡。兼有半身不遂,口眼歪斜等症。对此应做立即抢救处理。

中脏腑的情况分2种类型。

1)闭证:

主证:突然昏倒,不省人事,发热或不热,牙关紧闭,两手紧握,痰声如锯,面赤气粗,二便闭阻,舌苔黄腻,脉弦滑,血压偏高或不高(多因风阳暴张,痰浊蒙蔽清窍所致)。

治法:重镇潜降,化痰开窍,通脉逐瘀。

方药:羚角钩藤汤(《通俗伤寒论》)加减。京菖蒲、羚羊角粉三分吞服,风化硝(外冲),代赭石、橘红、郁金、钩藤、桃仁、牛膝、天竺黄、全栝楼、石决明、黄连。

加减:

(1)风热痰火偏盛,面赤身热,脉弦数,苔黄腻属阳闭者,急服至宝丹或万氏牛黄清心丸,均为每次1粒。

(2)风痰偏盛,静而不烦,面白舌紫、舌苔白腻,上方去黄连,另加苏合香丸每日1次。

(3)痰盛:喉间痰多,属风痰加胆星、茯苓,属热痰加川贝,另用猴枣散2~3份冲服,或用竹沥灌服。必要时用吸痰器吸痰。

(4)牙关紧闭者用通关散或乌梅擦牙。

(5)痰火偏重,面赤气粗,呕吐呃逆,大便秘结者加龙胆草、礞石滚痰丸,入汤包煎。

(6)风痰偏重,手足拘急,抽动,舌强,牙关紧闭,加饮止痉散(蝎子、蜈蚣各等份),每次6g,日饮2次。

(7)脑部溢血较多,方中加止血药,如仙鹤草、槐花、茜草、参三七,研末灌服。

(8)针刺人中、十宣、水沟、涌泉、劳宫等穴急救开闭。

2)脱证:

主证:昏倒,不省人事,两手撒开,口开目合,鼻鼾,肢体汗出,小便失禁,脉细数,或沉微欲绝,血压多偏低。

治则:益气敛阴,回阳救逆。

方药:参附汤合生脉散加减。制附子、红参、麦冬、五味子、龙骨、牡蛎、山茱萸、菖蒲、郁金、远志、石斛、巴戟天、肉苁蓉。

加减:

(1)阳脱较著者出现手足厥冷,可用上方加肉桂。

(2)气促不能接续者,重用山茱萸再加磁石。

(3)针刺百会、内关、合谷、足三里、三阴交等穴,固脱醒神。

3. 后遗症期

多见于脑血栓形成,脑栓塞及脑溢血、脑血管痉挛等症病程中。

主证:患者神志清醒或仅中经络并未昏迷,而突然出现口眼㖞斜,言语不利或失语、肢体拘急或半身瘫痪、手足麻木、肌肤不仁、脉细弦或涩,舌质偏红或舌淡、苔白等,属气虚而有贼风,痰瘀,痹阻经络。

治法:以祛风化痰、活血化瘀通络为主。

方药:大秦艽汤(《保命集》)加减。秦艽、桃仁、地龙、姜虫、云苓、当归、红花、鸡血藤、菖蒲、防风、赤芍、丹参、胆星。

加减:

(1)若见面色白、脉弱、肢肿者,方中加入黄芪、桂枝、生地、熟地、川芎、防己等益气养血、通阳合营消肿之品。

(2)若见面色红赤、脉弦、舌红、苔腻者,去防风加入桑叶、白蒺藜、菊花、珍珠母、竹茹、栝楼仁、竹沥、夏枯草等清肝化瘀之品。

(3)烦躁不安、夜寐不宁者,加山栀、茯神、川连、夜交藤、合欢皮等品。

(4)对肢体偏瘫、口眼㖞斜、舌强不语、吞咽困难等,亦可配合选择相应穴位针刺治疗。

(5)后遗症以口眼㖞斜为著,可于方中加全蝎、黄芪,外用马钱子1~2枚浸泡一昼夜,切薄片排于胶布上,外贴患侧翳风、地机、下关等穴。若以半身不遂、肢体瘫痪为主,方中可加黄芪(血压偏高者剂量一般15g左右)、桂枝、牛膝,另可选服小活络丹、舒筋丸、再选丸、稀相丸等药配合。

4.恢复期

主证:后遗症渐趋痊愈,唯感乏力、气短易汗、懒动、患者肢体张力减退,功能低下,患侧轻度浮肿。尿次欲数或短涩,舌光红或舌质淡,脉细而弱,呈现一派本虚之象,乃属肝肾阴亏、血虚气弱所致。

治法:补益肝肾阴血,佐以益气。

方药:滋阴养液膏(《实用中医学》)加减。女贞子、枸杞、白芍、茯神、橘红、橘络、旱莲草、生熟地、石斛、潼蒺藜、牛膝、桑叶、当归、黄芪、阿胶。

(三)体会

(1)在诊治此类疾病时,必须提倡一个"快"字,突出一个"急"字(即快诊断,急抢救)。

(2)对于中风闭证宜于24h内使闭开神清,否则久闭邪深、心神受伤、昏迷渐深而转至脱症,表示脏腑受邪、功能衰弱,此时必须中西医结合积极抢救。

(3)中风患者,因阳亢风动,痰火上扰,邪热内积,易大便秘结,致邪热不得不下泄、阳明实热上壅往往会使痰火更甚,从而加重病人的气血逆乱,促使疾病继续发展而加重。故临证时,适时而合理地配合通腑泻下剂,如麻子仁丸、三承气汤及大黄灌肠等,可使"陈垄去而肠胃洁,癥瘕尽而营卫昌",有利于缓解病情。

七、帕金森综合征的中医诊治经验

帕金森综合征又称震颤麻痹,多发生于中老年人,是黑质和黑质纹状体通路变性疾病,亦是中老年人最常见的中枢神经系统变性疾病。其主要表现是震颤麻痹,包括运动障碍、震颤和肌肉僵直。震颤是指头及四肢颤动、震摇;麻痹是指肢体某一部分或全部肢体不能自主运动。最早系统描述该病的是英国的内科医生詹姆斯·帕金森。该病一般在 50～65 岁开始发病,发病率随年龄增长而逐渐增加,60 岁发病率约为 1‰,70 岁发病率达 3‰～5‰。我国目前大概有 170 多万人患有这种疾病,男性发病率稍高于女生。迄今为止对本病的治疗均为对症治疗,但尚无满意疗效。

该病病因尚未明了,10% 左右的病人有家族史,部分患者可因脑炎、脑动脉硬化、脑外伤、甲状旁腺功能减退,一氧化碳、锰、汞、氰化物、利血平、吩噻嗪类药物中毒及抗抑郁剂等引起类似帕金森综合征的表现。

本病在祖国医学称颤振,《黄帝内经》《素问·至真要大论》中说:"诸风掉眩、皆属于肝""诸暴强直,皆属于风,诸痉强项,皆属于湿"。《证治准绳》记载有:"颤摇也,振动也;筋脉约束不住而莫能任持风之象也。"本病的病理基础,肝肾阴,气血虚弱,是形成风、火、痰、瘀的基本根源,中老年以后,肝、脾、肾功能渐衰,精气亏损,筋脉失养,虚风内动,虚火内生,兼加痰湿内蕴,五志化火,则发生本病。

(一)临床表现

帕金森综合征起病缓慢,逐渐进展,是一种缓慢的、进展性的发展过程。病人主要表现如下:

(1)运动障碍。表现为进行随意运动启动困难,自发、自动运动减少,运动幅度减少,随意运动执行缓慢。患者开始活动时动作困难、吃力、缓慢,做重复运作时,幅度和速度均逐渐减弱。有的患者书写时,字越写越小,称为小写症。有些患者会出现语言困难,声音变小,音域变窄,吞咽困难,进食饮水时可出现呛咳。有的患者起身时全身不动,持续数秒至数十分钟,叫作冻结发作。

(2)震颤。表现为缓慢节律性震颤,往往是从一侧手指开始,波及整个上肢、下肢、下颌、口唇和头部。典型的震颤表现为静止性震颤,就是指病人在静止的状况下,出现不自主的颤抖。主要累及上肢,两手像搓丸子样颤动着,有时下肢也有震颤。个别患者可累及下颌、唇、舌和颈部等,精神紧张时会加剧。不少患者还伴有 5 ~ 8 次/s 的体位性震颤。

(3)强直。就是肌肉僵直,致使四肢、颈部、面部的肌肉发硬,肢体活动时有费力、沉重和无力感,可出现面部表情僵硬和眨眼动作减少,造成"面具脸",身体向前弯曲,走路、转颈和转身动作特别缓慢、困难。行走时上肢协同摆动动作消失,步幅缩短,结合屈曲体态,可使患者以碎步、前冲动作行走,常称为"慌张步态"。

(4)姿势与步态面容呆板,形若假面具;头部前倾,躯干向前倾、屈曲,肘关节、膝关节微屈;走路步距小,初行缓慢,越走越快,呈慌张步态,两上肢不做前后摆动。

(5)其他。易激动,偶有阵发性冲动行为;出汗、唾液、皮脂腺液等分泌增多;脑脊液、尿中多巴胺及其代谢产物降低。

随着病情的发展,患者的穿衣、洗脸、刷牙等日常生活都会出现困难。另外,有的患者还可出现植物神经功能紊乱,如油脂脸、多汗、垂涎、大小便困难和直立性低血压,也可出现抑郁和痴呆的症状。

(二)辨证施治

中医在治疗该病方面有独到之处,多以填精补髓、滋补肝肾、益气养血、理气活血、豁痰除湿等法论治。

1.髓海不足,神机失养

症见头摇肢颤、持物不稳、腰膝酸软、失眠心烦、头晕耳鸣、遇事善忘。老年患者常兼有神呆、痴傻,舌质红、苔薄白或红绛无苔,脉象细数。

治法:填补精髓,育阴息风。

处方:龟鹿二仙膏合大定风珠加减。龟板、鳖甲、生牡蛎、钩丁、鸡子黄、阿胶、枸杞、鹿角、生熟地、白芍、麦冬、麻子仁、人参、山药、茯苓、五味子、天麻、全虫、石决明、甘草。

2. 肝肾不足，血虚风动

症见肢体震颤、肌强直、动作不协调、头昏目眩、善怒、耳鸣健忘、失眠多梦、腰膝酸软、口干舌燥、五心烦热、舌红少苔，或薄黄苔，脉弦细或弦细数。

治法：滋补肝肾，滋阴息风。

处方：滋阴息风汤。鹿角胶10g，鳖甲15g，龟板12g，熟地20g，沙参15g，麦冬15g，当归15g，知母12g，黄檗12g，夏枯草30g，石决明30g，紫石英30g，钩藤30g，牡蛎30g，龙骨30g，甘草6g。水煎服。

3. 气血亏虚，筋脉失养

症见肢体震颤、动作困难、面色无华、神疲乏力、少气懒言，舌淡、体胖，边有齿印，脉沉细弱。

治法：益气养血，息风止颤。

处方：养血息风汤。党参30g，黄芪30g，白术15g，茯苓12g，黄精15g，玉竹15g，白芍20g，熟地20g，当归15g，川芎12g，丹参30g，天麻12g，钩藤30g，僵蚕12g，石决明20g，夏枯草20g，甘草6g。水煎服。

4. 气滞血瘀

症见手足震颤、动作减少、屈伸不利、躯干肢体疼痛、固定不移，舌质紫暗或有瘀斑，或舌下青筋显露，舌苔薄白或薄黄，脉细涩。

治法：理气活血，通络息风。

处方：活血通络汤。三棱12g，莪术12g，泽兰12g，鸡血藤30g，川芎15g，桃仁12g，红花12g，赤芍15g，当归15g，丹参30g，木香12g，香附12g，乌药12g，郁金12g，牡丹皮12g，决明子15g，琥珀6g。甘草6g，水煎服。

5. 痰湿阻络

症见手足震颤，手不能持物，动作迟缓，胸闷不适，口角流涎，或咯痰，舌胖大，苔厚腻，或白或黄，脉滑或滑数。

治法：豁痰除湿，息风止颤。

处方:化痰通络汤。浙贝母12g,礞石20g,紫石英20g,琥珀6g,羚羊粉2g,水牛角30g,陈皮12g,半夏12g,茯苓15g,橘核12g,白芥子6g,枳壳12g,胆南星12g,天麻12g,钩藤30g,石决明20g,栝楼15g,天竺黄12g,甘草6g。水煎服。

中医药在辨证治疗帕金森病方面有较大的优势,主要体现在以下几点:一是副作用小;二是疗效确切而巩固;三是治标与治本相结合,注重整体调节和局部症状的治疗;四是重视辨证论治,既强调普遍性,又强调个体差异等。中医药治疗本病,有广阔前景。本病在治疗的同时,要注意精神、生活起居、饮食调摄等几个方向,使患者保持心情愉快,避免忧思郁怒等不良的精神刺激,减少房事,饮食宜清淡。此外,患者应适当参加一些力所能及的体育活动,如打太极拳、做体操等,对于预防帕经森综合征亦有积极意义。

第二节 脾胃肝胆病诊治撷菁

一、萎缩性胃炎的诊治经验

慢性萎缩性胃炎(CAG)是以多种致病因素导致的胃黏膜腺体萎缩为特征且难治的消化系统疾病,病程缠绵,病情易反复。临床主要表现为上腹部疼痛、嗳气、胀满、痞闷不舒等,但无特异性。1978年WHO将CAG列为胃癌的癌前病变状态,在其基础上伴发的不完全型肠上皮化生和(或)中、重度异型增生的癌变率约为5.4%。积极治疗CAG是阻断其向胃癌发展、减少胃癌发生率的有效手段。

现代医学对CAG的病因尚未阐明,一般认为它的发生可能与幽门螺旋杆菌(Hp)感染、胆汁反流、宿主遗传性、宿主胃酸分泌状态以及高盐低维生素饮食有关。目前西医有效的治疗药物不多,且长期服用会出现不同程度的副作用。因此,逆转其癌变成为中西医研究的重要课题。西医治疗本病主要是改善和缓解症状,并无使萎缩逆转的有效方法；中医诊治本病在整体观念指导下辨证施治，不仅着眼于胃局部的病变，而且更注重整体治疗和对机体气血、脏腑的调理，在保护修复胃黏膜的同时，增加机体的抵抗力，对肠腺化生或不典型增生具有抑制和逆转作用，显示出了中医药治疗本病的强大优势。

中医学无 CAG 病名，根据其临床特征，归属于胃脘痛、反酸、胸痛、呕吐、嘈杂等范畴。《素问·逆调论》云："胃为六腑之海，其气亦下行。"指出饮食失调，饥饱无常，喜食热烫、粗糙或辛肥油腻食物，或嗜酒吸烟，情志怫郁，忧思恼怒，禀赋不足，素体虚弱，邪毒内侵，久病体虚，劳倦内伤等致病因素，导致胃失和降，气机上逆，临床上出现胃脘痞闷、嗳气吞酸、胀满、恶心呕吐、胸骨后烧灼感等症状。萎缩性胃炎病位在胃，但与肝关系密切，其病机为肝气犯胃、胃气上逆。正如《沈氏尊生·胃痛》中所说：情志不畅，肝气郁结，失其疏泄，则横逆犯胃，致胃失和降，发为本病。"治疗以健脾和胃，泻火降逆为主。应法宗东垣，在辨证论治的原则下，从调理脾胃升降功能着手，施以宽胸利膈之法。

（一）强调脾胃升降

对于 CAG 的辨证，应遵循脾胃升降功能，因脾胃居中焦，属土，脾气升则健，胃气降则和，胃纳脾运，燥湿相济。升降相因，生化气血津液，灌输脏腑经络、四肢百骸。因脾胃为气机升降之枢纽，胃为水谷之海，谷食入胃，经过胃的腐熟消化作用，使脾气将精微、津液、营卫之气上输于心，肺下归于肾，输布四肢，温养肌肉，运行周身，并将废物排出体外。升降正常则安，升降失常则乱。功能性胃肠病多有脾胃升降失常的征象，病人多因饮食失调、寒温不适、情志不畅，而使胃失于和降、脾失升清。所以，治疗 CAG 的重点应升发脾气、舒展胸阳，使气得以宣通，胃得以和降，遵循治中焦如衡，非平不安的学术观点。虚实同理，寒温相适，气血并施，补勿过腻，泻勿过峻，寒勿过苦,温勿过燥,以平为期。脾气健,则清气得升;胃气和,则浊阴可降,膈气随胃气而降,吞酸、胀满、嗳气、烧心、逆气可除,可使萎缩的黏膜渐复。

(二)重视症状体征

由于慢性萎缩性胃炎病变多样,病机复杂,治疗缓慢,从辨证论治、整体观念的基本原则出发,对萎缩性病变在宏观辨证的基础上,参照胃镜下的具体表现、病理检查结果及相关实验室检查指标等进行微观辨证,即可发现 CAG 伴随的癌前病变,针对性地制订合理的治疗方案。本病患者的主要症状是胃脘不舒、烧心灼热、胀满隐痛、吞酸、胸膈满闷、嗳气频作,食则胸背胀痛,严重时气塞中脘,吞咽难下。我认为烧心主要责之于郁热伤及阴分,素体营阴不足,吞酸多由胃热引起,肝郁气滞、化火吞酸。胸膈痞满,嗳气频作,是阳郁湿阻。我从现代医学出发,认为上述症状多由胃蠕动减弱,甚至动力不足,食物不能被消化,下行到肠所致。

(三)审因辨证施药

临证除注重宏微相参外,还应重视气滞在病变过程中的关键作用,这时要灵活运用疏肝理气、和胃降逆法。根据调理脾胃升降法则,以柴胡疏肝散、左金丸为基础方加减用药。方中柴胡、香附、白芍、枳壳等均具疏肝理气解郁之效。现代医学研究表明,柴胡、枳壳可促进平滑肌收缩,促进胃排空,增加括约肌紧张度,增强十二指肠排空能力,从而缓解食管、胃、胆动力障碍;旋覆花、瓦楞子具有降逆镇吐之效;白芍、甘草缓急止痛。白芍中的芍药苷具有抗炎作用,甘草有保护黏膜屏障的作用,两药对胃黏膜有修复作用;大枣、陈皮理气和胃止痛,有助于消除上腹胀满;砂仁、茯苓、太白米健脾和胃、行气调中;黄连、吴茱萸之苦寒,丁香、柿蒂之苦平,寒热兼济以降气止嗳;气滞胸膈为本病必有之证候,故用木香、沉香理气宽胸;石斛生津,反佐以制丁香、吴茱萸之辛温。全方健脾温胃,舒展胸阳,和胃降逆,利膈宽胸。如湿阻,加石菖蒲、藿香;咽部不适、发紧,有异物感、吞吐不出、咽之不下,加半夏、厚朴、苏叶、杏仁、桔梗、牛蒡子等(每选一两味可使肺胃之气同降);血瘀,加莪术、当归、川芎、三棱;食滞,加鸡内金、焦三仙。由于 CAG 发病为脾胃同病,用药不能截然分开,若用药过于寒凉则抑遏脾阳,使中气受损;用药过于温燥,又易伤胃阴,导致胃失濡润、通降失司,因此用药时要兼顾配合。常用党参、白术、甘草等温药,配伍黄连、公英等寒凉药,以求脾胃制衡,或在用黄连、黄芩、蒲公英等苦寒药时,加用苍术、厚朴、砂仁、白豆蔻、陈皮、太白米等温燥药,清热化湿同时不伤脾阳。又因脾胃升降失常则易气滞,日久由气及血,伤及络脉,胃络瘀阻,气滞血瘀。临症治疗宜调气活血兼施。常用气药有太子参、白术、陈皮、砂仁、白豆蔻、生黄芪等,常用的血药有白芍、生地、丹皮、赤芍、当归、丹参、熟地等。在临证中,气滞血瘀因疾病的不同阶段有主次轻重之别,故治疗中对气滞为主的患者应重用行气药,适当配伍郁金、元胡理气兼活血;血瘀为主者酌减行气药物,加用桃仁、水红花子等;如气滞血瘀并重者,用路路通、莪术、三棱以行气活血。

综上所述,治疗本病一要关注胃黏膜,二要重视胃动力,并常叮嘱:本病病机的关键是中焦气机阻滞,升降失职。因中焦脾气不升,则胃失温养,胃黏膜固有腺体萎缩;中焦胃气不降则水谷之物滞留,则致湿热之邪丛生;中焦气机不利,血行不畅则发为血瘀;中焦气机失和,则肝失疏泄而发为肝郁等。这些病理变化形成了本病复杂的病因病机,因此在施治中,分清驱邪与扶正的先后、调畅中焦气机是治疗本病的重要原则。

医案

徐某,女,42 岁,家住陈仓区,干部,2008 年 8 月 22 日初诊。

主诉:胃脘胀满疼痛 2 月,加重 5d,经治疗罔效,求治于门诊。刻诊胃脘胀满痞闷,隐隐作痛,灼热,反复恶呕,乏力,食少纳呆,两胁作胀,口苦黏腻,大便干稀不调,苔白厚,脉弦滑。

查体:精神差,神志清,双肺呼吸音正常,心律齐,未闻及病理性杂音,胃部压痛(++),腹部微硬。

胃镜示:慢性浅表性胃炎、萎缩性胃炎伴糜烂,HP(++),病检:肠腺化生(++)(2018 年 8 月 20 日)。

辨证:脾胃不调,胃失和降。

治法:健脾疏肝,和胃降逆。

方药:柴胡疏肝散合左金丸加减。

处方:柴胡 10g,白芍 20g,枳壳 10g,川芎 10g,香附 10g,太白米 6g,黄连 6g,吴茱萸 3g,砂仁(后下)10g,丁香 6g,厚朴 10g,白术 10g,太子参 10g,茯苓 10g,甘草 3g。

用法:7 剂,水煎服,每日 2 次,温服。

二诊:服上药后,胃脘胀满痞闷顿时减轻,隐痛时有,呕恶阵作,食纳欠佳,苔白厚,脉弦缓。

效不更方,前方加九香虫 10g,半夏 10g,陈皮 10g,竹茹 10g,草果 10g,去川芎、丁香、厚朴。连服 7 剂。

三诊:自述胃部舒软,上症时作,精神转佳,口微干,纳食不馨,舌苔薄白,脉同前。

上方加焦三仙各 10g,白蔻 10g,石斛 10g,去黄连、吴茱萸、九香虫、陈皮,守方 10 剂。

四诊:胃脘微胀,呕恶灼热尽除,精神好,食纳如常,苔薄白,脉沉缓。

上方加生黄芪 30g,西洋参(先煎)10g,沉香 6g,鸡内金 10g。症虽向愈,但病根未除,再服 10 剂,以治其本。

五诊:精神尚好,胃脘无恙,苔薄白,脉缓和有力。

胃镜示:浅表性胃炎无糜烂,病检示:胃窦炎(+),肠化生(+),HP(+)。

上方加白花蛇舌草、黄芪、西洋参、厚朴,做丸药,以达痊愈。

本案属疾病中期,患者肝失疏泄,逆犯脾胃,胃失和降,不通则痛;脾失升清,运化失常,湿浊阻中,郁久化热,发为本病。方中太子参、白术、茯苓、甘草健脾;半夏、陈皮除湿化痰;砂仁、丁香、香附子、厚朴、太白米理气畅中;柴胡、白芍、香附子疏肝理气;砂仁、吴茱萸配黄连清热燥湿,寒温并用,清热化湿,固护脾胃。其特点是健脾益气,同时佐以疏肝理气,调补兼施,补而不滞,补中有泻,动静结合,升降并施,刚柔相济,补元气、泻阴火,则脾胃自安。

辨证选主方,辨病加辅药是选方用药的临诊经验。如有消化性溃疡,在辨治组方中,必加制酸护膜药。制酸选乌贼骨、瓦楞子、浙贝母;护膜加白及、三七;若属于胃酸减少型,如胃黏膜萎缩严重,胃液分泌减少,多选乌梅、五味子、木瓜、山楂生发胃阴;如为消化性溃疡或糜烂,除加生肌药外,还应加郁金、佛手、元胡等行气活血药,改善病灶的血液循环,以利修复。病理报告示:上皮化生者加白花蛇舌草、生薏仁、浙贝、生蒲黄,以清热化湿;有不典型增生者加三棱、莪术、半枝莲、穿山甲、刺猬皮、仙鹤草以活血软坚散结;如为幽门螺杆菌感染者加公英、半枝莲、黄连以清热解毒。

此外,对本病的临证治疗有一个原则,即效不更方。即使服药短时不效,只要辨证正确,千万不要更换方药。特别是萎缩性胃炎,治疗都有一定的见效时限,不能操之过急,只有坚持服药,结合饮食、起居、精神进行适当调理,完全可以治愈。

二、对传染性肝病辨证论治的感悟

1.概述

传染性肝病系因肝炎病毒所致的消化道传染病。病毒存在于病人的粪便及血液中,感染后可及全身,尤对肝脏的侵犯和损害严重,其他脏器也有不同程度的病变。一般认为潜伏期为 10~14d。一年四季均有散发或流行,儿童和青年发病率较高。中医对此病在临床分为黄疸和无黄疸型 2 种,又根据病程长短,结合病情的轻重程度,分为急性、迁延性、慢性。它们的共同征象是:疲乏无力,食少纳差,两胁隐痛,肝大压痛,腹胀黄疸或厌恶油腻等。从本病的临床表现和中西医结合治疗中我们体会到,急性黄疸型传染肝炎颇似祖国医学中的黄疸证(但是有黄疸不一定就是肝炎,需要鉴别)急性无黄疸型传染性肝炎多属于中医的肝郁气滞、胁痛等范畴的病变。(这是依据《黄帝内经》"肝病者,两胁下痛"的认识而来的);慢性肝炎属于阴黄,也有属于肝胃不和、肝郁胁痛、积聚等证。

关于黄疸的论述,始于汉代张仲景所著之《伤寒杂病论》。现存的《金匮要略》分别为五疸,即黄疸、古疸、酒疸、女劳疸、黑疸,并且说:"黄疸之病,当以十八日为期,治之十日以上瘥,反剧为难治。"可见退黄时间之长短,说明了预后的凶吉。宋代王怀隐著之《太平圣惠方》又有九疸三十六黄之说。元代罗天益删繁就简,将它分为阴黄与阳黄 2 大类,至今仍有临床治疗意义。总之,肝病出现黄疸即显示肝细胞已受损害。如黄疸来势急,则说明肝脏已趋大块死亡;当黄疸迅速加剧,出现胆红素迅速上升、谷丙转氨酶下降的胆酶分离现象时,亦有急性或亚急性肝细胞坏死之先兆。这种情况可能因热毒熏蒸,肝移热于心,则心神被扰而昏迷,或由于肝不藏血,瘀凝于脉络则脉络损伤,迫血妄行所致。如能根据病因及时采取中西医结合治疗抢救措施,使其黄疸消退,则可转危为安。

2. 辨证分型及治疗

肝炎的辨别首当辨别有无黄疸。有黄疸者,若皮肤巩膜色黄鲜明如橘子色的为阳黄,属于湿热之实证;若色黄而暗晦无光泽如烟熏的则为阴黄,多属寒湿之证;若发病急剧,黄疸迅速加深,出现发热、烦躁、谵语,甚至昏迷者为急黄。无黄疸者起病缓慢,多因肝脾受损,脏腑失调所致。

(1)治疗原则:急性黄疸肝炎宜清热解毒,淡渗利湿;急性无黄疸肝炎宜疏肝利气,健脾和胃;若属于慢性者宜疏肝和胃,活血化瘀。

治疗黄疸总以茵陈为主。治阳黄则根据湿热之偏重,配合清热利湿之药;治阴黄配合温寒祛湿之药;治急黄配合清热解毒,祛湿通窍药,并须中西医结合抢救。

无黄疸的急性期,虽然多属湿热之证,根据临床体会,用马鞭草、板蓝根、大青叶、丹参为主,配合祛湿或疏肝之剂,效果很好。

慢性期病情较为复杂,病人多有气血两亏、湿热未清、郁闭未解、虚实交错等症,必须辨证求因,审因论治,分别运用化浊、祛湿、健脾(佩兰、茯苓、山药),解郁清热疏肝(竹茹、郁金、柴胡、香附子),活血化瘀通络(丹参、蒲黄、鳖甲、赤芍),或养血柔肝补益(女贞子、首乌、桑葚子、枸杞子)等法治疗。

(2)一般用药原则:疏泄不可太过,补脾不可太雍,祛湿不可太燥,清热不可太寒,祛淤不可太破,养阴不可太腻。必须照顾正邪双方,切不能攻伐太过,应时刻注意保护和恢复肝脏功能。

辨证分型论治参见下表。

传染性肝炎分型和辨证论治

类别	证型	证候	治则	方剂
黄疸型	湿热型	巩膜皮肤黄色鲜明如橘子色,身热心烦口渴,胸闷纳差,恶心欲呕,口苦而黏腻,小便黄赤,大便干结,苔黄腻,脉弦数	清热解毒,淡渗利湿	茵陈栀子柏皮汤,茵陈五苓散
	寒湿型	面目皮肤暗黄如烟熏,无热恶寒,倦怠懒言,脘闷纳少,腹胀肢冷,口淡不渴,大便不实、色白,小便清长,苔白腻,脉沉迟	温阳健脾化湿	茵陈术附汤
	疫黄	发病急剧,黄疸进行性加深,其色如金,高热烦渴谵语,并有吐血、衄血、皮下出血,尿黄如柏汁,大便秘结或便血,舌绛红、苔黄燥,脉弦数	清热解毒,凉血开窍	犀角地黄汤,清瘟败毒饮,安宫牛黄丸

续表

类别	证型	证候	治则	方剂
无黄疸型	肝郁脾虚	胁痛胸闷,腹胀纳差,倦怠无力,甚至口苦咽干,便秘或便溏,苔薄白,脉弦或细弱	疏肝健脾	逍遥散,归芍六君子
	气滞血瘀	面色晦暗,形体消瘦,胁肋胀痛或刺痛,肝脾肿大,脘腹胀满,食欲减退,鱼际发红(即肝掌)或有血痣(即蜘蛛痣),小便黄,舌红或紫暗,或见瘀点,苔黄腻或白腻,脉弦或洪	活血化瘀疏肝理气	膈下逐瘀汤
	寒湿困脾	头身重困,脘闷膈胀,肝区坠痛,食少纳差,溲清便溏,或见形寒肢冷,舌淡苔白腻,脉沉缓或濡	燥湿健脾	柴平汤
	肝阴不足	头晕心悸,失眠多梦,胁肋隐痛,疲乏无力,烦躁易怒,手足心热,舌质红,苔少,脉弦细	滋养肝阴	一贯煎

3. 临床体会及用药经验

(1)清热解毒利湿药物:采用茵陈、马鞭草、旱莲草、山栀、黄檗、川连、黄芩、败酱草、大青叶、兰根、金钱草、二花、大黄等。这类药物大量用于治疗传染性肝炎,特别是用于治疗黄疸型肝炎和转氨酶明显异常者。临床选用药物不要过于苦寒(如川连、黄檗、山栀、黄芩)之品,亦不宜久用,因为过用苦寒伤肝阴。马鞭草、旱莲草是非用不可的药物,这两味药除能清热解毒、淡渗利湿之外,还有养肝阴及凉血、止血的作用,对保护肝细胞和降低转氨酶有一定作用。

(2)疏肝理气药物:常采用柴胡、郁金、青皮、木香、陈皮、白芍、川楝子、厚朴、佛手、玉片等。这些药物多带有香燥之性,燥盛可伤肝阴,因此用时其量不宜过大。此类中郁金既能疏肝胆,又能行气血,根据临床体会,大量应用能增加血浆蛋白,纠正蛋白倒置,达到保肝之目的,治慢肝有很好效果。

(3)健脾益气药物:常选用党参、沙参、山药、黄精、楮实子、茯苓、薏苡仁、莲子类药物。党参性微温,根据肝脏的特性,一般脾气不太虚者要少用。黄精、楮实子在治肝补脾中首先要使用,因此二味药补脾肾而不温,利尿而不伤正,又能软坚散瘀,特别是楮实子《本草纲目》用楮实子、灵仙等分为末,每日12g分服,名化铁丸,能消腹内痞块)。

(4)补血养血药物:如当归、白芍、阿胶、桑葚子、鸡血藤等。当归性温,对肝阴虚又火盛者要考虑用量,对肝血虚损的病人则最为合适。

(5)滋肝补肾药物:如女贞子、山萸肉、旱莲草、枸杞子、炒枣仁、何首乌、柏子仁、金樱子、五味子、九地等。此类是治疗传染性肝炎的要药,它们中多数带有酸味,因酸味入肝,补敛肝气,既有养肝肾作用,还有补肝血的效能。五味子能降转氨酶,是因它味酸咸,性温收,酸可敛邪之故。用五味子、丹参对单项转氨酶增高之患者取得了一定的疗效;用炒枣仁、山萸肉及枸杞子对絮浊增高转氨酶正常之患者也收到了初步的效果。

(6)活血通络药物:如赤芍、红花、桃仁、丹参、鳖甲、益母草、土鳖虫、穿山甲,这类药物常用于慢肝及肝硬化有瘀血之患者,而且要坚持服用。丹参是大家公认的治传肝的要药,它一方面能活血化瘀,另一方面还能散肿软坚,同时还有安神养肝血之功能。现代医学研究表明,它有软缩肿大肝脾及改善门静脉循环时间、增加肝脏血流量的作用,对肝炎的治疗有积极意义。我治疗慢肝属气滞血瘀型嘱病人常服用鳖甲煎丸合逍遥丸,或用大黄䗪虫丸合逍遥丸就是此意。

4. 恢复肝功及兼证治疗的感悟

1)降低转氨酶的感悟:传染性肝炎患者肝功能较长期不正常,是临床工作中经常遇到的,而且也是需要及时解决的重要一环。个

人体会:对改善肝功能的方法,不能完全离开辨证论治的法则,必须从整体出发,与证同参。现分述如下:

(1)五味子、丹参的应用:五味子、丹参是目前国内降低转氨酶常用的有效药物,因五味子味酸咸,性温收,丹参味微苦而性寒,按中医的理论,酸可敛邪,苦可清热。因此,个人认为转氨酶升高,是由于湿热郁蒸之故。所以临床上对肝肾阴虚之症者用之较为合拍,如果审证后湿热之邪过重应和清热利湿药同用,才可收到较满意之效果。根据现代医学的解释,转氨酶升高是因为肝炎病毒进入人体后,肝细胞损害导致转氨酶释放于血液中,五味子、丹参酸收入肝,养阴活血,促使肝细胞功能恢复,使转氨酶不再释放出来而达降酶目的。

(2)清热解毒药对降酶的应用:转氨酶升高是因湿热毒邪过盛的关系,所以在常规治疗中采用大剂清热解毒之品来降酶,用半枝莲、马鞭草、板蓝根、蒲公英、糯稻根、大黄、山栀、虎杖、二花、胆草、连翘、茵陈等药物。根据病情,有的药单用,有的配合应用,均能收到一定疗效。我个人在临床用药中有这样的体会:如见肝胆热盛,出现口苦、舌红、苔黄者就用胆草、黄芩、山栀、大黄;若肝热不甚就用秦皮、马鞭草、蒲公英;如见肝脾失调证,在常规药方中加苍术、白术、山药以调整肝脾功能,则酶可逐渐下降。

(3)关于转氨酶和浊度实验的关系:在门诊或病房诊治传染性肝炎时,往往会碰到单项转氨酶增高,经分别病情用五味子、丹参和清热解毒药治疗之后,转氨酶下降,而浊度反而增高,病人思想负担很重。我在临床实践中观察到,这类病人在使用补气健脾、养血化瘀的治法时,如服用成药中的当归河车大造丸或乌鸡白凤丸后,一般在短期内可恢复正常。

2)降低浊度和提高血浆蛋白的治疗:浊度增高和血浆蛋白比例不正常,亦为传染性肝炎病程中所常见,而且也是形成肝硬化腹水的先兆。对于这种情况,一般降低浊度,调整蛋白比例,在慢性阶段以补为主,选药如黄芪、茯苓、当归、杭芍、阿胶、首乌、楮实子、紫河车、黄精、山芋等。近年来我用强肝丸治疗此类病人,可收到一定效果,因为强肝丸有抗脂肪肝及保护肝细胞的作用(黄芪、丹参、当归、杭芍、郁金、党参、黄精、泽泻、生地、山药、山楂、神曲、茵陈、秦艽、兰根、甘草),但是补肝还是补脾要根据病人的具体病情而定。如肝阴不足的患者以补肝为主;脾虚的当以补脾;肝脾两虚的常用归芍六君子来平补肝脾,也收到了满意的效果。因这类病人临床很多,西医认为是由于肝实质性病变时白蛋白量的产生减少,肝豆内皮细胞增生,使球蛋白增多,因而引起蛋白倒置,或蛋白电泳实验 γ 球蛋白百分比增高。对这种病例,我采用攻补兼施的方法,亦提高了疗效。在正气不大虚,而邪实的情况下,先祛邪,分别应用《金匮要略》鳖甲煎丸(成药)大黄䗪虫丸加逍遥丸;若正气虚,不足以抗邪者,先扶正后祛邪,用当归河车大造丸,或与强肝丸交替使用。

3)对兼证纳差、腹胀、胁痛及肝大的治疗:

(1)纳差是传染性肝炎的共同症状,治疗时必须辨别虚实,才能做到准确治疗。属实证者加鸡内金、焦三仙;属虚证者加莲子、山药、白术、薏苡仁、大枣。

(2)腹胀在治疗时也应区分虚实,才能取得较好的效果。如属实胀可加枳实或枳壳、莱菔子;虚胀加党参、白术、茯苓、广木香。多食多胀、嗳气频频用四逆散(枳实、柴胡、杭芍、甘草)加木香、砂仁;少食少胀病在脾,用健脾丸(党参、枳实、山楂、麦芽、六曲、白术、生芪、山药、陈皮、当归、枣仁、茯苓、木香、远志)加减。

(3)胁痛:中医认为肝居胁下,其经脉布于两胁,故肝脏受病往往出现胁痛一证。此肝病胁痛与肝脏解剖位置有关之说,与西医不谋而合。中医认为胀甚于疼病在气,治疗时加柴胡、青皮、香附、佛手之类;痛甚于胀加川楝子、元胡;痛如锥刺病在血,加乳香、没药、丹参、九香虫、三七之类;隐隐作痛属于虚,加当归、白芍、刺蒺等。

(4)肝大者加牡蛎、鳖甲、郁金、姜黄、鸡内金,或用鳖甲煎丸(成药)。有人统计,50例肝大患者中(慢肝27例,肝硬化23例),上方治疗有效率为86%。用法每日3次,每次6~12g,对慢肝效果较佳。若小儿肝大,用小金瓜散(青皮、鸡内金、全栝楼)治疗效果良好。个人体会:肝大用疏肝、调气、理脾、化瘀、软坚五法,可收到较好效果。

5. 赘述几点看法

(1)在祖国医学中论述肝病概念时,不仅是指实质性的肝脏本身,还包括脾、胃、心、肾等生理、病理方面的内容,而且表现的症状也是多方面的。治疗时必须明确辨证,抓住实质,才不会被表面的现象所迷惑而导致治标不治本。本是指肝为刚脏,体阴用阳。肝阴虚损是传染性肝炎的主要矛盾,也是治疗中的重要环节。

(2)我在治疗传染性肝炎时,常运用扶正与祛邪两个原则。本病的早期症状中,邪实为矛盾的主要方面,治疗时多以祛邪为主;后期临床表现的正虚为矛盾的主要方面,所以治疗多以扶正为主。

根据我在治疗本病中的体会,扶正确能有效地控制慢肝的发展,采用扶正法,在扶正的同时能驱邪,有调整体内阴阳、气血经络、腑脏的生理功能。而肝炎的主要病因病机是由于肝脏体阴用阳,阳常有余,阴常不足,阴虚才是肝炎的本质,所以这点在辨证治疗方面是非常重要的。

(3)对中医分型与西医病理关系的看法:尽管有人认为中医对肝病的治疗和用药,在解剖上与肝脏无关,中医中肝脏之含义与实质之肝脏不能混为一谈,但中医之肝似包括西医之肝脏。中医的辨证分型与肝内病变者有规律性联系。脾虚湿滞型、肝脾不调型与肝胆郁热型症状以头晕乏力、食欲缺乏、腹胀、肝区隐痛多见,其肝组织病变均为肝细胞变性或伴轻微炎症。涉及肾经者,肝肾阴虚型除上述症状外,伴有头昏失眠、耳鸣眼花、腰脊酸痛等症状,肝组织除细胞变性外,大多有明显的炎症和坏死。一旦出现脉络瘀阻而成肝郁血瘀型的表现时,肝组织除有炎症和坏死外,大多伴有不同程度的纤维组织增生。

（4）对脉象舌苔的认识：慢性活动性肝炎脉象多见弦滑，而且弦多左脉大于右脉。脉弦缓少力多为肝郁侮脾，脉弦细数为肝肾阴虚，脉弦涩为瘀血。舌质红苔黄腻为内蕴湿热；舌质嫩红、少苔或呈花剥苔为肝肾虚阴；舌质红而红润、苔薄为病势恢复渐愈的表现。

（5）及时调整病人消化吸收的功能，有助于疾病的恢复。张仲景在《金匮要略》中说"见肝之病，知肝传脾，当先实脾"，对治疗传染性肝炎有很重要的指导意义。

三、胁痛辨证心得

1. 概述

胁痛之辨，胁部为肝之所居及经脉所布。《灵枢·本脏篇》曰："肝小则脏安，无胁下之病；肝大则……胁下痛"，可见胁痛应从肝论。胁痛有虚有实，首先应该辨明：实者为气郁，为火盛，为瘀结；虚者为阴亏，为血弱，但都属于肝病。虚实之痛，一般应从病之久暂、痛之轻重、按之喜拒等来辨别。肝炎病久，胁痛缠绵，隐隐而不剧，喜用物压手按的，属虚痛；倘肝炎初期，胁痛较重，触按不适的，属实痛。胁痛性质及影响痛的因素，常有助于诊断。气郁的局部胀痛；火盛的如刀割；瘀结痛在深处，好像针刺；虚痛的仅隐隐不适，情绪激动时常使气郁之痛增加；晚间安静时瘀结之痛则明显；食用辛燥时，火盛者痛即加重；体倦睡少时，虚者痛便显著。我认为痛之久暂和轻重是虚实辨证的关键。

胁痛之辨别，还要参考舌脉及其他见证作判断。如气郁者性情抑郁，气逆胸闷，嗳气恶心，食不下咽，夜睡不宁，脉见弦象。火盛者烦躁易怒，口苦梦多，咽干喜饮，溺赤便硬，唇舌红干，脉象滑数。瘀结者胁下痞硬，面部晦暗、无华，皮肤血缕血痣，肌肌甲枯，或见低热，唇舌紫瘀，脉象细涩。阴虚者头晕目眩，失眠心悸，手足心热，腰疼腿软，脉弦细数。血弱者头晕少气，视物不明，体倦乏神，四肢麻木，爪甲不华，面色淡白，心悸不宁，舌淡脉弱。

治分虚实,胁痛之治,先分虚实,并审其因。气郁者疏理肝气,火盛者泻火凉肝,瘀结者活血散瘀,虚者又宜补阴或养血。切忌见痛止痛,不能一概都用芳燥理气之品为治。

2. 医案举例

医案 1

于某,女性,48 岁,干部。

患肝病 3 年多,曾住院,诊断为迁延型肝炎并发肝细胞脂肪变性可能性大。病后转氨酶持续不降,于 1973 年 8 月 17 日就诊。诊前曾服用五味子粉 2 个月,复查谷丙转氨酶仍达 213 单位。病者病后体型反胖,证见低热不退,自觉烦热、胁部刺痛、口干而渴、纳少腹胀,舌有黄苔,脉象沉滑。拟诊为火郁胁痛。

处方:生石膏 60g,麦芽 60g,山楂 30g,生地 24g,龙胆草 15g,白芍 15g,女贞子 12g,甘草 3g。本方重用石膏、龙胆草、生地以泻火清肝,白芍、甘草以缓急,女贞、糯根以养阴,麦芽舒之,山楂敛之,一舒一敛以解肝郁。

服药 3 周,低热退,胁痛止,纳食进,苔黄减,转氨酶复查正常。

医案 2

谭某,女性,42 岁,干部。

自 1968 年起患肝炎,肝脏肿大,超声波示肝炎波型,转氨酶曾一度升高。近半年来持续肝区隐痛,体倦力乏,头晕眼花,夜睡不宁,于 1973 年 5 月 18 日就诊。患者形体瘦弱,精神不振,舌质淡白,脉象弦细无力。诊为肝虚胁痛,以养阴和血为治。

处方:熟枣仁 30g,丹参 15g,何首乌 15g,枸杞子 12g,当归 10g,白芍 12g,女贞子 15g。服药 40 剂,胁痛消除,睡眠良好,精力较健,恢复工作。

医案 3

陈某,男,军人。

病者患肝炎 8 个多月。曾住院治疗,转氨酶虽复常,但其他项目检查仍差,症状未除,于 1971 年 10 月 25 日转来就诊。证见有胁肋痛仍甚,烦躁失眠,口干苦,纳少腹胀,舌苔黄,脉象弦缓。显然是肝气郁盛,有化火之势。理宜疏肝解郁,泻火凉肝,但了解病史,知前屡用丹栀逍遥散、龙胆泻肝等汤药而胁肋不止。改用酸敛之法以敛肝气,养肝阴,从本求治。

处方:熟枣仁 30g,山茱萸 12g,桑葚子 18g,白芍 12g,女贞子 12g,党参 12g,枸杞子 12g,菊花 12g,乌豆衣 12g,楮实子 30g。按方持续服用 1 个月,胁痛减失,腹胀日消,口不干苦,食欲及睡眠均好。

3.胁痛以养肝为本

肝脏"体阴而用阳",病态常是阴虚阳气盛。肝炎之病,每每病势迁延,转成慢性。所谓"久病属虚",在阴虚阳盛中,其主要矛盾在阴血虚方面。临床治疗,我主张以养肝阴为根本,补养肝肾之阴应为治疗基础。虽不能马上见效,也要坚持用药,缓缓调理,不能急于求成。特别需巩固疗效,预防复发,尤须顾本。祛邪用药,可暂而不可长,避免虚虚之弊。即在使用各种治法当中,亦须减免伤阴之害。对一般病症,用清药不宜过于苦寒;用疏肝理气、和血、治湿等药不宜过于芳燥;用药不宜过于辛温。

12 年前余姓中年干部,患肝炎后肝硬化已属于晚期,1960—1961 年间曾 2 次出现黄疸及腹水,一度昏迷,在我院住院抢救脱险,但留院 1 年间,始终遗留少量腹水,肝功能迄未恢复,而出院转在门诊诊治。患者信念坚强,不为病情反复所动,坚持服用熟枣仁、菟丝子、枸杞子、何首乌、女贞子、楮实子、山药、山茱萸、党参、茯苓等养肝肾、补脾益气药物达 8 月之久,未应用任何辅助药物,终于恢复健康,症状消失,腹水全退,各项肝功能均恢复正常。追踪观察 10 年,情况良好,照常工作,肝功能未见再损。

"肝肾同源",养肝养肾之阴,实为一体。补养肝肾之阴药,我首选熟枣仁、枸杞子与山茱萸,用量不妨较大,其次用何首乌、女贞子、旱莲草、金樱子、菟丝子、熟地、乌豆衣之类均甚适宜。此等药中多有益血益心之效，其中味酸者更能敛肝气以解其郁盛（如前所述），对肝炎颇为合适。我临症喜用三子养肝汤（女贞子15g,楮实子30g,五味子6g,白蒺藜12g,熟枣仁30g,何首乌15g）。

4.特色用药

旱莲草，原名鳢肠，味甘酸而性微寒，为补肝肾阴药，对阴虚火旺者尤其适宜。二至丸即本品与女贞子合用，主治肝肾不足之发白头晕及耳鸣症。本品凉血止血，又擅清下焦湿热，故也用于痢疾、痔疮。用治肝炎，取其凉而不苦，既不伤阴又复养阴，补中有清，对肝阴虚而有湿热见证者颇为合适。我院以本品陪岗稔根合成糖浆，在肝炎病中广泛使用。

丹参，调理解郁，入肝解郁之药多具香燥而本品不燥，复能养血安神，更有除癥散瘀之效。故肝炎病例之肝虚气郁或血瘀成癥，均能适应。以我个人经验，用量要在15～30g。

麦芽，擅于消食和中，还有疏肝之效，张锡纯用以治肝，实有卓见。张氏镇肝息风汤纳入本品，又用本品与鸡内金、山药合用治胁痛，用以疏解肝郁，利其初春升发之气。本品微甘微苦，不寒不燥，既解郁，又助胃开食，对肝气横逆犯脾，至属恰当，用量宜大，应在30～60g以上。生用不宜久煎。

清热之药大多伤胃气。

蒲公英，味甘微苦，药性平和，清热解毒之力强，不损胃而有和胃舒气功用，故用于胃脘痛每每见效。肝郁之证不仅易从火化，亦每横逆犯胃，导致肝胃不和。因此，对肝炎病颇多合用机会。遇急黄或胆黄病，本品更为恰当，因为蒲公英还有通利小便功能，故《本草备要》推崇它为"通淋妙品"。

楮实子，又名楮桃，属补药，古方还少丹也用之。药虽古但近代比较少用。我常用以治肝炎，因为其补脾肾而不温，利小便而不伤正，并能散癥祛瘀。《普济方》之化铁丸、《本草纲目》之楮桃丸，皆消痞块，可见其功。各种效能均有利于肝病。本品如以丸散药用，效果比汤剂更好。

熟枣仁,味酸入肝,既能养肝阴,亦能敛肝气,为肝病良药。气郁胁痛且疏肝药不应者,用之每能见效。肝病易见烦躁失眠,用本品较为合适。用治肝炎,要超过常用量,我每以30g以上,有利于肝功能之恢复。

茜草根,功用有四:活血止血,凉血解毒、退黄和利小便,用治实证黄疸和肝病瘀阻出血,最为适宜。《神农本草经》认为可以"补中"。《别录》认为能"益精气",可见不是伤正之药,但于孕妇不适宜。

石上柏,又名兖州卷柏,为华南草药,属卷柏科,味甘性平。功能:益气明目,清肝利胆。珍珠草,即叶下珠,为草药,属大戟科,产于长江以南各地,味淡涩,性微凉。功能:清肝明目,利尿渗湿。

此外,柴胡、白芍、当归、郁金等皆治肝之常药,而山茱萸、枸杞子、何首乌、女贞子等亦属养肝妙品。

四、运用"柴平汤"治疗肠胃、肝胆系病症经验

柴平汤出自《增补内经拾遗方》,由经方小柴胡汤和平胃散合方而成。我在50多年临床诊治脾胃、肝胆系疾病中,应用此方加减,疗效确切,故将临床总结经验归纳如下:

1. 方源汤证

小柴胡汤出自《伤寒杂病论》,是张仲景的名方,主治往来寒热,胸胁苦满,默默不欲饮食,心烦喜呕,口苦,咽干,目眩,苔薄白,脉弦,为和解少阳主方。方中柴胡可散邪透表,使半表之邪得以外宣;黄芩除热清里,使半里之邪得以内彻;半夏降逆和中;人参、甘草补正和中以去邪;生姜、大枣配甘草调和营卫,以行津液。诸药合用共成和解少阳、补中扶正、和胃降逆之功。平胃散出自《太平惠民和剂局方》,功能燥湿运脾、行气和胃,治脾胃不和,不思饮食,心腹胁肋胀满刺痛,口苦无味,胸满短气,呕哕恶心,嗳气吞酸,面色萎黄,肢体瘦弱,怠惰嗜卧,体重肢痛,常多自利。方中重用苍术为君药,以

其苦温性燥,最善降湿运脾;臣以厚朴行气化湿,消胀除满;佐以陈皮理气化滞;使以甘草甘缓和中,调和诸药;生姜、大枣调和脾胃。诸药相合,可使湿浊得化,气机调畅,脾气复健,胃气和降。二方合而成柴平汤,主治一身尽痛,手足沉重,寒多热少之湿症。余运用此方治疗慢性胃炎、胆囊炎、胰腺炎、胁肋痛及胆心综合征等。临床上证见胃脘胀满不适,不思饮食,嗳气吞酸,心腹胁肋疼痛,胸满气短,怠惰嗜卧,常多自利,心悸不安,苔白厚,脉弦或紧,均可放手加减使用。

2. 用方原由

我认为患此类疾病的人,均因饮食不节、心情失畅,以致湿热中阻,虚实夹杂,气机痞塞,从而引起脾、胃、肝、胆正常功能失常而发生疾患。饮食、情志、湿热是脾胃肝胆病的三大主要致病因素,肝胆的疏泄和脾胃主运化受纳有密切的关系。一方面,肝胆的疏泄功能使气机调畅,有助于脾升胃降的协调,亦为脾的运化功能创造了良好的条件,如果肝的疏泄功能异常,影响脾的升清,也能影响胃的降浊。另一方面,肝能生成胆汁,帮助消化食物,而胆汁的分泌又直接受到肝之疏泄功能的影响。因肝有调畅情志的作用,所以上述病情均与情志有密切关联。故肝的疏泄功能正常,则气机调畅。我用上方治疗脾胃病、肝胆病、胆心病,原则是疏利肝胆,调畅情志,起到化湿健脾、和胃消食作用,使湿去食消,脾胃自健,情绪舒畅则病无反复。

由于小柴胡汤中,人参、炙甘草、大枣有益气健脾作用,亦照顾到疾病后期脾胃气虚的病机,并起到祛邪与扶正并举的双重效果。

故我在临床运用上方治疗脾胃、肝胆、胰腺、胆心综合征及上腹不舒诸证,只要辨证得当,紧抓饮食、情志、湿热之邪三大主因,就能取得良好疗效。

3. 古方发挥

柴平汤基本常用药:柴胡 10g,苍术 10g,黄芩 9g,人参 10g,半夏10g，陈皮10g，生姜6g，大枣5枚，甘草6g。

加减：食少纳差者加焦三仙、鸡内金、谷芽；伴恶心呕吐者加竹茹、半夏、旋覆花；腹胀腹满者加厚朴、苏梗、枳壳；兼心悸、心烦者加朱砂、磁石、丹参。

用上方施治诸病时，一要重视药物的炮制，二要注重药物的用量。特别是柴胡，炮制和用量的多少根据疾病轻重对症下药，使之充分发挥疗效，确保用药安全，以适应临证需要。我用柴胡经过粗制后一般用量为12～16g。因少阳乃阳经之枢机，古柴胡用量宗古方，顺应到此量。若患者胃脘痛或胁肋痛，则应用《施今墨药对》中醋柴胡15g、白芍20g，以达解郁疏肝止痛之效，因酸入肝经，可防柴胡劫阴；苍术一药，要用黄土炒，炒黄或炒黑用，以增强燥湿健脾之功；炙甘草一般用6g，若里寒重时，加温里之药如良姜、草果；若两胁疼痛者加元胡12g，木香6g；病久血瘀者，加丹参30g，桃仁12g；痞满腹胀者，加枳壳40g，厚朴18g，苏梗12g。

4. 医案举例

医案1

刘某，男，55岁，2016年9月7日诊。患者10年前突发急性胆囊炎，于当地医院住院治疗后好转。近2年来胆囊炎反复发作，于县医院西医治疗缓解。5d前因进食面类食物后，出现腹胀，家属恐诱发胆囊炎发作，于当地医院输液治疗（具体用药不详），症状未见缓解。2d前开始出现上腹部胀痛、发热，体温达39.2℃，为求进一步诊治，遂来我院就诊。见神清，精神疲惫，上腹部胀痛不适，伴有右胁下不适或持续钝痛，发热，饮食、睡眠差，大便2d未解，小便正常。舌淡苔腻，脉弦。予以柴平汤加减，5剂处方：柴胡15g，枳壳12g，黄芩10g，法半夏12g，炙甘草10g，苍术12g，厚朴10g，陈皮12g，生姜15g，大枣6枚，元胡10g，香附8g，白芍20g，川楝子12g，苍术10g（炒炭用），大黄6g（后下）。日煎服1剂，连煎2次，煎得药液混合，分2次温服。2d后复诊，精神仍疲，头晕，上腹部胀痛不适较前稍减轻，饮食、睡眠差。患者大便已解,上方去大黄,进3剂。3d后三诊,患者精神较前好转,稍感全身乏力,上腹部胀痛不适较前明显减轻,头晕明显减轻,饮食、睡眠较前明显改善,大小便正常。上方去栀子、枳壳,白芍减量为15g,加党参15g,进5剂。5d后痊愈。

按语:慢性胆囊炎临床以右胁下不适或持续钝痛为主要表现。本病属于中医胁痛范畴,病因以饮食、情志等因素为主,病机为肝胆郁结,胃失和降,治疗多从疏利肝胆气机、清利肝胆湿热等法入手。胁胀脘痞,胆气上逆,胃中湿阻,欲疏少阳之气,平胃中之湿,非柴平汤莫属。卢永兵治疗胆囊疾病用柴平汤以化湿消食,疏利枢机,并能清热,使胃中湿化食消而脾胃升降复常,枢机开阖得畅,气机出入有序。其中一味苍术炒炭,应用奇特,草木过火则土生肥,故一味炭药亦可补脾胃,此为炭药不传之秘也。

医案2

张某,男,31岁,2017年7月21日诊。患者近3个月来反复出现上腹部饱胀疼痛,进食后明显,偶嗳气,无反酸,于外院行胃镜检查,示慢性浅表性胃炎。现胃部胀痛、呃逆、泛酸、恶心欲呕,食欲不振,大便溏,日2次,头晕,全身乏力,四肢不温,手指末端麻痹感,舌淡苔白,脉弦。处方以柴平汤加减:柴胡12g,党参10g,黄芩10g,苍术12g,生姜20g,大枣8枚,厚朴10g,砂仁8g(后下),陈皮10g,甘草5g,黄连5g,法半夏10g。日煎服1剂,连煎2次,煎得药液混合,分2次温服。4d后二诊:胃饱胀疼痛、呃逆减轻,胃纳稍增,大便条状,日1次。再服24剂,半月后电话报告身体正常。

慢性浅表性胃炎在中医分类中被归属到胃脘痛、痞满、呕吐的范畴。《素问·举痛论》云:"百病生于气也。"胃脘痛病机不离气机。胃属阳土,为六腑之大源,以通降为主,不宜阻塞瘀滞,胃气阻滞,不通则痛,故胃脘痛的病机为气机郁滞,故治疗胃脘痛的关键在于调理气机。脾胃虽为气机之枢纽,但气机运行仍不离肝,肝主疏泄,调畅气机,促进脾胃功能。李老以柴平汤和解少阳,燥湿行气,和胃止痛。

医案3

罗某,男,50岁,2003年10月28日就诊。患者以心悸不安半年之主诉入院。半年前患者出现心悸不安,经多方治疗无效,多次检查心电图和心脏B超均无明显异常。现感觉心悸心慌,易受惊吓,纳差,腹部胀痛,舌红苔白,脉弦,腹部B超提示:慢性胆囊炎。予柴胡、苍术、香附、木香、黄芩各12g,郁金10g,党参、陈皮、砂仁、厚朴、半夏各9g,酒大黄、炙甘草各6g。服药25剂,患者症状缓解。

按语:木乃火之母也,"肝气通则心气通,肝气郁则心气结"。再者"胆为中正之官,决断出焉"。肝怯则心悸也,类似现代医学的胆心综合征。《伤寒杂病论》有曰:"伤寒中风,有柴胡证,但见一证便是,不必悉俱。"方药运用不可拘泥,要有创新。

五、臌胀诊治的临床经验

(一)概述

臌胀又称鼓胀,单腹胀、臌脐,实指腹部胀大的一类病症。临床以腹大胀满,紧急如鼓,脉络显露为其主要特征。《内经·素问篇》曰:"有病心腹满,旦食则不能暮食,此为何病? 岐伯曰:名为鼓胀。"这条经文虽然简练,但对本病做了介绍。根据本病的临床表现,类似现代医学所指的肝硬化腹水,包括门静脉性肝硬化(和晚期血吸虫病肝硬化)、坏死后性肝硬化,胆汁性肝硬化的腹水形成期。至于其他疾病出现的腹水,如结核性腹膜炎、乳糜腹水、腹腔内晚期恶性肿瘤等,除去做好辨病处理外,亦可参照本篇的内容辨证施治。黄疸、癥积和臌胀,既有区别,又有联系,三者之间可能是先后演变和发展的不同阶段,又可以在病程中错杂并见,所以前人曾经指出,黄疸、癥积是中满、胀病之根。

(二) 病因病理

臌胀一证,多因长期酒食失节,七情、劳欲所伤,或其他病后,肝脾失调,继则累及肾而成。酒食不节,酒性辛热,且能助湿,如平素嗜酒或酗酒无度,则可伤脾,酿湿生热,进而耗伤肝阴,损害肝体,使肝脾两伤;饮食不调,饥饱不一,或长期营养不良,脾胃受损,可致脾虚肝郁。由于脾失健运,肝失疏泄,水谷精微失于输布,以致湿浊内聚,壅阻气机,水停于腹,而成臌胀。情志郁结,郁怒忧思,伤及肝脾,肝郁气滞,久而由气及血,血络瘀阻,肝病及脾,则脾运不健,水湿内停,亦可成为臌胀。他病续发,凡因病损伤肝脾,导致疏泄健运功能障碍者,均有续发臌胀的可能。如黄疸日久,湿热内蕴,气滞血瘀,或癥积、疟母不愈,气血耗伤,痰瘀留着,晚期血吸虫病,虫阻经隧,脉道痹塞,气血运行受累,清浊相混,或久泻、久利,损伤肝脾,脾气衰败,水湿内聚等,均可导致臌胀。臌胀的形成,虽有上述种种因素,但其病变脏器总属肝脾和肾脏的受损,病理变化不外乎气滞、水停、血瘀,以致本虚标实,水液停蓄不去,腹部日益胀大成鼓,故概括为:"胀病亦不外水裹、气结、血瘀。"

本病初期起,肝脾先伤,肝失疏泄,脾失健运,两者互为相因,乃至气滞血瘀,清浊相混,水湿内停中焦。久则由脾及肾,肾火虚衰,不但无力温助脾阳,蒸化水湿,且开合失司,气化不利,水湿越聚越盛;若阳伤及阴,或湿热内盛,湿聚内盛,湿聚热郁,热耗阴津则肝肾之阴亏虚,肾阴既损,阳无以化,则水津失布。至此肝、脾、肾三脏俱虚,运行蒸化水湿的功能更差,气滞、水停、血瘀三者错杂为患,壅结更甚,其胀日重,由于邪盛而正虚,故本虚标实,更为错综复杂,病势日益深重。另外,因正气虚易感外邪,如肝肾阴虚,内有郁热者,感邪每易化热,以致因热生痰,内扰心神,热动肝风,卒生神昏谵妄,惊厥,出血等严重征象。或因脾肾阳虚,湿浊内聚,蒙蔽心窍,亦可导致昏厥之变,终致邪陷正虚,气阴耗竭,由闭转脱。

（三）诊查要点

本病以单腹胀大为特征。若肝郁气滞为臌，则见腹部膨隆，尤以情绪变化后胀势更加明显，嗳气或矢气则舒，腹部按之空空然，叩之如鼓，无明显移动性浊音者，是为"气鼓"；如腹部膨大，状如蛙腹，按之如囊裹水，叩诊有明显移动浊音，或伴下肢浮肿者，病属脾虚气滞，水湿停阻，是为水臌；胀病日久，病及血分，证见脘腹膨满，青筋显露，按之腹内有癥积、疼痛，面颈部赤丝血缕，舌暗瘀紫者，乃属肝脾血瘀之征，是为血臌。临床上气、血、水三者常相兼为患，但各有侧重，掌握上述特点，有助于辨证。

臌胀包括现代医学的病种很多，但临床上以肝硬化腹水最为常见，所以诊查时，务必认真追溯病史，结合症状、体征，分析病因，配合理化检查，包括肝功能、超声波、上消化道钡餐造影等，以助诊断。如到过血吸虫病流行地区，有疫水接触史者，当作大便孵化和直肠镜检查，以排除血吸虫肝病。若腹水增长较快，食少，消瘦，积块坚痛者，更应进行有关检查，如抽取腹水化验、同位素肝扫描等，以排除腹腔内恶性肿瘤的可能。

体检时，要重点注意腹围的测量，积块的坚软，有无黄疸及其色泽，还要注意观察患者尿量的多少，饮食和精神神志的状况等。

本病若能早期治疗，可逐步得效，若病至晚期，腹大如瓮、青筋暴露、脐心突起、便如鸭溏、四肢瘦削者，预后不良。如黄疸日趋加深，发热持续不退，大量呕血、失血，则标志病情重笃。如晚期患者，口出秽气，身有异味，并出现精神烦躁不安者，往往为肝性昏迷的先兆征象，临证必须提高警惕，详细观察病情变化，积极抢救。

臌胀当与水肿相鉴别：臌胀主症是单腹部胀大，四肢多不肿或在后期伴有轻度肢体浮肿，每有肝病史，面色多青晦，腹皮常有青筋显露。水肿是全身肢体呈凹陷性浮肿，或并发腹水，多有肾病史，面色多㿠白，腹壁无青筋显露。可结合病史、体征和有关理化检查，予以区别。

（四）辨证施治

臌胀的一般症候是：腹水胀大，初起按之尚软，如未及时治疗，其胀渐甚，按之坚硬，甚则腹壁筋脉显露，脐心平或突起，面色萎黄或黧黑，或两目发黄，面、颈、胸部有红点或血缕，肌肤干燥，形体消瘦，独腹胀大，食欲减退，食后尤胀，或胁下积块胀痛，大便秘结或溏薄，小便短少，鼻血，齿衄，或便血，甚则可出现神昏痉厥等变症。上述征象，每因患者体质强弱、病程长短和病理性质不同而临床表现有所差异。临证应首先辨其虚实标本的主次，标实者当辨气滞、血瘀、水湿的偏盛，分别采取行气、活血、分利水湿等，必要时暂用逐水之剂，本虚者当辨阳虚与阴虚的不同，治以温补脾肾或滋养肝肾，本虚标实错杂并见，当予攻补兼施。

1. 实胀

1）气滞湿阻证：

症状：腹部膜胀，按其腹空空然而不坚，食后胀甚，嗳气得减，胁下胀痛，痛位不定，小溲量少，或见下肢微肿，舌苔薄白，脉象细弦。

病机：肝气郁滞，脾运不健，湿浊中阻。

治法：疏肝理气，运脾燥湿。

处方：柴胡疏肝饮合香砂平胃散加减。

常用药：柴胡、川芎、白芍、香附、郁金、青陈皮、枳壳、苍术、川朴、茯苓等。

胸脘痞闷，腹胀，嗳气为快，偏于气滞者，可酌加佛手片、沉香、木香等。湿阻中焦，伴少量腹水时，加砂仁、泽泻、大腹皮、车前子。大便干结，枳壳改用枳实，加槟榔。若脾阳不振，神倦，便溏，舌苔白、质淡者，酌加党参、干姜、川椒。

2）寒湿困脾证：

症状：腹大胀满，按之如囊裹水，脘腹痞胀，得热稍舒，面色萎黄或㿠白,颜面微浮,下肢浮肿,畏寒,精神困倦,懒动,小便少,大便溏,舌苔白腻,脉细缓。

病机:水湿停聚,困遏脾阳,气化不利。

治法:温运中阳,化湿行水。

处方:实脾饮、胃苓汤加减。

常用药:厚朴、苍白术、陈皮、草果、木香、附子、干姜、连皮苓、泽泻、甘草等。

如小便不利,再加桂心、猪苓、车前子。脘腹胀满,可加砂仁、枳壳之类,以宽中理气。若兼胁肋胀痛者,加香附、郁金、青皮,元胡,理气解郁。

3)湿热蕴结证:

症状:腹部膨胀,腹皮绷紧,撑胀拒按,下肢浮肿,面色黄垢,肌肤目睛黄染,烦热不安,口苦、口臭,小便赤涩,大便秘结或溏垢,苔黄腻,或兼灰黑,脉弦数。

病机:湿热壅盛,蕴结中焦,气滞水停。

治法:清热化湿,利水消肿。

处方:茵陈四苓汤,中满分消丸加减。

常用药:茵陈、黄檗、山栀、金钱草、砂仁、川朴、苍术、猪苓、泽泻、车前子、滑石等。

热毒炽盛,可加龙胆草、大黄、半边莲。腹胀甚,大便秘,可加商陆、牵牛子。小便赤涩不利者加陈葫芦、马鞭草,或吞服蟋蟀粉、蝼蛄粉、沉香粉。

若热迫血溢,吐血、下血者,去苍术、蔻仁、川朴,加水牛角、生地、丹皮、生地榆,以凉营止血。

4)肝脾血瘀证:

症状:脘腹坚满,青筋显露,胁下结癥,痛如针刺颜面晦暗黧黑,或见赤丝血缕,头颈胸臂出现血痣,口干不欲饮水,或大便色黑,舌苔薄白,质紫暗,或有瘀斑,脉细涩或细弦。

病机：肝脾气血瘀阻，经遂络脉壅塞。

治法：化瘀行水，痛络散结。

处方：调营饮加减。

常用药：当归、赤芍、桃仁、五灵脂、三棱、莪术、九香虫、鳖甲、大腹皮、赤茯苓、马鞭草、益母草、泽兰、泽泻等。

若瘀结明显，加穿山甲、地鳖虫、水蛭、牡蛎；胸胁痞胀、舌苔浊腻、痰瘀互结者，加郁金、白芥子、法半夏；脾大明显时，加服鳖甲煎丸。

本证在运用活血祛瘀法时，必须从病人的体质、症状和体征等全面分析，辨证运用，如病久体虚，气血不足者，宜佐以益气养血之品。若有出血倾向者，活血化瘀之品需慎用，或同时配合凉血止血药。

2. 虚胀

1）脾肾阳虚证：

症状：腹大胀满，形如蛙腹，撑胀不甚，朝宽暮食，面色苍黄或㿠白，胸闷纳呆，神倦，怯寒，肢冷，浮肿，小便短少不利，大便易溏，舌苔白滑，质淡，脉象沉细。

病机：脾肾阳虚不运，水湿内停。

治法：温补脾肾，化气行水。

处方：附子理苓汤加减。

常用药：附片、干姜、党参、白术、茯苓、陈葫芦、鹿角、葫芦巴等。

偏于脾阳虚者，酌加黄芪、山药、薏苡仁、扁豆；偏于肾阳虚者，酌加肉桂、淫羊藿、仙茅。

2）肝肾阴虚证：

症状：腹大膨满隆起，腹皮紧，面色晦滞，形体消瘦，午后低热，面红，心烦，口干，时或鼻衄，牙龈出血，小便短少，舌质绛红少津、苔少或光剥，脉细弦或细数。

病机：肝肾阴虚，阳无以化，水津失布。

治法:揉肝滋肾,养阴利水。

处方:参麦地黄汤加减。

常用药:沙参、麦冬、石斛、生地、山芋、首乌、枸杞子、枳实、猪苓、泽泻等。

如津伤口干,重用石斛,加天花粉、芦根、知母;午后低热,酌加银柴胡、鳖甲、地骨皮、白薇、青蒿;鼻衄出血,酌加山栀、茅根、藕节;湿热留恋不清,溲赤涩少,酌加知母、黄檗、马鞭草、金钱草。目肤黄者加茵陈。

附1:逐水法的运用

逐水法一般仅适用于实胀。如《黄帝内经》所说的"中满者,泻之于内""下之则胀已"均指实胀而言。凡病程较短,正气尚未过度消耗,饮食未减,而腹胀殊甚,腹水持续增长,溲少便秘,脉象有力者,可暂用攻逐法,以缓其急,减轻病人痛苦,缩短疗程。但必须"衰而大半而止",绝不可过用峻下剂,以防损伤脾胃,虚败元气,而致出现昏迷,出血之变。所以朱丹溪曾说:"此病之起,或三五年,或十年,根深矣,势笃矣,欲求速效,自求祸耳。"

常用的逐水方很多,如舟车丸、控涎丹、十枣汤等,此外,还可用甘遂粉0.9g,黑白丑粉各1.5g,大黄粉1.5g,沉香粉0.9g,琥珀粉0.6g(为1d量),分装胶囊,1次或分2次吞服,用红枣汤送下。一般以2~3d为1疗程,必要时停3~5d后再用。在使用过程中,必须严密观察病情,注意药后反应,加强调护,发现有严重呕吐、腹泻腹痛者,则当停药。对于正虚体弱,饮食甚少,发热,黄疸日深,脉象细弱,或有出血倾向,或曾并发过上消化道出血、有溃疡病、严重心脏病及肾功能不全者,均不宜使用其法。

附2:肝昏迷的治疗

肝昏迷是臌胀——肝硬化晚期的一种恶性变化,此时正虚邪陷、邪毒攻心,病情继续恶化,一经发现,必须详查病情,用中西医两法进行抢救治疗。若痰热蒙心,出现高热,烦躁,甚则怒目狂叫,口臭,便秘,溲赤,苔黄,质红,脉弦数者,选用安宫牛黄丸、至宝丹、紫雪丹等清心开窍;如湿浊弥漫,上蒙心窍,神情淡漠,呆滞,朦胧嗜睡,呼之懒言,神糊,口中秽气,苔浊腻,脉细弦,可选用苏合香丸、玉枢丹等化浊醒窍;水药可用石菖蒲、郁金、远志、茯神、天竺黄、陈胆星、竹沥、半夏等豁痰开闭;热甚者配黄连、黄芩、龙胆草、山栀子;动风抽搐,配石决明、钩藤;腑实,加大黄、芒硝;津伤,舌质干红,加麦冬、石斛、生地。若继续恶化,昏迷深,汗出肤冷,气促,撮空,两手抖动,脉细微弱,已属气阴耗竭,正气虚败的脱证,应根据病情急给予生脉散、参附牡蛎汤等敛阴回阳固脱。

医案 1

谭某,男,48 岁,宝鸡市岐山县城关镇人,农民。

主述:腹大如鼓,胀满 1 月,上腹部膨胀尤甚,胀甚而痛,尿少,大便干、量少,舌苔根腻、质紫,尖红有裂,脉细滑。病属臌胀,湿热蕴结,气机壅滞,观其体气未虚,饮食尚可,诊脉细滑有力,乃予理气逐水法。药用黑丑 15g,煨甘遂、大戟、广木香各 4.5g,沉香 1.5g,槟榔 12g,炒莱菔子 8g,马鞭草、陈葫芦瓢各 30g,半枝莲 15g,车前子 12g(包)。药后腹部膨胀疼痛渐减,大便仍干,尿量明显增多,腹大减少,服至 10 帖后,上方去半枝莲,改甘遂、大戟各 6g,加芫花 4.5g,商陆根 6g,再投数剂,胀宽水消,取得近期疗效。

医案 2

徐某,男,52 岁,宝鸡市渭滨区下马营人,工人。

患者于 1 月份自觉脘腹作胀,纳后较显,体倦神疲。2 月份因劳累过度,致使病情加重,腹胀尤甚,在西安交通大学第二附属医院住院治疗。曾在某医院诊治,查肝功能异常,上消化道钡餐透视,食道下段静脉曲张,诊断为肝硬化腹水,该院建议中药治疗,曾服攻下剂舟车丸,腹大不减,于 3 月 8 日来本院治疗。当时,面黄消瘦,神倦无力,颜面及四肢轻度浮肿,腹胀肠鸣,青筋横绊,腹围 76cm,纳谷则胀甚,纳后即有便意,大便溏而不实,溲少色黄,口干微苦,舌苔薄腻微黄,脉象沉细。综合脉证,病属脾虚气滞,水湿内留,病及于肾,治以温阳行水,健脾理气,拟方实脾饮、附子理中汤加减,药用红参、白术、茯苓、草果、木香、大腹皮、附片、干姜、猪苓、泽泻、椒目等,另吞禹余粮丸。服药数日,小溲由原来每天300mL增至500mL,腹围由76cm减小至73cm,原方连服1个月,腹胀全消,饮食渐增,大便转实,精神转振,小便每日增至1500mL,腹围减至66cm。自觉症状不著,原方加当归以养血、黄芪以益气,面色转润,体力增强,至12月25日,体重由原来的100kg减至90kg,继续服药巩固疗效。

单方草药:九头狮子草根(京大戟)用于肝硬化腹水实证。取根洗净晒干,微火炒成咖啡色,研粉,装胶囊,每粒0.3g,成人每服13~16粒,早饭后2h温开水送服。药后稍有腹痛、恶心呕吐,数小时后腹泻数次,症状改善。一般情况良好者,隔3~7d再服1次,连服至腹水基本消退后,可服人参养营丸调理。服药期间,应进无盐饮食,并忌鸡、猪头肉等食品。马鞭草、半边莲、陈葫芦、河白草、石打穿、六月雪,上药任选1~3种,每味用量30g,煎汤内服。鲤鱼赤小豆汤:鲤鱼0.5千克(去鱼鳞及内脏),赤小豆30g,煎汤服,用于臌胀的虚证。

体会:臌胀是指腹部胀大如鼓而言,病因虽有多端,但其病理总属肝、脾、肾三脏失调,气、血、水停聚腹中所致。临床辨证,应掌握标本虚实,实证当以补正为主,根据脾肾阳虚与肝肾阴虚的不同,采用温补脾肾或滋养肝肾之法。注意虚实之间的错杂及转化,重视调理脾胃,把祛邪与扶正有机结合起来。切不可只看到腹胀有水而不顾整体,妄用攻逐伤正。

由于本病虚实错综,先后演变发展阶段不同,故临床表现的证型不一。一般说来,气滞湿阻证多为腹水形成早期,湿热蕴结证为水邪壅盛的实证,且往往有合并感染情况,易发生变化。寒湿困脾与脾肾阳虚,多为由标实转为本虚的2个相关证型,肝脾血瘀和肝阴虚两证最重,前者经脉瘀阻较著,应防并发大出血;后者常为肝腹水之晚期,较其他证型更易诱发肝昏迷。

必须注意,腹水消失以后,还需抓紧时机,进行善后调治,培补正气,以免反复,并分析其致病原因,把辨证与辨病结合起来,妥善地进行病原治疗,以巩固和提高疗效,否则仍有复发的可能。

前人将臌胀列为风、痨、臌、膈四大疑难重症之一,说明本病在治疗上难度较大,但是,只要能早期发现,早期治疗,在药物治疗的同时,嘱咐病人注意生活调摄,吃无盐饮食,并禁食馊腐、粗硬的食物,安心休养,消除顾虑,加强护理,当心冷暖,防止正虚邪袭,感染并发他病,多能逐步取得效果。前人沈金鳌曾说过:"先令却盐味,后衣裳,断妄想,禁愤怒。"若病至晚期腹大如瓮、脐心突起、四肢瘦削,甚至出现昏迷,大量呕血、便血者,则多标志病情危重,预后不良。

六、消渴诊治方法及临床用药经验

中医学之消渴,又名消瘅、膈消等,如《证治准绳》云:"渴而多饮为上消;消谷善饥为中消;渴而便数有膏为下消。"实际上这三种主要症状多合并出现,很难截然分开。它与素体肾亏、阴虚有关,病理变化多责之于阴虚和燥热两个方面,并且互为因果。对其辨治介绍如下:

1.遵守病机,养阴清热

该病之初期,以燥热偏盛为主。燥热伤阴,病久津液被耗,血实转虚,阴虚无以化气,导致气阴两虚。本人治疗该病谨守病机,治以益气养阴,清热生津,应用六味地黄汤加减,临症每获良效。

药方:生芪、人参、花粉、苍术、元参、山芋、山药、茯苓、泽泻、丹皮、葛根、黄连。

方中六味三补三泻,养阴清浊,生津润燥,即所谓"壮水之主,以制阳光";黄芪益气生津;人参大补元气,生津止渴;葛根除消渴、身大热、呕吐等,治宜生津止渴;黄连清心火,泄胃热;花粉清热生津;苍术燥湿健脾;元参清热养阴。此外,生芪配山药、苍术配元参,是施今墨治本病之经验对药,尚有降血糖之路。

2. 重视脏腑,补脾益肾

人体之水谷精微靠脾之运化而输布全身,脾若失职,升降失调,则致水湿内蕴、聚湿生痰,痰湿内停则更伤脾阳,致脾气亏损。脾气不足,脾土不能制约肾水,统摄无权,则肾失封藏,精气下泄,阴精愈亏。精乃气之本,气乃精所化。精气皆来源于脾肾,所以糖尿病论治时切记益气健脾、滋阴补肾或双补更全面。

基本方:黄芪、山药、苍术、元参、生地、枸杞、山萸、女贞子、补骨脂、葛根、丹参、鸡内金、甘草。

黄芪甘微温,入脾,补气升阳;山药甘平,益气养阴,补脾肺肾。两药配伍,脾之气阴得补,又得葛根清热生津,助脾升清阳,输布全身,脾旺健运,则气血充足,五脏六腑得养;生地、山萸、枸杞、女贞子、补骨脂均入肾,可填补阴精,固护肾气,以达阴中求阳,阳中求阴之效,使肾气充盛,肾精充足,阴阳调和;丹参活血通脉;鸡内金运脾健胃以顾后天;苍术健脾祛湿,化浊辟秽;元参味甘苦、咸,性寒,质润多液,既能养阴凉血,又能清热泻火,除烦止渴,两者合用以元参之润制苍术之燥,苍术之温燥制元参之腻,一润一燥,互补互用;黄芪补气升阳而偏于补脾阳,山药甘平补脾养肺,侧重于补脾阴,两药相伍,一阳一阴,阴阳相合,共收健脾促运之功。全方共奏健脾补肾,益气填精之功,可使脏腑得健,气血通畅。

3. 明辨病标,祛痰化瘀

《灵枢·王变》有:"风雨寒暑,循毫毛而入腠理……或反消瘅。""五脏皆柔软者,善病消瘅。"《素问·奇病论》曰:"此肥美之所发也。此人必精食甘美而多肥也……故其气上溢,转为消渴。"《临症指南三消》云:"心境愁郁,内火自燃,乃消症大病。"可知糖尿病病因多端,与风雨寒暑,饮食情志等皆有关系。且本病病程长,病情复杂,变证多端。在此病程中,或因阴虚燥热伤营血,血液煎熬可致瘀;或因病久气阴两虚,气虚无力推动血行,血行不畅而致瘀;或因阴损及阳,阳虚寒凝而致瘀,故难病、久病必致瘀。本病多因痰作祟,怪病多痰,痰瘀同源,痰与瘀既是本病的病理产物,又是致病因素,是为病标。在疾病发展转归过程中,二者相互影响,互为因果,可使糖尿病病变日渐加剧,最终导致各种并发症出现,并可令病情复杂多变,缠绵难愈。因此,将祛痰化瘀之法恰当地用于糖尿病的治疗中,是取得临床较好疗效的关键所在。其基本方为黄芪、人参、当归、赤芍、川芎、丹参、茯苓、薏苡仁、半夏、陈皮、生地、山芋、枸杞等。"方中黄芪、人参益气健脾,乃因气旺可以生津""气回津液可以内守",配以元参、山芋、枸杞养阴生津之品,加强益气生津之功;川芎是血中之气药,可行气活血,配以当归、赤芍、丹参活血化瘀;茯苓、薏苡仁渗湿健脾,湿去脾旺,则痰无以生;半夏燥湿化痰,陈皮健脾理气,二药合用,则气顺痰消。全方共奏祛痰化瘀,益气养阴之功。

4. 灵活加减,随症而易

此病病情复杂,证分虚实,一病多证,非草味药物,一组方剂一种治法,所能通治,故在临床辨治过程中,务须审证求因,据证立方遣药,随症而易,方可奏效。

在临床之时随证加减的一般规律是:口干渴者,加葛根、花粉;气阴两虚者,加人参、麦冬、五味子;小便频数者,加益智仁、桑蛸;末梢神经炎时肢体麻木疼痛者,加全虫、僵虫、地龙、当归、鸡血藤、海风藤,并生用黄芪;并发皮肤感染者,加二花、公英、连翘、地丁;皮肤瘙痒者,加防风、蝉衣、地肤子、赤芍;并发下肢坏疽者,加二花、元参、丹参、红藤、黄芪、土茯苓;合并肺部感染者,咳嗽加百合、百部、川贝;合并高血压者,加天麻、钩丁、龙牡、牛膝;合并冠心病胸闷心痛者,加枳实、石菖蒲、丹参、当归、川芎、生蒲黄、五灵脂;合并白内障,视力模糊者加茺蔚子、枸杞、青葙子、菊花;合并肾病有蛋白尿者,加黄芪、益母草、玉米须;合并泌感尿频急痛者,加茅根、车前草、竹叶、栀子、滑石等。

本方是针对气阴两虚为本,瘀血燥热为标这一病理变化,紧扣久病入络这一特点。用元参、洋参、山药、生地、黄精、麦冬益气养阴，补肾填精，扶正固本，滋阴清热，从而有效地降低血糖和尿糖，可改善人体免疫功能。药理试验研究表明，黄芪、丹参、苍术能抑制微小血管的增生，对防治血管并发症有重要作用；丹参、赤芍等有抗血栓形成、增加冠脉流量的作用。

上方经临床应用，具有养阴清热，补肾益肾，祛痰化瘀之功效，对改善糖尿病"三多一少"等症有良好的效果。

第三节　诸难杂病诊治举隅

一、对热性病辨治方法的新悟

本病是感受四时不同的病毒所引起的疾患，在临床上是一类常见病、多发病，一年四季都有发生，男女老幼皆可罹患。其中多数病种来势急骤、发展迅速且病情较重，还有许多病种具有传染性，在一定条件下可在人群中传播等。由于四时气候变化不同，所产生的病毒有异，因而长期以来严重威胁人民的生命健康。

热性病包括2个方面的意义：一是指疾病的性质属热，所以称为热性病；二是指因感受外邪所引起的以发热为主要特征的一类传染病，多数为急性传染病。中医文献称："今夫热病者，皆伤寒之类也。"又称："夫人之伤于寒也，皆为病热。"所谓热病，即热性病；所谓病热，即以发热为主要特征的疾病；所谓伤寒，指感受外邪而言。

热性病之所以发生，除了为风寒暑湿燥火六淫外，戾气也是一种致病因素。这些因素都是指生物病原体，所以具有较为强烈的传染力，并易引起流行。这类生物病原体作用于机体时，体内固有的正气便奋起而抵抗，发生非常激烈的斗争，称为正邪相搏，从而出现以发热为主要特征的一系列证候，这就是热性病发病的基本原理。

热性病的范围很广，包括伤寒、风温、春温、冬温、暑温、湿温、温毒、湿热、疟疾、麻疹等多种。这些疾病的证候,与许多急性传染病相似,如所谓伤寒,类似流行性感冒;风温类似上呼吸道感染;春温与冬温,包括流行性脑脊髓膜炎、流行性感冒,由于发病的季节不同,所以可用季节来区分;暑温包括流行性乙型脑炎、钩端螺旋体病和脊髓灰质炎;湿温类似肠伤寒;温毒类似猩红热和流行性腮腺炎;湿热包括急性重症肝炎、传染性肝炎中毒性痢疾,中医称为疫毒痢,也是热性病的一种。

热性病的临床证候表现,一般都具有起病急、发展快、变化多等特点,在某种情况下,可有死亡率高的特点。

由于热性病具有上述各种特点,严重威胁着人民的健康。东汉医家张仲景在《伤寒论自序》中称:"余宗族素多,向余二百。建安纪元以来,犹未十稔,其死亡者三分有二,伤寒居其七。"意思是:他的200多名宗族,在不到10年的时间里,死了2/3。其中死于热性病的占7/10。所谓伤寒,这里是指各种热性病的总称。

中医药学对于热性病的证候分类,既反映了病症发作的阶段性,又反映了病症的不同类型(即不同的症候群),为临床治疗提供了更为有利的条件。这种证候分类方法,在东汉时开始有《伤寒杂病论》的六经学说,到清代有《温热论》的卫气营血学说和《温病条辨》的三焦学说等。这些证候分类学说,尽管在理论上略有不同,但都是划分各种热性病的发展阶段和证候类型,以便辨证论治,一直为临床所采用,具有一定的指导意义,因而是非常可贵的。但是,这些分类方法也都存在一些缺点,如中医文献称:"伤寒重在救阳,温病重在救阴。"又如《温热论》的卫气营血中,营与血的证候,本来没有明显的界线,勉强把它们分开,也是不适当的。为了取长补短,古为今用,我们试图以《温热论》的卫气营血学说为基础,适当吸收《伤寒论》六经学说中的主要部分,把热性病证候分类,总的分为邪盛正实、邪衰正虚和邪去正复3个阶段。

（一）邪盛正实期

邪盛正实期,即中医文献所称"邪气盛则实"的阶段。热性病初起,外邪开始作用于机体,正和邪进行着激烈的斗争,尽管在力量对比上,邪气暂时超过了正气,但从疾病发展的整个过程来说,这时的正气仍然处于"实"的状态,随时有战胜邪气的可能,所以称为"邪盛正实"。这就是热性病初期阶段的证候特征。由于正气未虚,可以战胜邪气,其所反映的临床症候,一般都表现为实的证候,因此这时治疗应以"祛除外邪"为主,因势利导。

1. 表卫阶段

从热性病发展的整个过程来说,表卫属于初起的阶段,常为许多急性传染病的前驱期,一般持续 1～2d,根据热性病从表到里和由浅及深的发展规律,渐次进入里热阶段。

（1）主要证候:初起先觉恶寒,继而发热,头痛,骨节疼痛,无汗或少汗,鼻塞流涕,喷嚏或咳嗽,口干、咽痛或喉痒、音哑,舌苔薄白或微黄,脉浮紧或浮数。其中以恶寒和发热同时出现,无汗和骨节疼痛为表卫证候的主要特征。临床上根据恶寒程度的轻重、有汗和无汗的不痛,分为表寒和表热两种。恶寒重、发热轻,无汗,苔薄白,脉浮紧,称为表寒证,发热重,恶寒轻,或不恶寒,有少量汗,口干,咽痛,或喉痒、咳嗽,音哑,苔薄白或微黄,脉浮数,称为表热证。前者常见于流行性感冒,后者可见于上呼吸道感染和大部分热性病的前驱期。

（2）治疗参考:表寒证以辛温解表为主,表热证以辛凉解表为主。采用药物、方剂:前者如荆芥、防风、羌活、苏叶、九味羌活汤等,取其通过发汗,达到祛除外邪的目的;后者如桑叶、菊花、薄荷、桑菊饮、银翘散等,取其发汗和清热并举,起到辛凉解表的作用。

2. 里热阶段

此阶段是表卫阶段的继续,持续时间较长,一般为 3d 到 1 周以上,属于热性病的发展阶段,常见于许多传染病热盛时。这一阶段的证候,无论初起时是表寒或表热,当转入里热阶段以后,便不再有恶寒,只有发热,甚至怕热,这是它区别于表卫阶段的主要证候特征。下面分气热、湿热、血热3种进行讨论。

1)气热证:表示热在气分(发于暑天,称为暑热),就病症的性质和趋势来说,是向燥证的方面发展,近似许多传染病中出现在水的代谢紊乱时。

(1)主要证候:发高热,不恶寒,反恶热,汗多,口燥渴引饮,面色潮红,略有烦躁,脉洪大,舌苔黄燥。其中,在表卫阶段中出现的头痛、咳嗽、咽喉疼痛等证候,这时仍可继续存在。如这些证候继续加重,甚至出现呼吸迫促,辨证上多属痰热壅肺,可见于急性支气管炎、肺炎。

(2)治疗:以清热生津为主。药物如生石膏、知母、淡竹叶、连翘、金银花、大青叶、板蓝根等,或豆豉、山栀、黄芩、蒲公英、一见喜、草河车等。方剂如白虎汤、清心凉膈散,或白虎加人参汤,取其清气分燥热的作用。如续发支气管炎、肺炎,可用麻杏石甘汤配金银花、板蓝根、栝楼皮、枇杷叶等药。

2)湿热证:仍然是热在气分的一种,就病症的性质和趋势来说,是向湿证的方面发展,可见于许多传染病出现消化功能障碍时,最常见于黄疸型传染性肝炎和胆道感染证。

(1)主要证候:发高热,汗出,时起时伏,头重而痛,胸脘痞闷,四肢困重,食欲不振,恶心或呕吐,口渴不欲引饮,或渴喜热饮,口淡无味,大便溏泄,里急后重,或大便秘结,小便短赤,舌苔白腻或腻而黄,脉濡滑。如果出现寒热往来似疟,热多寒少,发作无定时,口苦咽干,心烦喜呕,不欲饮食,胸胁痞痛,小便短赤,大便秘结,称为湿热邪留三焦。这类病症多为表卫夹湿,郁而化热所致,持续时间较长,所以临床常称为湿热为病,缠绵难已。

(2)治疗:以清热化湿为主。其中有湿多于热和热多于湿的不同,湿多于热,应以化湿为主,配合清热;热多于湿,应以清热为主,配合化湿。但总的来说,应"先化其湿,后清其热",这也是治疗湿热病的基本原则。化湿药物,可用藿香、佩兰、白蔻仁、茵陈、半夏、苍术、厚朴等;清热药物,可用黄连、黄芩、山栀、连翘、滑石等。方剂可采用甘露消毒丹、三仁汤等,取其芳香化浊、清热利湿的作用。如为湿热邪留三焦,可用达原饮、小柴胡汤、大柴胡汤等,配合山栀、元明粉、茵陈等,取其和解"三焦表里"的作用。

3)血热证:这一阶段是气热和湿热阶段的发展,属于热性病的极期。这一阶段的证候,持续时间虽然较气热和湿热证候短,但是关系到热性病好转和恶化的一个非常重要的阶段,临床上经常提到的气血两燔和热入心包等证,都与这一阶段有关。

(1)主要证候:初期表现为持续性高热,每至傍晚加剧,呼吸气粗,两颧发红,口不甚渴,烦躁谵语,甚至神志昏迷,大便秘结,小便短赤,舌质红绛,舌苔黄燥,或干黑芒刺。如病情继续深入发展,出现皮肤斑疹,或紫黑成块,或吐血、衄血、便血,舌色深降,脉细数而虚等,说明热邪已经进入血分阶段,临床称为血热妄行。若热邪已经进入血分,而气热的证仍然存在,例如高热、口渴,烦躁不安,皮肤出现斑疹,吐血或衄血,舌质红绛,苔黄腻,脉滑数或弦细而数,临床称为"热入心包"。

(2)治疗:中医文献称:"在卫汗之可也,到气才可清气,入营犹可透热转气,入血就恐耗血动血,直须凉血散血。"这是治疗热性病的总则,对血热证阶段来说,仍需以清气凉血为主,佐以散血。药物如石膏、知母、犀角、黄连、丹参、元参、鲜生地、金银花、连翘、丹皮、紫草、赤芍、板蓝根、大青叶等;方剂如清营汤、化斑汤、犀角地黄汤、清瘟败毒饮等。这类方剂,同样适用于气血两燔的病症。如为热入心包或逆传心包的病症,应以清心开窍为主。药物如犀角、元参、麦冬、生地、莲子心、竹叶心、板蓝根、连翘等;方剂如清宫汤,另加安宫牛黄丸、紫雪丹或至宝丹,取其清热开窍。

4）大肠积热证：气热、湿热、血热3种证候类型，在不同阶段的发展过程中，如果在出现固有证候的同时，伴有大便秘结，或下痢里急后重，临床上称为大肠积热。在许多传染病包括急性细菌性痢疾中都可以出现大肠积热的病症。

（1）主要证候：大便秘结，浮肿胀满，疼痛拒按，高热不解，或午后潮热，心烦躁扰，甚则谵语，舌质绛红，舌苔焦黄厚腻，或干燥起刺，或大便溏泄，里急后重，痢下赤白，脓血相兼，小腹疼痛，高热口渴，舌质红绛，舌苔焦黄、厚腻。

（2）治疗：大便秘结，以泻热通便为主，临床称为急下存津。治疗方法：可于上述清气、化湿、凉血各方中加入大黄、芒硝等药；如为下痢后急，可再加槟榔、枳实调气之品。对于体弱、妊娠，或已见大肠下血者，应该慎重使用。

（二）邪衰正虚期

邪衰正虚期，即中医文献所称精气夺则虚的阶段。热性病进入极期以后，由于患者持续高热，机体固有的抗病能力被大量消耗，显示正气相对不足，所以说精气夺则虚。精气是正气最根本的物质基础。这种现象如果一时得不到扭转，继续发展下去，就有虚脱亡阳的可能。由于正气被大量消耗，这时主要表现为虚，所以在治疗方面，应以扶正祛邪为主，使正气重新聚集力量，最后战胜邪气。此阶段可分为阴虚阶段和气虚阶段，气虚包括阳虚在内。现介绍如下：

1. 阴虚阶段

这里所称的阴虚，具体指阴精和津液不足。所谓阴虚阶段，实际上仍是血热阶段的继续。就性质来说，主要表现为虚证而已。

（1）主要证候：由于持续高热，肝肾阴精被劫，可出现2种证候类型，一为阴虚风动，一为肝肾阴虚。阴虚风动常由高热所致，可表现为四肢抽搐，皮肉抽跳，甚至角弓反张，舌质红绛或光剥无苔，或干瘦纹裂，口干，前板齿燥，脉虚细数。肝肾阴虚，高热虽减，而阴精已竭,手足烦热,两颧发红,精神困倦,耳聋耳鸣,口燥咽干,舌质紫晦,脉虚细数。

(2)治疗:①阴虚风动,仍以滋阴清热为主,佐以潜阳息风。药物如羚羊角、犀角、麦冬、石斛、生地、元参、龟板、牡蛎、鳖甲等;方剂如清宫汤、羚角钩藤汤、三甲复脉汤、大定风珠等。②肝肾阴虚,应以滋补肝肾为主,佐以养血益气。药物如人参、阿胶、当归、黄芪、元参、麦冬、生地;方剂如加减复脉汤、当归补血汤等。

2.气虚阶段

由于长时间持续高热,精气被大量消耗,机体营养物质缺乏,出现功能活动降低,这就是气虚的原因。下面提到的阳虚证,就是气虚阶段的发展。

(1)主要证候:热性病发展至此,一般已无发热、面色㿠白、胸闷气促、心中悸动、精神困倦、口燥咽干、头晕耳鸣、自汗盗汗、手掌心热、饮食少思、大便溏泄、舌质淡红、脉虚结代。如果出现恶寒、冷汗出、四肢厥冷、口唇发绀、面色青紫,甚至体温下降、舌质紫晦、脉沉细微弱,就是阳随阴脱,临床称为亡阳。

(2)治疗:以益气和阳为主,佐以养血滋阴。药物如党参、黄芪、炙甘草、白术、阿胶、生地、麦冬、桂枝等,方剂如复脉汤或加减复脉汤。如发展为阳随阴脱,急以回阳固脱为主:药物如附子、干姜、人参、当归、黄芪、龙骨、牡蛎等;方剂如桂枝加龙骨牡蛎汤、参附汤、四逆汤、六味回阳饮等。

(三)邪去正复期

邪去正复期,就是热性病的恢复期。热性病发展到这一阶段,除高热已经不再存在外,一系列证候也逐渐消失,而体力开始恢复,所以称为"邪去正复"。这时邪气虽去,正气开始恢复,但是常表现为功能活动和营养物质的不足,临床称为气阴两虚,这是热性病后期的主要临床特征。这类病症可出现在血热阶段以前,表示正气恢复较快;也可发生在血热阶段以后,表示正气恢复较慢。总之,这阶段的正气虽虚,而最后终于战胜邪气,是热性病逐步好转的现象。

气阴两虚是由气热和湿热阶段发展而来的,虽然其间或经过血热阶段,但到最后仍表现为气热或湿热的虚证。现分别介绍如下:

(1)主要证候:气热、湿热所致的气阴两虚,都有低热的共同表现,临床称为余热未净。此外,常见消瘦、疲倦乏力、头晕、懒言少气,口干咽燥,舌红绛少苔,脉虚散无力。而来自湿热的气阴两虚,除上述证候外,常兼有不思饮食,胸满短气,小便赤涩,大便溏泄。

(2)治疗:来自气热者,清热益气为主,佐以育阴生津。药物如石膏、知母、粳米、北沙参、麦冬、五味子、半夏、淡竹叶等;方剂如白虎加人参汤、竹叶石膏汤、生脉散。来自湿热者,仍以清热益气为主,佐以化湿。药物如北沙参、麦冬、五味子、黄芪、升麻、葛根、苍术等,方剂如清暑益气汤之类。

(四)热病传变期

热性病的发展过程,是一个比较复杂的过程,中医学上习惯称为“传变”。这种“传变”,也就是热性病发展过程中的基本规律,其中可分为一般的传变规律和特殊的传变规律。热性病的发展,从表到里、由浅及深,循序变化,是一般的传变规律,如果超越了表里浅深的顺序,出现由表入里或逆传心包等现象,就是特殊的传变规律。中医文献称:“卫之后方言气,营之后方言血。在卫汗之可也,到气才可清气,入营犹可透热转气,入血就恐耗血动血,直须凉血散血。否则,前后不循缓急之法,虑其动手便错,反致慌张矣。”这段话说明了掌握热性病发展的一般规律和特殊规律,对于认识热性病在发展过程中轻重缓急的不同程度,作为立方用药的依据,具有相当重要的意义。

1. 一般的传变

热性病的一般传变,中医习惯上称为顺传,即按次序发展的意思,分为表里传变和虚实传变2大类。

（1）表里的传变：热性病的发展,一般是从表到里,由浅及深。热性病邪盛正实阶段,从表卫经气热或湿热,再到血热,就是表里的传变。治疗时,表卫为热性病的初起阶段,应以发汗解表为主,所以文献称为"在卫汗之可也"。气热或湿热,为热性病的热盛阶段,气热应以清气为主,湿热以清气化湿为主,但当热在表卫阶段,清气热法就不能用之过早,所以文献称"到气才可清气"。血热表示热性病的热极阶段,应以凉血、散血为主,也不宜用之过早,以免引邪入内,即"入血就恐耗血动血,直须凉血散血"。总之,表里的传变,基本上多是邪盛正实的病症,所以多用祛除外邪的方法。

（2）虚实的传变：热性病从实到虚,由轻变重,发展到邪衰正虚阶段,其中包括阴虚、气虚、阳虚等,这就是虚实的传变。治疗时,阴虚为热性病发展至热极阶段,机体营养物质缺乏,即中医所称的阴精不足,应以滋阴为主,所以文献有"精不足者补之以味"的说法。气虚和阳虚,表示热性病发展至热极阶段,由于阴精被大量消耗,机体的功能活动失去物质基础,功能代谢迅速下降,出现气虚和阳虚现象,应以补气或回阳为主,所以文献有"形不足者温之以气"的说法。总之,虚实的传变,多是邪衰正虚,所以多用扶正祛邪的方法。至于邪去正复阶段,也是虚实传变的一种,仍以扶正祛邪为主。

2. 特殊的传变

热性病的特殊传变,中医习惯上称为逆传,即不按次序发展的意思,分为并合传变和逆行传变2大类。

1）并合传变：并合即中医文献所称的并病和合病。所谓并病,是指热性病在发展的过程中,前一阶段的证候群尚未消失,而后一阶段的症候群已经发生。所谓合病,是指热性病在发展的过程中,有2种或3种证候群同时存在。临床上所称的气血两燔,就是气热和血热等证候群同时存在,这就是合病的一种。

2）逆行的传变：主要有逆传心包和由里达表2种。

（1）逆传心包：在热性病发展的过程中，表卫症候群刚刚出现，突然发现神昏谵语、昏迷不醒、四肢厥冷等证候，而不从气热证候发展而来，这就是逆传心包。这种不按顺序发展的证候现象，在卫气营血学说来说，称为逆传；从六经学说来说，称为越经传。其实，所谓逆传心包，其证候和热入心包并无二致，仅是出现的阶段先后有所不同而已：逆传心包的证候较急，热入心包较缓。文献中有"温邪上受，首先犯肺，逆传心包"的说法。

（2）由里达表：热性病在发展的过程中，部分病例由于"伏邪"的关系，在起病之初，一出现就是气热的症候群，经过治疗以后，透邪出表而解；或一出现就是血热的证候群，经过治疗以后，重新出现气热的证候群，称为由里达表。中医文献称："入营犹可透热转气"，就是指这类逆传证候。这种由伏邪引起的证候群，临床上可分为2类，一是邪伏少阴，一是邪伏三焦膜原。邪伏少阴是指肾阴素虚，在热性病中表现为偏燥的体质，因此在初起时即出现气热的证候群。中医文献称："冬不藏精，春必温病"，指的就是邪伏少阴，精指阴精，即机体的营养物质。所谓邪伏三焦膜原，指在热性病中表现为偏湿的体质，因此在初起时即出现湿热证候群，膜原近似六经学说中的半表半里。中医文献称："夏伤于暑，秋必咳疟"，指的就是邪伏三焦膜原。所谓暑，指除暑温一类的热性病外，包括肝胆湿热的一类证候群。总之，所谓伏邪，指机体固有的偏燥或偏湿的体质，和它所反映的逆行传变而已。

（五）热病分段期治疗

流行性乙型脑炎是热性病的一种，中医认为其系感受暑邪引起，属于暑温和伏暑的范围，流行于夏、秋季节，以高热、昏迷、痉厥为临床主要特征。

流行性乙型脑炎的临床表现和传变过程，虽与其他热性病一样，都是由表入里、从浅到深，但是因发病较为急骤，传变迅速，容易内陷心包,出现昏迷痉厥等特点。往往表卫证候刚一出现,便很快转入气热和血热,出现气血两燔或热入心包,甚则虚脱亡阳。下面按热性病的传变过程,分为卫气同病阶段、气血两燔阶段、血热阶段、邪去正复阶段分别加以介绍:

1. 卫气同病阶段

(1)主要证候:分偏燥和偏湿 2 种类型。偏燥型:高热嗜睡,目红面赤,头痛烦躁,颈项强,口渴,偶有呕吐或轻度口不甚渴,舌苔黄腻,脉数。偏湿型:头痛项强,身倦嗜睡,胸闷腹胀,呕吐或有恶心,大便溏泄,略有痉厥,舌苔黄腻,脉濡数。常见于轻、中型流行性乙型脑炎。

(2)治疗:以清气、透邪、化湿为主。偏燥型以清气热为先,药物如生石膏、知母、大青叶、板蓝根、金银花、连翘、淡豆豉、牛蒡子、薄荷等。偏湿型以清热化湿兼施,药物如荷叶、茵陈、藿香、佩兰、滑石、丝瓜皮、淡竹叶等;方剂如乙脑经验方、清络饮、清暑益气汤(《温热经纬》方)。

2. 气血两燔阶段

这时体温急剧升高,表热已经传入里热,出现气热和血热同时存在的气血两燔证,以至热入心包证,常见于重型的流行性乙型脑炎。

(1)主要证候:高热,持续头痛,颈项强直,呼气气粗,神志时而昏糊,时而较清,甚至完全昏迷,出现反复或持续的抽搐痉厥;大便秘结,或大便溏泄,脉细数。偏燥型舌质红绛,苔黄糙、干燥,甚至焦黑芒刺;偏湿型舌质相同,苔黄腻,舌苔中心焦黑而燥。如持续高热,昏迷加深,出现痰鸣喘促,可以出现类似“阳虚”的呼吸衰竭,以至四肢厥冷。

(2)治疗:以清气凉血为主,佐以芳香化浊。药物如生石膏、大青叶、板蓝根、黄芩、连翘、生地、丹皮、元参、紫草、竹沥、郁金、石菖蒲等;方剂如清营汤、清宫汤、清瘟败毒饮、至宝丹、紫雪丹、安宫牛黄丸等,随证加减施治。

3. 血热阶段

(1)主要证候:持续高热,昏迷不断加深,出现反复而强烈的抽搐痉厥,以至全身强直,角弓反张,口噤,喘促痰鸣。如热邪内陷,阳随阴脱,可突然出现面色苍白,汗出、肢冷、脉伏,甚至阳虚虚脱而亡。这类病症常见于暴发型流行性乙型脑炎,大部分系由气热阶段传变而来,少数未经气热阶段,突从表卫陷入血热,前者称为热入心包,后者称为逆传心包。

(2)治疗:与气血两燔阶段基本相同,但重在凉血。如果出现阳虚虚脱,应以回阳救逆为主。药物如人参、附子、干姜、肉桂、黄芪、当归、熟地、炙甘草等;方剂如四逆加人参汤、复脉汤,随证加减施治。

4. 邪去正复阶段

这时体温基本恢复正常,由于持续高热,被消耗了的正气刚刚开始恢复,常遗有各种不同程度的证候,总的包括气阴两虚和虚痰阻络2个方面。

(1)主要证候:气阴两虚常表现为低热,消瘦乏力,但头汗出,口干而渴,手足震颤,面色潮红,小便黄短,舌质红绛,脉细数。虚痰阻络常表现为:烦躁,低热,耳聋,言语蹇涩,以至失语,神志不清,痴呆或精神错乱,或偏侧瘫痪,以至拘挛或强直。

(2)治疗:气阴不足,应以清气益阴为主。药物如北沙参、麦冬、生地、芍药、石膏、知母、龟板、牡蛎、鳖甲、阿胶、白薇等;方剂如白虎加人参汤、竹叶石膏汤、三甲复脉汤。虚痰阻络,应以清热化痰为主。药物如胆南星、石菖蒲、郁金、天竺黄、橘红、半夏、党参、防风等;方剂如涤痰汤、牛黄清心丸、礞石滚痰丸。

总之,本病是临床实用科学,既有全面系统的理论,又有较高的临诊应用价值。在运用过程中,应系统掌握热性病的基础理论、基本技能,要重点掌握热病的病症特点以及不同的诊治规律,并且还要注意前后内容的联系,以求融会贯通。利用基础知识指导临床病例的分析和诊断治疗,在实践中不断提高诊断热病和治疗热病的能力。

二、慢性肾炎辨治经验

(一)概述

慢性肾炎是一种肾脏疾病综合征,治疗上需辨虚实,分寒热,察阴阳,明标本,必须遵循《黄帝内经》中所说的:"开鬼门,洁净府,去菀陈莝"的原则。可采用温宣清补及活血化瘀等治法,改善肺、脾、肾的病理状态,恢复其生理功能,增强纳入精微的作用,促进水液的运化与排泄,方能获效。现将辨治慢性肾炎的方法简述如下:

脾虚失运,着重培土利水。脾虚运化失常,初期常见下肢肿甚、腹胀便溏,日久则气血阴阳俱虚,出现面色㿠白无华、疲乏无力、气短懒言、舌淡苔白、脉细数。治则健脾利湿,培土利水。方用参苓白术加减,加生芪、枸杞、益母草、白茅根,或用四君子加生芪、白茅根、山药、枸杞、防己、益母草、车前子等。若偏肾阳虚者加淫羊藿、枸杞;偏肾阴虚者加山药、女贞子、山芋肉。

(二)辨治方法

1. 补虚泻实,强调清利方法

湿热是导致慢性肾炎最基本的实邪因素,因此病无论是哪种类型和哪种阶段,多有尿液的异常。《素问·至真要大论》谓:"水液常浊,皆属于热。"故尿液混浊已是湿热为病的显著标志。治疗时,清理湿热是主要治法,但亦应标本兼治,虚实兼顾。治则补益脾肾,清利湿热,方用四君子加生地、石韦、白茅根、益母草、生芪、甘草。

2. 固关摄精,主张培土益肾

临床可见慢肾之蛋白尿多与脾肾不足有关。固肾主水,蛰藏,受五脏六腑之精而藏之。肾气充则精气内守,肾虚则精关不固,故精微物质,流于尿中。脾主运化,升清降浊,脾虚失运,生化乏源,升降失司,精微失摄,亦随尿流失。加之肾失水谷精微充养,水液内停,又可壅滞伤肾,使肾失闭藏,从而使蛋白尿及水肿加重。所以对慢肾病蛋白尿应培土益肾,使脾健运化复常,清升浊降,肾强而开阖有度,精气内守,方能复藏精之职而不是外漏,从而尿中蛋白消除,减轻水肿。故常用四君子汤加金樱子、芡实、山药、黄芪、红参等以增强培土益气,固肾摄精之功,如尿中有颗粒管型,则重用枣皮、枸杞等。

(三)临证经验

慢性肾炎的发生是内、外二因所致,内因是主因,外因是诱因。主因是先天肾虚,后天与五脏有关。临床上常见的为虚实相夹,标本同病,本虚指肺、脾、肾功能失调及气、血、精、阴阳的亏损,但肾气不足是本。临床常见诱因有外感、情志、瘀血、水湿、热毒、湿热等,但以瘀血内阻和湿热壅滞影响最大。

湿热内蕴,久必伤肾,湿热留着肾府则腰痛;影响肾之封藏,则精气下泄,尿中出现蛋白;湿热伤肾有以下特点:湿热易与热毒相夹为患;湿热之邪深蕴于肾;湿热阻络致瘀;湿热迁延日久,耗气伤阴;慢性肾病病变过程中出现的血液流变动力变化,内皮细胞的功能改变,炎症纤维细胞的活化等。均符合中医理论的肾络瘀滞、瘀血阻络、固定不移等特点。现分述如下:

1. 平补肾元,兼顾五脏

常用益肾平补之品:山芋、杜仲、川断、枸杞、寄生、菟丝子。阳虚加干姜、肉桂、附片、仙茅、仙灵脾等;阴虚加地黄、黄精等。补肾必健脾,常用党参、白术、山药、薏苡仁等。

2. 清利活血,阻断发病

治标需分清湿热、血瘀,祛湿当分湿热轻重。同时必须分上、中、下三焦及肺、脾、肾的不同。常用兼有活血利水与凉血止血的药物如马鞭草、益母草,偏清热解毒者用蒲公英、鱼腥草、白花蛇舌草、青风藤等,利尿解毒用车前草、白茅根、石韦、土茯苓、竹叶等。

3. 应用泄浊,延缓肾衰

(1)行气泄浊:小承气汤。

(2)利湿泄浊:五苓散、苓桂术甘汤、真武汤等。

(3)清热泄浊:现代研究发现,清热药与泄下药合用,可减少大肠细菌的感染,有利于病情转机。

4. 辨证辨病,中西医结合

对本病的治疗,必须中西医二者结合。应明确有无肺、脾、肾等脏腑兼证,标证应分清湿与瘀的偏重。临床上无自觉症状者,从病理微观上看,其病理病变仍在进行,对于该类患者当从健脾益肾着眼,酌情选用清利、活血功用的药物。在益肾、活血、清利的基础上,肾穿示非活动变化、纤维化,明显者应加强活血化瘀软坚的桃仁、红花、海藻、昆布;病理示炎细胞浸润,系膜细胞及基质细胞增生,处于活动者应清利活血兼重。适当加强解毒之白花蛇舌草、荔枝核、半枝莲、土茯苓等;蛋白尿期明显选僵虫、青风藤、猫爪草,难以控制者加全虫、蜈蚣、地龙等,使用时应从小剂量开始,逐渐加重。血尿为主者加青风藤、旱莲草、仙鹤草、茜草;血脂偏高者,多以活血利水为主,用丹参、泽泻、山楂、决明子等。激素多为辛热之品,在使用大剂量激素诱导缓解的患者中常出现一派火热之象,治以滋肾水以制火。在激素减量及小量维持时当以健脾益肾治疗,以固疗效。

5. 特色用药,彰显精华

1)黄芪有补气升阳,生血行血,托毒生肌,益卫固表,利水消肿之功,有补气诸药之最的美称,用黄芪配防风、当归、茯苓、陈皮、人参、牛膝、甘草等治疗慢肾疗效佳。

2)尿蛋白用药:选葛根、丹参、川芎、升麻、白花蛇舌草、石韦、水蛭、地龙、蝉衣、虎杖、土茯苓、鬼箭羽等。

3)对血尿的治疗:

（1）清热解毒利湿。

（2）活血化瘀：桃仁、红花、当归、川芎、赤芍、益母草、丹参、泽兰、牛膝等，还可适当加琥珀以化瘀通络。

（3）补益脾肾，对久病血尿组方时应选固涩之品，如莲籽、莲须、乌梅、五味子、防己、二仙丹等以固摄精微。尿血多系血虚加当归、熟地、丹参。

（4）不一味应用寒凉之品：在肾炎血尿时不要一味施用凉血止血之品，可加活血化瘀药，如血竭、三七等。

三、运用身痛逐瘀汤治疗痹症的经验

（一）概述

痹者闭也，是闭塞不通之意。该证是肢体被外邪（风寒湿或风湿热）所袭，致使肌肤筋骨等处经络闭阻、气血不畅而形成以疼痛为主的疾病。本证相当于现代医学论述的风湿性关节炎、风湿热、类风湿等。

此证一年四季皆可发生，但以冬春得病为多，全国各地都有此患，尤以西北地区多见。患此证者虽不分男女老幼，但以青壮年较多。所以说，痹证是一种常见病、多发病。由于此证会反复发作，证情时轻时重，而且久久不愈，故又是难以医治的疾病。同时局部可出现肌肉萎缩或关节变形，或骨质增生，或侵犯心脏而并发风湿性心脏病。即祖国医学所说，有久病不愈复感外邪，病邪由浅入深，由经络而入脏腑，出现脏腑气血痹阻的证候。《黄帝内经·素问痹论》所说的"五脏皆有合，病久而不去者，内舍于其合也"就是此意。该病由于长期活动不便和气血失于温养，筋骨不用，少数患者可发生瘫痪，因此要足够重视本证，积极加以防治。现将中医对本病的认识结合临床，分述如下：

成因机理：痹症的发生，与患者的体质因素、气候条件、生活环

境等有密切关系。正气偏虚,腠理不密是发病的基础,而感受外邪是发病的条件。因此本证的属性和证候表现,取决于患者体质的阴阳偏盛和病邪的性质2个方面,由于体质虚弱,阳气不足,卫气不固,腠理不密,起居、劳作不慎,风寒湿或风湿热之邪乘虚而入,伤入腠理,注于筋肉,侵入关节,邪阻经络,遏滞气血而成。风寒湿杂至为痹者,系风寒湿痹;若偏风者,为行痹(风痹);偏于寒者,为痛痹(寒痹);偏于湿者,为着痹(湿痹)。感受风热者,称热痹(是热痹)。又阳盛之体,内有蕴热,或感受风寒湿邪,从阳化热,或风寒湿痹经久不愈,郁而化热,均可转为热痹。故尤在泾说的"脏腑经络,先有蓄热,而复遇风寒湿气客之,热为寒郁,气不得通,久之寒亦化热。"就说明了这一点。又因邪犯人体的浅深和症状的不同,热痹可分为皮肤红斑型、关节肿痛型、心痹型3型。

身痛逐瘀汤以"活血化瘀"著称(清代医家王清任《医林改错》中所载)。王氏一生善于疑古,勇于创新,重视实践,创立了以活血祛瘀为主的学派,活血祛瘀法以其治疗范围广、疗效优的特点名噪京师。活血祛瘀法治疗范围广、疗效优的特点名噪京师。

(二)方药略解

本方言身痛,以其主治身痛证而名。考虑身痛原因繁多,但归纳起来不外乎2种:一为外邪袭表,阻于经络,营卫不通,致使气血运行不畅,因而肢体作痛;一为素体不足,气血虚弱,肌肉筋骨失于濡养,脉络绌急为患。不过前者属实,后者属虚罢了。由此可见,"逐瘀汤"主治前者身痛,即痹症之辈,所以身痛逐瘀汤是为痹症而设。

1.组成、方义

组成:地龙、牛膝、秦艽、羌活、香附、甘草、当归、川芎、桃仁、红花、没药、五灵脂。

方义:方中地龙、牛膝、川芎、当归、五灵脂、桃仁、红花、没药等以通经逐瘀而止痛;气为血帅,血为气母,其行则血性,气滞则血凝,因而又用香附理气开郁,推动营卫之气正常运行。先贤云:"治风先治血,血行风自灭。"故除用以上几种活血药外,再用秦艽、羌活以祛风。此方虽无热性祛寒之品,但能治疗肢寒畏冷,是因行气活血即能除寒,气血畅流,肢体复得温养。再用甘草调和诸药,共奏通经逐瘀、除风祛湿、散寒止痛之功。

2. 临证应用

方以身痛逐瘀汤为基础,但必须临证化裁。若行痹者加防风、荆芥、威灵仙,配羌活、秦艽以祛风湿;痛痹复有内热者,可先用知母、黄檗;热除或无热时,加川乌以散寒止痛;着痹加薏苡仁、苍术以健脾燥湿,痛在上肢,加桑枝、桂枝,去牛膝,使药达病所;痛在腰髋加桑寄生、杜仲,使药抵腰部;全身疼痛者加姜黄、威灵仙,去牛膝,使药力横达;筋脉拘紧者加木瓜、薏苡仁、乳香,以舒筋除湿;气血不足者加芍药、生黄芪、当归、川芎以补气养血;有内热者去川芎,以免助火上行;痹症已久,去羌活,加独活以搜伏风;项背强痛者加葛根,配合羌活以除太阳之风,升津舒筋。临床运用此方必须灵活加减,随证变通,才能取得很好的效果。

四、阳痿、遗精诊治经验

(一)阳痿

1. 定义

阳痿是由于损伤太过,情志失调,湿热下注使肝脾肾功能失调、宗筋驰纵而引起的男子青壮年时期临房时阴茎痿软不举,或举而不坚,影响正常性生活的病证。

2. 范围

西医学中因各种疾病引起的性功能障碍或性神经衰弱,表现以阳痿不举为主要症状的病证,均可参照本篇进行辨证论治。

3.**诊断与鉴别诊断**

1）诊断依据：

（1）青壮年男性在性生活时阴茎不能勃起，或勃起不坚，不能进行正常性生活。

（2）多有房事太过，或青少年期多犯手淫史。常有神疲乏力，腰酸膝软，畏寒肢冷，或小便不畅、滴沥不尽等证。

（3）排除性器官发育不全，或药物引起的阳痿。

2）鉴别诊断：

（1）生理机能减退。男方八八之年肾气已衰，若见阳事不举，则为生理性机能减退。应与病理性阳痿相区别。

（2）早泄。本病是指欲同房时，阴茎能够正常勃起，或因过早射精，射精后阴茎痿软，不能进行正常性交。阳痿是指欲性交时阴茎不能正常勃起。两者是不同的，但早泄日久不愈，进一步可导致阳痿。

4.**辨证论治**

1）辨证要点：阳痿的辨证首当分辨虚实，凡由湿热下注，肝郁不舒引起的多属实证，但日久亦可湿伤阳气或热邪伤阴，转为虚实夹杂或成脾肾阳虚、肝肾阴虚等证。凡由命门火衰、心脾虚损、惊恐伤肾所致者多虚证，但阳虚水湿不化，聚湿成痰成饮，或肝气郁结，气血运行不畅，气滞血瘀，或气郁化火，或阴虚阳亢、虚火上炎，亦可形成虚中夹实之证，临证需详辨。

2）治疗原则：由于阳痿虚证居多，历代医家治疗阳痿提出以理虚为主要原则。具体地讲，即虚者当补，实者当泻，无火者当温，有火者当清，但多以补为主，兼顾清利，用药以润为主，兼以燥湿。

3）分证论治：

（1）命门火衰：

治法：温肾壮阳。

方药运用：①常用右归丸加减。②阳痿病久，病情严重者，可加仙灵脾、阳起石、补骨脂、韭菜籽增强温肾助阳之功。

（2）心脾虚损：

治法：健脾养心。

方药运用：①常用归脾汤加减。②肾阳虚者可加补骨脂、菟丝子、淫羊霍；血虚者可加何首乌、鹿角霜、龟板胶。

（3）肝郁不舒：

治法：疏肝解郁。

方药运用：①常用逍遥散加减。②肝肾同源，若有肾虚者，应加菟丝子、枸杞子、补骨脂等。

（4）惊恐伤肾：

治法：补肾宁神。

方药运用：①常用启阳娱心丹。②肾气亏虚久者，可加仙灵脾、补骨脂、枸杞子等药。

（5）湿热下注：

治法：清利湿热。

方药运用：①常用龙胆泻肝汤加减。②大便秘结者，加大黄，小便疼痛剧烈、微热、舌红者，加黄檗、竹叶、滑石。

5. 现代研究

近年来，运用中药对男子性机能障碍进行治疗，取得了一定的疗效。

阳痿发生的原因之一，就是纵欲过度或长期手淫，有组织统计的397例阳痿患者中，因性生活过频（每日1次以上）而致阳疾者97例，占24.2%，婚后同房从未成功者132例中多数有手淫习惯。以上主要是由于神经系统经常处于过度兴奋状态，长此以往，就会衰竭，功能也随之减退。在泌尿生殖系常规检查的282例中，曾患有或伴有前列腺炎者185例、附睾囊肿1例、隐睾4例，睾丸发育不全3例，附睾炎15例、睾丸鞘膜积液1例，占常规检查的74.1%，主要是由于这些病可能会造成脊髓中枢机能紊乱，这说明泌尿生殖系统的慢性炎症长期不愈可造成阳痿。此外,精神上受到各种刺激,如恐惧心理、体外排精造成的性交中断等均可能造成性机能减退。

阳痿的治疗,过去多应用温肾壮阳之品,我采用蜈蚣、当归、芍药、甘草4味药。蜈蚣入肝经,其走窜力最速,内而脏腑,外而经络,凡气血凝聚之处,皆能开之,以开肝经之气血郁闭,使肝气条达,疏泄正常,经络通畅,气血得行;更佐白芍、当归养血活血、补肝柔肝、荣养宗筋,既能养血益精,和调阴阳,又能兼制蜈蚣辛温走窜伤阴之弊;甘草培补中土,以后天养先天,四药协同,气血兼顾,经脏同治,有补有通,寓通于补之中,共奏疏通肝经郁闭之功,阳痿自能痊愈。

(二)遗精

1. 定义
遗精是由于肾气不固或邪扰精室,导致不因性生活而精液排泄的病症。有梦而遗精者称为梦遗,无梦而遗精者,甚至清醒时精液流出者名为滑精。

2. 范围
西医学中神经衰弱、前列腺炎、精囊炎等引起的遗精,可参照本篇辨证论治。

3. 诊断与鉴别诊断
1)诊断依据:男子不因性生活而排泄精液,多在睡眠中发生,每周超过1次以上,或在清醒时精液自出者,甚则劳累后或欲念动精液即流出,可诊断为遗精。遗精频繁者可伴有头晕耳鸣、神疲乏力、腰酸腿软等症。有梦而遗精者为梦遗,无梦而遗精者,甚至清醒时精液流出者名为滑精。

2)鉴别诊断:

(1)生理性遗精。成年未婚男子,或婚后夫妻分居者,1月泄精1次,次日无不适感觉或其他症状,属于生理性遗精,并非病态。但也有患者因缺乏生理知识而产生恐惧心理,可出现头晕、无力、心悸等症状。过多的遗精,如每周一两次以上,或清醒时流精,并有头昏、精神萎靡、腰膝酸软、失眠等症则属病态,必须及时治疗。

(2)精浊。精浊患者尿道口时时溢出泔样或糊状分泌物,滴沥不断,茎中作痒痛,痛甚如刀割火灼,而遗精没有疼痛感觉。

(3)膏淋。膏淋患者小便混浊如米泔水样,且溲时尿道有涩痛感觉,而遗精小便不混浊且尿道不痛。

4. 辨证论治

1)辨证要点:前人以有梦属心火,无梦属肾虚之说,诚实要言不烦,但临证还要详细推究原发病脏腑,属虚属实,详细研究,才能把握其病机要领,单从有梦、无梦来辨其大略,是不够的。

大抵梦遗有虚有实,初起心火、肝郁、湿热居其大半,君相火动,扰动精气失位,应梦而泄,多属实证、热证。然其久遗多致脾、肾不足,由实转虚,不可不辨。滑精多由梦遗发展或禀赋素虚而来,以虚证居多,亦可因虚致实而出现虚实夹杂之证,理应详辨。

2)治疗原则:实证以清泄为主,分别采用清心安神、交通心肾、清热利湿等法;虚证以补肾固精为主,可分别采用补益脾肾、滋阴补肾、温补肾阳、补肾固涩等法。治疗遗精切忌一味采用温补固涩一种疗法。

3)分证论治:

(1)心火过旺:

治法:清心安神。

常用方:黄连清心饮加减。

方药:黄连、莲子、灯芯草、生地黄、当归、酸枣仁、茯神、炙远志、石菖蒲、炙甘草。

方中黄连、莲子、灯芯草专清心泻火,为君药;当归、生地黄滋阴养血,酸枣仁、茯神、炙远志、石菖蒲养心安神,共为臣药;炙甘草调和诸药,为使药。

加减:若心中烦热,心悸怔忡较重者,酌加合欢皮、夜交藤、龙骨、牡蛎、柏子仁等以养心镇静安神。

（2）心肾不交：

治法：清热滋阴，交通心肾。

常用方：三才封髓丹加减。

加减：若心肾不交，火灼心阴者，可用天王补心丹加菖蒲、莲子以滋阴安神；若久遗伤肾，阴虚火旺者，可用知柏地黄丸或大补阴丸以滋阴降火。

（3）湿热下注：

治法：清热利湿。

常用方：程氏萆薢分清饮加减。

加减：若湿热流注肝经者，宜苦泄厥阴，可用龙胆泻肝汤以清利肝胆湿热；若因脾乏升清而致湿注于下，与下焦相火蕴结所致者，宜升清化湿，可用苍白二陈汤加黄檗、升麻、柴胡。

（4）劳伤心脾：

治法：调补心脾，益气摄精。

常用方：妙香散加减。

（5）肾气不固：

治法：补肾固精。

常用方：秘精丸化裁。

5. 现代研究

遗精多因西医所说的神经衰弱、前列腺炎等引起。近年来，应用中医学的理法方药，对慢性前列腺炎进行治疗研究，取得了较好的疗效。现就慢性前列腺炎的中医治疗概述如下：

慢性前列腺炎分为"细菌性前列腺炎"和"前列腺病"2种。前者前列腺液培养有致病菌，后者培养无致病菌；前者按中医辨证多属遗精的实证，后者辨证多属遗精的虚证；前者宜清泄，后者宜固摄，两者均可加入活血化瘀的药物，如丹参、王不留行、桃仁、赤芍等，其目的是增进前列腺组织的血液循环，促使炎症的吸收和消退。

我将慢性前列腺炎分为湿热蕴结、肾阴不足和肾阳虚衰3种类型。湿热蕴结型以尿路刺激症状为主,用八正散、五苓散、草薢分清饮;肾阴不足型以下腰、会阴、耻骨上、腹股沟等部位酸楚为主,用知柏地黄丸、沉香散、金铃子散等;肾阳虚衰型主要见于性功能减退为主,用右归丸、河车大造丸、鹿茸丸等,临床有一定的参考价值。

临床应用前列平汤治疗慢性前列腺炎42例,药用草薢、王不留行、黄芪各20g,丹参、败酱草、生山楂、车前子各30g,炒赤芍、熟地、柴胡各10g,牛膝15g,穿山甲12g,甘草6g,随证加减。结果治愈25例,显效12例,无效5例。

五、脱发的中医治疗及特色用药的经验

1. 概述

脱发,称早秃,现代医学称脂溢性脱发,《黄帝内经》中称发堕。《诸病源候论》依据临床表现辟为二候,须发秃落候和鬼舐头候。明代对片状脱发称为油风,是一种以头发逐渐脱落为特征的难治性疾病,多发生于皮脂腺分泌旺盛的青壮年,女性多于男性,脑力劳动者多于体力劳动者。一般先从额部两处的鬓角和顶处开始,头发失去光泽,稀疏脱落,严重者额上部和顶部的头发可完全脱光,发展为"秃顶"。患者可同时伴有头皮脂溢,头皮屑较多,头皮瘙痒等症状。证属肝肾亏虚与精亏血瘀。

2. 理论深究

中医学对脱发早有记载,《黄帝内经》称毛拔、毛坠,《难经》称毛落,并认为发为血之余,头发的生长与肾气盛衰,气血充盈有关。《素问·上古天真论篇》指出:"女子七岁,肾气实,齿更发长……五七,阳明脉衰,面始焦,发始坠。丈夫五八,肾气衰,发落齿枯。"汉代张仲景认为脱发与精血亏虚有关,《金匮要略》记载"夫失精家目眩发落,脉极芤脉迟"。隋代的巢元方在《诸病源候论》中指出:"若血气衰弱,经脉虚竭,不能荣润,故须发秃落。"后人多持血热致脱的观

点,如金代张从正在《儒门事亲》中记载:"年少发白早落,此血热太过也。"清代唐宗海在《血证论·瘀血》中记载:"瘀血在上焦,或发脱不生。"

3. 临床经验

(1)病因:本病多因七情不遂,思虑过度,暗耗心血;或情志抑郁,肝失疏泄,气机不畅,瘀阻毛窍;或久病失养,肝肾亏虚,精血不足;或饮食不节,过食肥甘厚味,损伤脾胃,湿热内生,上蒸巅顶,侵蚀发根所致。肝肾亏虚,精血不足,血瘀阻滞为该病的主要病机。治以补益肝肾加养血、活血。

(2)治法:根据中医学"肾藏精,其华在发""肝藏血、发为血之余"等相关理论,杨牧祥强调补益肝肾、充盈精血为生发之根本,故以补益肝肾、养血活血为主要治法,自拟滋肾养血生发散加减。

(3)方药:熟地黄15g,山药12g,山芋12g,羌活10g,木瓜15g,当归15g,白芍15g,川芎15g,枸杞子15g,菟丝子15g,桑葚子20g,黑豆30g,黄精15g,制首乌15g,女贞子15g,旱莲草15g等药组成。其中,熟地黄滋阴补血,当归补血活血,白芍敛阴养血,川芎理气活血,枸杞子、菟丝子、黄精、制首乌、女贞子、旱莲草补肾填精养血。全方共奏补益肝肾、活血化瘀、养血生发之功效。

临证时,根据患者的年龄、体质差异及不同证候表现,随证加减。若血虚生风,伴见头皮瘙痒者,酌加天麻10g,羌活10g;若湿热内蕴,循经上蒸,伴见头油显著,头皮屑较多者,酌加白鲜皮15g,黄檗10g;若心血不足,心神失养,伴见失眠多梦,心悸、怔忡者,酌加茯神15g,远志10g,酸枣仁15g;若脾胃亏虚,运化失司,伴见神疲乏力,食少便溏者,酌加炒白术15g,茯苓15g,炒薏苡仁15g;若肝阴亏虚,伴见胁肋隐痛,颧红盗汗,五心烦热者,酌加川楝子10g,黄连10g,银柴胡10g;若阴虚阳亢,风火上扰,伴见头晕耳鸣,面部烘热,视物不清者,酌加菊花10g,桑叶15g,决明子15g,五味子10g;若瘀血阻滞,气血不畅,伴见舌质紫暗,有瘀斑瘀点者,酌加桃仁10g,红花10g;若气血亏虚,无力上达,伴见发质干枯,气短乏力,舌淡脉弱者,重用当归30g,酌加太子参15g,炙黄芪15g,便秘者加大芸、芦荟等。

4. 医案举隅

医案

徐某,女,32岁,已婚,宝鸡市石坝河人,职工,2012年8月12日初诊。

症状:主诉脱发半年。半年前渐见脱发,逐日加重,以前额和头顶为甚,毛发干枯,头皮屑较多,伴面色少华,视物模糊,神疲乏力,爪甲不荣,项背疼痛,失眠多梦,腰膝酸软,舌淡暗,少苔,脉细。

诊断:西医诊断:脂溢性脱发。中医诊断:脱发,证属肝肾亏虚,精血不足,气血瘀滞。

治法:滋补肝肾精血,养血活血生发。自拟滋肾养血生发散加减。

方药:熟地黄24g,山药15g,山芋15g,羌活10g,木瓜15g,当归20g,赤白芍各15g,川芎10g,枸杞子20g,菟丝子20g,黄精30g,制首乌30g,女贞子20g,旱莲草20g,天麻10g,羌活10g,茯神20g,枣仁30g,黑豆30g,桑葚子20g,木瓜10g,远志10g,合欢花10g,合欢皮15g,夜交藤30g。共14剂,每日1剂,水煎服,分早晚于饭后2h温服。嘱患者调畅情志,忌辛辣油腻食品。

二诊:2008年7月10日。腰酸乏力、失眠多梦、视物模糊、项背疼痛减轻,仍脱发,舌淡暗、苔薄白,脉细。上方加桑叶10g,黑芝麻15g,生地黄15g,山萸肉15g,14剂,煎服法同前。

三诊:2008年7月24日。腰酸乏力消失,脱发减轻,新发渐生,夜寐安,舌淡红、苔薄白,脉细。上方减去合欢花10g,合欢皮15g,夜交藤30g,继服14剂,煎服法同前。

四诊:2008年8月7日。项背疼痛消失,脱发明显减轻,夜寐安,舌淡红、苔薄白,脉细。停服中药汤剂,以养血生发胶囊善后。

按语:本例患者为脂溢性脱发。中医学认为,发为血之余。肝藏血,其华在爪,肾藏精,其华在发,肝肾精血亏虚则不能上荣于发,故发脱;肝血亏虚,不能荣养爪甲,故见爪甲不荣;腰为肾之府,肾府失养,腰膝酸软;肝开窍于目,精血亏虚,双目失养,则视物模糊;肾脉通督,精血虚亏,督脉失养,不荣则痛,故项背疼痛;精血虚亏,心神失养,则失眠多梦;精血虚亏不能上荣于面,故见面色少华;舌淡暗,少苔,脉细为肝肾不足,精血虚亏,气血瘀滞之象。本患者证属肝肾亏虚,精血不足,气血瘀滞,方用生发饮滋补肝肾精血,养血活血生发,加天麻、羌活、木瓜,祛风通络,引药上行,药力直达病所;茯神、远志、合欢花、合欢皮、夜交藤,养心安神。二诊腰酸、失眠等症缓解,但脱发未减,酌加黑芝麻、生地黄、山萸肉,滋补肝肾,填补精血;并加桑叶,疏散肝经郁热;配以赤芍,凉血活血,使全方补而不滞。三诊脱发减轻,睡眠好转,故减合欢花、合欢皮、夜交藤。

脱发为临床难症,病情易反复,故治疗不宜急求速成,汤药取效后,缓治其本,故以本方加紫河车、潼蒺藜以善其后而巩固疗效。

六、中医在急性病诊疗中应用的经验

中医急诊工作是中医院内涵建设的重要环节,是中医院医疗质量的综合反映,加强此项工作是主动适应、积极参与医疗保险制度改革的重要手段。怎样的中医急诊模式更适应当今社会？现就此课题作一粗浅探讨。

目前,中医急诊处于举步维艰的状况,首先根源就出在人们的认识问题上。首先,人们对中医急性病诊治的认识不够,认为中医就是调理作用,对急症病束手无策,有这种观念的不仅包括医生,也包括老百姓。很多中医医师对中医药缺乏信心,认为辨证论治不仅难以掌握,且中药效果还不如西药快,万一因为用中药引发医疗纠纷就太得不偿失了。若医生有这种思想作祟,不仅学术上难有发展,在中医学传承中也少有提及。老百姓对中医能治急症缺少认知。孩子一发烧,马上就想到要去医院输液,很少有人会想着去服用中药退热。这中间不能一味地埋怨患者医疗健康观念的偏颇,而更应反思中医药科普工作的缺失。

二是从技术方面,缺乏病理、生化、物理诊断导致诊断不明确且重复性差;缺乏反映具有中医特色的应急先进手段;缺乏具有中医治法专效特色的新制剂、剂型等。现代医学治疗许多疾病确有立竿见影的效果,比如过敏性休克、药物中毒、腹泻等。很多医院和医生都不愿舍近求远,而且认为中药剂型落后,使用不便,不能保证疗效。此外,还有个经济效益的"紧箍咒"在后面发挥作用。

三是从学术方面讲,目前,对中医急诊研究的不科学、不规范、不统一,无统计学依据、缺乏合理的临床和动物实验等,这些严重阻碍了学术的发展,导致缺乏对急症辨证论治体系的创新。

四是中医药发展急诊治疗缺乏法律保障。面对医疗纠纷多发的急诊领域,中医师采取哪些医疗措施是合法的? 是否也要制订出详尽的临床路径? 如何评价疗效? 如果出现纠纷该怎样界定责任……如此众多的疑问,都使中医急诊的发展裹足不前。

面对中医急诊的质疑、我们要改变现状,中医人首先应从自己做起,转变旧观念,深入挖掘中医理论。古有张仲景立"急下存阴""回阳救逆"急救之方,今有蒲辅周治疗乙脑,都印证了只要能正确运用中医理论,就可效若浮鼓。疗效胜于雄辩,只有医生信了,老百姓才能信。中医院要认真贯彻落实中医药条例及有关中医政策,在群众中,特别是在广大医务工作人员中广泛宣传中医治疗的实例,在中医界树立起中医急症治疗的自信心。同时,也要加大学术方面的理论研究和实践。

其次,保持和发扬中医的特色。所谓保持中医特色,就是要以中医的理、法、方、药,辨证论治去从事医疗实践,抢救急重病人,从诊断治疗、急救、用药、护理、病历书写及病房管理等一系列问题上,把中医的特点体现出来,以便提高疗效不断总结,进一步提高中医治疗急症的学术水平。

再次,培养中医急诊人才。建议在大学本科生培养期间打破专业限制,开展中医急症理论的教学与实践,让学生充分掌握传统中医治疗急症的理论和技法。在工作中发现和选拔一批优秀人才,从提高临床水平出发,培养精通中医急症的高层次人才。

最后,为中医药参与急诊治疗制订法律依据、配套政策,同时,完善配套设备。没有法律的保证,中医急诊会如履薄冰;没有政策的支持,中医急诊将是无本之木。中医急诊人才在成长的同时,更需要良好的发展环境。各级中医院,特别是二级中医院要按标准化的要求设立急诊室,布局要合理,设备配置要齐全。在临床工作中要抓住几个常见之症,以用中药为主进行抢救,以便总结经验提高疗效。

在采取上述措施的同时,各级中医院本身亦应加大改革力度及加强对中医急诊方面成果的推广应用,早日使中医急诊走上现代化的科学发展道路。

七、临症运用变法的经验

中医治病讲究辨证论治、理法方药。其中治法一项,前人早有"汗、吐、下、和、温、清、消、补"等八法的建立。这八法是临床常用的治则,所以也叫常法。八法以外还有一些治则,通常叫作变法。现将个人在临时运用变法的几点体会简述如下:

1. 宣肺散邪,提壶揭盖

癃闭一症,通常治以通剂,亦有屡用赤茯苓、泽泻、车前子、木通之属,而症状不减者。此时若在原方中(如五苓散之类)加入桔梗,往往可以收到显著效果。烤桔梗,味苦、辛,性微温,入肺经,能宣肺散邪,载药上行,所以一向有舟楫药之称。而肺为气之主又为水之上源,司通调水道、下输膀胱之职,若肺气不利,每而形成源堵流塞,以致上窍闭而下窍塞。桔梗开肺气以濬其源,上窍通则下窍利,譬如茶壶,接其盖则壶嘴自通。故前人也有称此法为提壶揭盖者。余曾运用此法治高年宿有饮疾患者的癃闭,每多获效。据个人的临床体会,掌握此法的适应证,除有高年、饮疾病史及服通利药无效的情况外,其辨证要点为:小便少而不通畅,腹胀不甚拒按,舌质红或淡红,苔白、偶见白腻;脉多濡或虽大而无力。

医案

李某,男,72 岁,家住纸坊公社,患癃闭,1975 年 10 月 22 日来诊。余投以五苓散加车前子、木通、六一散之类不效。次日,加知母、黄檗以成滋肾丸意,仍不效。第 3d 来诊,症情同前,小便量少且不通畅,茎中不痛,少腹膨胀,口略渴,不欲饮,脉濡,舌淡红,苔白微腻,处方六一散 10g(包),赤茯苓 15g,白术、猪苓、泽泻、黄檗、车前子、冬葵子、桔梗各 10g,官桂 3g,1 剂,水煎服。10 月 25 日四诊,药后小便以畅,腹胀亦消。原方加陈皮续服 2 剂而告愈。

2. 火旺水亏,泻火育阴

温热病至极期,每出现热盛伤阴、火旺水亏之象。此症之水亏,由于火旺而来,故泻火一法实为当务之急。然泻火之品,多为苦寒之味,味苦者燥,有耗液之弊,故单用苦寒药水愈亏。反之,单用苦寒育阴药又不能扑灭火炎之势,唯有用泻火育阴法含苦寒、甘寒于一方,方可收火折水生之效。此法先祖称泻南补北。叶香岩氏说:"舌黑而干者,津枯火炽,急泻南补北,代表方剂为仲景黄连阿胶汤。"本人用此法治疗热盛病需注意 3 个方面:①病程在 10d 或半个月时适用,部分阴虚体质者以及少量暑瘟症(乙脑)可以根据见证使用。②唇干或裂,舌红燥、光绛、苔老黄而干或干黑者。③有高热、烦躁不安之症,但神志尚清醒者。

医案

曹某,男,38 岁,教研室教员,1975 年 2 月 8 日来诊。

高烧 39.5℃已经 10d,入暮尤甚,无汗,心烦不寐,唇裂,干渴不多饮,近 3d 来口烂,小便短涩赤痛,脉沉数,舌红光绛起芒刺,苔干黄。余诊此属春温之邪,下移热于小肠,热灼伤阴之象,急予泻火育阴,仿仲景黄连阿胶汤合导赤散加减。处方:金银花、生地、杭勺、连翘各 10g,木通、麦冬、阿胶各 10g,川连、甘草各 3g,竹叶 10g,鸡子黄 1 枚。2 剂,水煎服。

二诊(1975 年 2 月 10 日):热已退(37.5℃),心烦亦除,口略渴,小便渐清,舌尚赤,芒刺已化,苔黄转淡,渐有津,此乃阴复火降之象。原方去白芍、甘草、连翘,加滑石、郁金、芦根,连服 2 剂而愈。

3. 阴亏液涸,增水行舟

增水行舟法属润下法,是以大剂量苦甘微寒药物相互配伍应用的一种治疗方法。该方法既能清热凉血、滋阴生津,又能养阴增液以润下。临床可广泛应用于多种内伤阴液亏虚之证,又为治疗津液亏虚、肠燥所致大便秘结的常用法则。增水行舟法为清代医家吴鞠通治疗阳明温病津液耗损,阴亏液涸,不能濡润大肠而致"无水舟停"导致的大便秘结首创的治疗方法。《温病条辨》云:"阳明温病,无上焦证,数日不大便,当下之若其人阴亏,不可行承气者,增液汤主之。服增液汤已,周十二时观之,若大便不下者,合承气汤和之。"吴氏所云阳明温病,"水不足以行舟,而粪结不下者",其因不外两端一为热结,二为液涸。其阳邪炽盛者拟承气法,其阴亏液涸者当予增水行舟法。增水行舟法重用苦咸微寒玄参,滋阴润燥、壮水制火、启肾水以通二便;甘寒之麦冬,润肺养阴、益胃生津、润肠燥;甘苦而寒之生地,清热养阴、壮水生津,以增玄参滋阴润肠之力。三药相伍,妙在寓泻于补,以补药之体,作泻药之用,既可攻实,又可防虚,使肠燥得润,大便得下,成增水行舟之法,故名增液汤。增液者,乃增益津液,使阴亏液涸之便结,得润而自下,犹如水涨船高,增水舟行之意。增液汤,苦、甘、咸、寒同用,意在增水行舟。我在临床用治阴亏液涸,不能濡润大肠,而致无水舟停之便秘,以及老年人津液不足之习惯性便秘,均予增水行舟法治疗,多收捷效。

医案

关某,男,68 岁,1974 年 4 月 18 日初诊。

诉大便秘结多年,少腹胀,大便干结,便后胀消失。口干、心烦,曾服多种中西通便药物治疗,或取一时之效,停药后仍便结如初。近日少腹胀,食不下,口有异味,经朋友介绍来院就诊。大便已5d未行,伴见口干、口渴,舌质红,苔黄,舌面现中剥,脉沉而细数。证属阴亏液涸,大肠不得濡润,乃半虚半实,无水舟停之疾。治宜增水行舟为法,方予增液汤加味。玄参50g,麦冬40g,生地50g,莱菔子40g,代赭石15g,炙甘草6g。3剂,水煎,早晚服,嘱禁忌辛辣之品。

二诊:药尽3剂,晨起大便1次,少腹舒适。口干,舌质红,苔黄、舌面中剥,脉沉细数。药病对症有效予原方加火麻仁40g,增玄参为60g,继进5剂。

三诊:药尽5剂,大便得1d1行。口干、口渴大减,口中异味消失。舌质淡红,黄苔消失,舌面中退,脉细数。患者要求继服原方治疗,效不更方,先后用药15剂,大便得以正常。

4. 逆流挽舟,表里同治

以败毒散治痢,乍一看来,似有南辕北辙、风马牛不相及之意。然病分表里,治有先后,即表里同病者,亦应权衡其轻重缓急。在《伤寒杂病论》及《金匮要略》中早有"急当救里,急当救表"的记载。就是说,表里同病时,若表证急者当先救表,里证急者当先救里。总之,要抓住疾病的主要矛盾解决。就一般常法而论,表里同病,初起者当先解其表为主,以防邪陷入里。即使邪已入里,表证全无,古人尚有外托一法。《温热论》"入营犹可透热转气"一语即是此意。愈加言洞悉外托奥义,并且推而广之,由此及彼,以治外感风寒湿邪的败毒散,转用于治下痢而有表证者,并取比类法冠以逆流挽舟之名,临床用之颇验。此法此方,重以温散,可使病邪出表而病自愈。

我在临床类验体会到,此法此方的应用,在腹痛下痢的同时,又具有恶寒发热,无汗,周身疼痛,头重,口不甚渴,舌质红,苔薄白,脉浮等见证为辨证依据。若下痢而不恶寒,但发热口渴欲饮,舌红,脉数者,用之反起变证。另外,败毒散中人参,我治老年或年幼患者,且体质弱者,每用之扶正以驱邪;若青壮年则应去之,恐反恋邪。

医案

唐某,男,28岁,唐村公社人,1978年6月28日来诊。

自诉:恶寒身热(38.8℃),头痛、以前额痛甚,口中合,不欲饮,不思食,周身酸痛,腹痛阵作,下痢黄白冻腻,日夜数10次,里急后重,舌淡红,苔白滑,脉浮,病发二日。余谓风寒湿滞入里成痢,治宜重用辛散解外,辅以和中,宗"逆流挽舟"法。处方:赤茯苓15g,羌独活、白藏、枳壳、葛根各9g,木香、砂仁各6g,柴胡、前胡各4.5g,甘草3g,生姜3片。1剂,水煎服。经门诊观察,次晨复诊,寒热已退,头痛身疼已减大半,大便时腹微痛,日2次。黄白冻已无,便转溏,脉浮缓。前方去前胡、柴胡、白藏,加焦白术9g,陈皮9g,续服1剂而愈。

上述四则,仅是变法中的一部分,如能融会贯通,临症时除应用八法外,再结合变法,灵活掌握,就能收到预期的效果。

八、中西药在临床同用的经验

中西医结合,中西药同用是我国医药学的独特优势。医家们遵照中医药理论,运用现代医药学方法,合理地运用中西药治疗各种疾病,不仅临床症状改善快,而且可明显提高疗效。如果配伍不合理或不熟悉配伍和禁忌,不但达不到增强疗效、治疗疾病的目的,反而会使药物疗效降低,毒副作用增加,以至发生严重的不良后果等。因此,中西药同用时一要配伍合理,二要熟悉禁忌。那么,哪些中西药不能同用呢?

1. 同用悉禁忌

(1)中成药:如朱砂安神丸、天王补心丹等内有朱砂,不能与西药溴化物联合应用,因朱砂含有硫化汞,二者同用会引起腹痛、腹泻,甚至排脓样大便。

(2)麻黄及含麻黄的中成药:如定喘丸、麻杏甘石汤、防风通圣丸、再造丸等,不宜与西药降压药物如复方降压片、降压灵、帕吉林等联合运用,因为麻黄的主要成分麻黄碱在解痉平喘的同时可升高血压,故2种药物联合应用,会使降压药达不到预期效果。帕吉林虽属降压药,但是作用机理与其他降压药不同,在服用帕吉林时,若同时服用含麻黄碱的制剂,麻黄碱可促使被帕吉林抑制在神经末梢的去甲肾上腺素大量释放,会使血压突然升高,出现不同程度的头昏、头痛、恶心呕吐,腹痛、腹泻,呼吸困难、心律不齐及高血压危象等不良反应。此外,麻黄及其制剂不宜与具有平喘作用的氨茶碱同服。因这2种药物联合同服,疗效并不比单一使用其中一种好。有关资料报道,此2种药同服毒性将增加1~3倍,可引起恶心、呕吐、头痛、心动过速等症状。

(3)含钙盐(石膏)、铁盐(磁石)、铝盐(赤石脂)、镁盐(龙牡)的中药及其中成药:如牛黄解毒丸、牛黄上清丸、清眩丸、紫雪丹、龙牡壮骨冲剂等,不宜与四环素、土霉素、异烟肼类药物联合同服,因为大量钙、镁、铝、铁离子能和这些抗生素药物生成难于溶解的结合物,发生络合反应,成为难以吸收的络合物,影响药物在胃肠道的吸收,以至降低其抗菌消炎作用。同时,中药神曲、麦芽内含有消化酶,若与四环素、土霉素联合同用,可破坏酶活性,既影响中药助消化的作用,又降低了西药的抗菌消炎效果。

(4)有生物碱的中药:如乌头、附子、黄连、贝母等,与含有生物碱的西药如咖啡因、阿托品等合用,会使药物毒性增加。

(5)含有机酸的中药:如乌梅、酸枣仁、五味子、山茱萸等,不宜和磺胺类联合同用,因为磺胺类药物在酸性尿液中的溶解度低,在尿中会析出晶体,从而引起血尿甚至引起急性肾衰竭,出现少尿或尿闭。

另外,补骨脂、秦皮、茵陈等中药亦不宜与磺胺类药物联合应用,因为上述药物中含双香豆素,系抗凝剂,若与磺胺类药同用会导致出血加重。

(6)成药中的虎骨酒、国公酒与巴比妥钠、苯乙双胍、胰岛素、呋喃唑酮等药物不宜同用,因为此类中成药中含有大量乙醇,同服后会降低药效,并可发生严重中毒反应。

2. 合用知功效

中西药同施,并非完全禁忌。如感冒病人在服用解表药物时,同时服用阿司匹林;肠炎病人在服小檗碱、注射小檗碱针时同服葛根芩连汤等均能提高疗效。故我根据中西药配合应用是一个完整科学体系的论点,感悟出"中西药同用必须合理,配伍禁忌定要熟悉",其关键是合理二字。

第四章 典型医案

章太炎说:"中医之成绩医案最著,学者欲求前人经验心得,医案最有线索可寻,循此钻研,事半功倍。"自古以来,医案论著是传承中医使其百家争鸣的重要方式,可以说医案是中医学发展的基石。它是医家诊治疾病的客观记录,是总结和传授经验的重要途径方法,亦是在临床中记载病人生活习性、病情、诊断、治疗实践的案卷,具有十分鲜明的纪实性和可靠性。祖国医学在历史上源于家传师授,世代沿袭,医家在学术上见仁见智,各有所长,有很强的个体性,所以医案不仅使历代医家的宝贵临床经验得以保存和传世,同时也是中医理论体系形成发展和不断充实的源泉,至今受到医家的高度重视。

古人曰:"验案体别本天性,只让通才留世人。"我自幼刻苦钻研中医学,对古典医籍造诣精深,对现代医学虚心好学,在临床上有胆有识,在治疗上实事求是,对医案的书写特别重视。对医案的书写也特别重视。我认为,整理医案是继承和发扬中医学的重要途径,对加深中医思维,提高诊疗水平有很大帮助,同时可以促进中医学术发展,为医学教研提供第一手信息和资料。我有幸师承3年,期间我师时常告诫我说:"认真阅读书写验案,其关键要理清辨证论治原则、病机演变的过程、辨治用药的方法,明确了这些重点,无论外感或内伤杂病,均能机圆法活,举一反三,再结合所读所写的医案去临床实践,只有这样才能达到基础与临床相结合,才能真正传承中医精华。"现将我毕生临床验案中最具有代表性的医案按照特长专病、常见杂病、疑难重医案分为 3 类整理成文,从发病到病机演变,从诊疗思路到用药特色进行解析,以广其传焉。

第一节　特长专病

我上门诊时常常告诉学生,中医的某些理论、精髓并不见于中医论著中,更不在中医各家学说的综合性医书内,而是隐藏于临床医案之中。药方的药物组成和剂量运用是影响疗效的重要因素,亦是历代医家所谓的不传之秘,均隐藏于临床医案之内,提示名老的临床医案有重大的借鉴、参考价值。

一、胸痹案

医案 1

景某,女,56 岁,2012 年 10 月 22 日初诊。

主诉:胸闷、气短、憋气不舒 1 月余。

现病史:胸闷、气短、憋气间断发作 1 月余,呈阵发性发作,活动后加重,失眠,夜寐不安,纳差,二便通利,舌暗红,苔薄白,脉弦细,血压 152/94mmHg。

既往史:高血压病史 3 年,血压最高为 170/96mmHg,服药后血压维持在(130~150)/(80~94)mmHg。

辅助检查:心电图示:窦性心律, I 、II 、aVF、V2 、V3、ST 段下移,T 低平倒置。心脏彩色超声检查示:主动脉硬化,左室舒张功能减低。

西医诊断:冠心病、高血压病。

中医诊断:胸痹。

中医证型:气阴两虚,痰瘀阻络。

治法:益气养阴,化痰通络。

方药:丹参 30g,麦冬 10g,茯苓 10g,二花 20g,黄芩 10g,郁金 10g,半夏 10g,白藏 10g,川楝子 10g,葛根 20g,元胡 10g,天麻 10g,夏枯草 15g,钩丁 30g,炙甘草 10g。5 剂,水煎服。

二诊:(2012 年 10 月 29 日)自述服上药后,自感胸闷、心悸明显减轻,查心电图较前有所改善。效不更方,原方加生芪 30g,檀香 6g,嘱服 20 剂。

三诊:查血压 130/86mmHg,心电图正常,缺血改善,心率 74/min,律齐,窦性心律。自述胸闷、气短、憋气、心悸完全消失,无其他不适。再服前方 5 剂。

按语:冠心病,属中医胸痹范围。本例患者辨为气阴两虚,痰瘀阻络。方中丹参、麦冬、炙甘草益气养阴;二花、黄芩清热解毒;天麻、夏枯草、钩丁清肝息风通络;川楝子、元胡疏肝清热;郁金、白藏、葛根化瘀通络;茯苓、半夏化痰祛湿。全方共奏益气养阴、化痰通络之功。临床上痰瘀日久,必生热邪,热毒内蕴,损伤心络营阴,每于方中加二花、黄芩以清热解毒;丹参、麦冬养阴通络;生芪、檀香益气宽胸。上证速愈,其中黄芪、檀香为用药亮点:檀香可理气散寒,止痛开胃。《本草拾遗》中记载:"主心腹霍乱,中恶,杀虫。"《珍珠囊》曰:"引胃气上升,进食。"该患者病情多与情志有关,七情内伤是"气机失调"最主要的病因。《黄帝内经》六微旨大论曰:"出入废则神机化灭,升降息,则气立孤危。"《素问·阴阳应象大论》中说:"人有五脏化五气,以生喜怒悲忧恐。"

医案 2

刘某,男,62 岁,陕西省宝鸡市凤翔县人,2014 年 4 月 17 日初诊。

主诉:胸痛、胸闷、气短、全身乏力 4 年余,加重 4d。

现病史:患者于 4 年前无明显诱因出现胸闷、胸痛伴头晕,当时未做任何检查治疗,休息后能够缓解。3 年前,由于饮酒后,晚上头晕,上厕所突然晕倒,服速效救心丸后头晕缓解。自感呼吸困难、胸闷、心跳加快,后就诊于当地医院,诊断为神经功能紊乱,住院治疗后病情缓解。半年前,突然感觉头晕,胸闷,心慌,急诊送至我院,查心电图:未见明显异常,次日行全面检查,未见明显异常,遂出院。近4日,感觉胸痛、胸闷,夜间为甚,气短,纳差,多梦,大小便正常。舌质黯,舌下脉络瘀滞,苔白腻,脉弦滑,左尺无力。

西医诊断:神经功能紊乱症。

中医诊断:胸痹。

中医证型:气滞血瘀,心脉痹阻。

治法:理气活血,养心安神。

方药:血府逐瘀汤加减。当归10g,赤芍10g,生地黄30g,桃仁10g,红花10g,枳壳10g,柴胡10g,川芎10g,怀牛膝10g,桔梗10g,丹参30g,酸枣仁30g,夜交藤30g,珍珠母30g,石菖蒲10g,郁金10g,三七(冲服)2g,甘草3g。7剂,水煎服,日2次。

二诊:患者服上药后,胸闷、疼痛症均缓解,纳食仍少,大便轻度秘结。上方见效,故在原方基础加全栝楼10g,焦三仙各15g,再服7剂。

按语:此系气滞血瘀、心脉痹阻之胸痹。《医学入门》载:"血随气行,气行则行,气止则止,气温则滑,气寒则凝。"气滞则血行不畅形成瘀血,瘀血积于胸中而致心脉痹阻,出现胸痛、胸闷、气短。心主血脉,血不养心故睡眠不佳、多梦。临证要审机精确,对症下药,每每药到病除。方中当归、桃仁、红花、赤芍活血化瘀;丹参用量独重,取其清心活血,补而不留瘀,滋而不滞气;牛膝祛瘀通脉,引血下行;柴胡、枳壳,一升一降,宣达气血;郁金理气活血,夜交藤、酸枣仁、石菖蒲养心安神;甘草调和诸药。二诊中加栝楼以宽胸理气。

二、不寐案

医案1

刘某,男,32岁,陕西省宝鸡市人,2014年7月31日初诊。

主诉:间断失眠伴胃脘部不适 3 年,加重 1 周。

现病史:患者于 3 年前无明显诱因出现失眠伴胃脘隐痛不适,近 1 周来疼痛加重,夜休差,每晚入睡 2～4h,无呃逆、反酸、腹胀等症状,胃脘部无明显烧灼感。平时工作劳累,饮食不节。现形体消瘦,面色少华,失眠多梦,精神不振,头晕,心慌,乏力。舌淡红,苔微黄,脉沉弦细。曾于当地医院行胃镜检查,未见明显异常,服用中、西药治疗效果不佳,仍时时发作,特来就诊。

西医诊断:失眠症。

中医诊断:不寐。

中医证型:肝阴不足,胃纳失常。

治法:养肝滋阴,健脾和胃。

方药:酸枣仁汤合香砂六君子加减。酸枣仁 30g,川芎 10g,知母 10g,陈皮 10g,半夏 10g,木香 6g,砂仁 10g,党参 10g,香附子 10g,白术 10 g,茯苓 10g,焦三仙各 10g,甘草 3g。7 剂,水煎服,日 2 次。

二诊:患者服上药后,胃脘不适有明显缓解,纳食可,精神有所好转,睡眠明显改善,但仍觉乏力,大便正常。故在原方基础上加鸡内金 10g,再服 7 剂。饮食忌辛辣刺激、生冷瓜果,油腻等。

三诊:患者胃脘不适消减,夜间能安然入睡,纳佳。嘱注意饮食,调节情志。

按语:古人谓"胃不和则卧不安",明确指出脾胃不适会导致消化吸收不正常,影响神志变化,而情志抑郁、肝气不能条达也会影响脾胃的正常运化,此所谓肝木克土也。《金匮要略》载:"虚劳,虚烦不得眠,酸枣仁汤主之。"与本案症状极其相符,患者平时工作劳累过度,肝肾阴虚,虚火内生,扰及心神,故不能眠,虚火扰及脾胃,故隐隐感觉胃脘不适。吾深谙仲景之意,以安神为主,次以健脾和胃,疗效颇为显著。李东垣在《脾胃论》中提出"养心安神,调治脾胃"的观点,可见胃病治心亦可收到良好的效果。

医案2

王某,男,42岁,陕西省宝鸡市太白县人,2014年5月17日初诊。

主诉:失眠多梦3年余,加重半月。

现病史:患者于3年前因出差办事不顺,加之路途劳累,出现胸闷、心烦、不眠,每晚只能休息2~3h,时时有梦,易醒。出现头晕、耳鸣,心慌,气短乏力,服用养心安神口服液后睡眠有所好转。患者近半月工作繁忙,劳累过度,入睡困难加重,睡后易醒,精神萎靡,现有心烦不寐,头晕耳鸣,心悸,神倦乏力,手足心发热,盗汗,口渴口干微苦,口舌糜烂,遗精健忘,溲黄,大便干结。舌质红、少苔,脉细数。

诊疗经过:曾做心电图检查,但未见明显异常,口服安神等药物效果不佳。

西医诊断:神经衰弱。

中医诊断:不寐。

中医证型:心肾阴虚,火旺扰神。

治法:滋阴补肾,养心安神。

方药:天王补心丹加减。生地黄30g,玄参10g,麦冬10g,五味子10g,酸枣仁30g,柏子仁20g,天冬10g,当归10g,远志10g,桔梗10g,丹参30g,西洋参(先煎)10g,朱砂(冲服)0.5g,知母10g,黄檗10g,黄连6g,肉桂3g,夜交藤30g,地骨皮20g,甘草3g。7剂,水煎服,日2次。配服知柏地黄丸6粒/次,3次/d。

二诊:患者服上药后,能入睡3~5h,口苦、心烦、手足心热等症明显缓解。上方见效,故在原方基础上加生龙骨30g,生牡蛎30g,刺五加10g,再服7剂。

按语:此案系心肾阴虚,火旺扰心之不寐。《素问·灵兰秘典论》载:"心者,君主之官,神明出焉。"该患者劳心过度,暗耗阴血,虚火妄动,扰乱神明。心肾不交,则遗精,健忘。阴虚耗损,血不能养心,故不寐心悸,神倦乏力。阴虚生内热,虚火内扰,故见手足心热,虚烦,口舌糜烂。又肾阴不足,故见头晕耳鸣,口渴咽干,盗汗等。治疗中抓住心阴不足,心血失养为主要矛盾,用天王补心丹加减治疗,效果甚佳。二诊中加龙骨、牡蛎,取其重镇安神;刺五加补气安神,效果最佳。临床吾每用此方治疗失眠心悸,均取得良好疗效。

三、心悸案

医案

黄某,男,45岁,陕西宝鸡市人,2014年7月19日初诊。

主诉:心悸气短、动则加剧40d,加重3d。

现病史:该患者40d前出现心悸气短,劳累后加剧,近3d感觉症状加重,曾晕厥1次。现有身体困乏无力,头晕目眩,胸闷叹息,纳少多梦,大便难排,矢气较多,面色不华,唇甲苍白。舌红苔薄黄,脉结代。患者曾在他院住院治疗,诊断为心律失常,先后服用过心律平、倍他乐克、胺碘酮及生脉饮等药物,症状有所缓解,但仍反复发作。心电图示:频发性室性早搏。

西医诊断:心律失常。

中医诊断:心悸。

中医证型:阴阳两虚,兼有气滞。

治法:益气养阴,理气通脉。

方药:炙甘草汤加减。炙甘草10g,麦冬10g,生地黄30g,阿胶(烊化)10g,桂枝10g,火麻仁20g,西洋参(先煎)10g,黄芪30g,冬花10g,五味子6g,丹参30g,酸枣仁30g,夜交藤30g,珍珠母30g,煅龙牡各30g。7剂,水中加黄酒250ml煎汤,日2次。

二诊:患者服上药后,症均缓解,纳食仍少。上方见效,故在原方基础上加鸡内金10g,焦三仙各15g,再服7剂。

按语:此案系心脾气阴两亏,兼有气滞之心悸。心主血脉,脾为气血生化之源,心脾两虚则气血生化无源,血虚不能养心,则致心悸、气短,劳则消耗气血,故动则心悸加重,血虚不能上荣头面,则头晕目眩,面色不华,血虚神失其舍,乃多梦。脾气虚,运化无权,则纳食少,气虚则肌肉四肢俱失濡养,故身困乏力,气血不足,不能推动血脉运行,脉络失充,则脉有结代,唇甲苍白。舌红苔薄黄表明阴虚有热。临证常用炙甘草汤,遵仲景之法,又不拘泥于此。应用炙甘草汤治疗病患,勿拘泥于心律失常(房性、室性),勿忘结代、动悸二证,谨守病机,各司其属,观其脉证,知犯何逆,随证治之。西洋参代替人参为此案用药亮点。《医学衷中参西录》:"能补助气分,兼能补益血分,为其性凉而补。凡欲用人参而不受人参温补者,皆可以此代之。"

四、喉痹案

医案

王某,女,24 岁,2014 年 4 月 5 日初诊。

主诉:咽痒、咽干、咳嗽喉中有异物感 7d,加重 1d。

现病史:7d 前因食辛辣食物,第 2 天自觉咽痒、咽干,偶有咳嗽无痰,无怕冷发热,曾服维 C 银翘片,症状稍有缓解但咳嗽未减。近日食用冷饮后感觉咳嗽咽中异物感更剧,时有清稀痰,口干口苦,胸闷不舒,小便黄,大便 2d 未解。检查发现咽后壁有红色滤泡,舌质红、少苔,脉弦数。胸片提示:双肺纹理增粗,余未见异常。

西医诊断:慢性咽喉炎。

中医诊断:喉痹。

中医证型:肝火上炎,气滞血瘀。

治法:清咽利喉,活血散瘀。

方药:自拟清咽汤。三棱 10g,莪术 10g,山豆根 6g,夏枯草 20g,威灵仙 20g,青果 10g, 僵虫 10g,甘草 3g。5 剂,日服 1 剂。

用法:上方用水浸泡 30min,先武火后文火煎 30 min,煎 2 次。共取汁 400mL,分 2 次早晚空腹温服,1d 1 剂。

二诊:(2014 年 4 月 10 日)咽痒、喉中异物感明显缓解,仍有咽干,小便正常,大便 3d 未解。照前方加黄芩 10g,麦冬 30g,沙参 20g,5 剂,日服 1 剂。

三诊:(2014 年 4 月 15 日)大便前一晚已解,小便正常。去黄芩,原方再服 5 剂,日服 1 剂。

按语:慢性咽炎虽为肺系疾病,咽喉为肺之门户,然见喉痹切不能见热清热,以苦寒之药攻之,此种治法效多不佳,而且易致脾胃寒凉而纳差。此症虽有风热犯肺之象,此火实从肝来,肝主疏泄,患者肝气闭郁,又多食辛辣,至肝火上炎而犯肺,故口苦咽痒,肝气不疏,肺气不能宣降,气滞血瘀于咽喉,致咽部异物感明显。治法清咽利喉,活血散瘀。用夏枯草既能清肝火又能散郁结,山豆根为治喉证之要药,三棱、莪术活血散瘀,青果、僵蚕疏风利咽。吾自拟清咽汤临床加减疗效甚佳,其用药亮点在威灵仙,它不仅能治风湿,更能治诸骨鲠喉;其用药关键点在药物剂量,10~15g 主治风湿,20~30g 主治诸骨鲠喉。

五、胃痞案

医案

黄某,女,38 岁,2015 年 8 月 11 日初诊。

主诉:胃脘胀满不适 1 月余,加重 1 周。

现病史:患者诉近 1 月出现胃中胀满,无恶心呕吐,无反酸、烧心,伴胃脘部畏冷恶寒,口不渴,大小便一般,精神疲乏,食纳较差。既往体健,否认冠心病、糖尿病、高血压、慢性支气管炎、肾病等慢性病病史,否认肝炎、结核等传染病病史,否认外伤史、手术史、输血史,否认药物、食物过敏史。预防接种史不详。

体格检查:T 36.5℃,P 72 次/min,R 19 次/min,Bp 120/70 mmHg。胸廓对称无畸形,双肺呼吸音低,未闻及干湿啰音,心音可,各瓣膜听诊区未闻病理性杂音。腹部无膨隆,无腹壁静脉曲张及胃肠型,腹软,全腹无压痛,肝脾肋下未及,肝区无叩痛,腹部叩诊鼓音,腹水征(-),莫菲氏征阴性,麦氏点压痛(-),肠鸣音4次/min。脊柱、四肢无畸形。神经系统检查:生理反射正常,病理反射未引出。舌苔薄白,脉细。

辅助检查:胃镜。

西医诊断:慢性萎缩性胃炎。

中医诊断:胃痞。

中医证型:脾胃虚弱,气滞湿阻。

治法:健脾理气,温胃散寒。

方药:自拟胃舒康加减。醋柴胡10g,枳壳10g,白芍10g,白豆蔻10g,蒲公英20g,砂仁(后下)10g,厚朴10g,薏苡仁20g,九香虫10g,索罗果6g,太白米6g,甘草6g。10剂,水煎服。

二诊:诉胃中冷胀明显减轻,食纳已增,但少寐,舌苔薄黄,脉细。原方加酸枣仁20g,炒麦芽20g,10剂,水煎服。

方解:现代医学研究表明,醋柴胡可促进平滑肌收缩,促进胃排空,增加括约肌紧张度,增强十二指肠排空能力,从而缓解食管胃肠动力障碍。枳壳的有效成分为其挥发油类、黄酮类及生物碱类等,可显著增强正常小鼠及模型小鼠胃肠运动,有利于排除消化道的气滞和食积。另有研究表明:枳壳对胃肠平滑肌呈双向调节作用,既兴奋胃肠,促其蠕动增强,又有降低胃肠平滑肌张力和解痉的作用;其挥发油成分能显著减少胃液分泌及降低胃蛋白酶活性,有预防大鼠幽门结扎性溃疡形成的作用。白芍、甘草缓急止痛,甘草的有效成分为甘草酸、甘草黄酮、甘草甜素、甘草次酸、甘草苷元、甘草多糖等。甘草流浸膏灌胃,能直接吸收胃酸,并能抑制其基本分泌量,缓解胃肠痉挛。10%的甘草浸膏4mL/kg给家兔灌胃后其胃运动逐渐减弱,30min后胃运动几乎完全停止。甘草能够抗炎、抗变态反应,具有糖皮质激素样抗炎作用,抗炎的主要有效成分是甘草甜素和甘草次酸。甘草对抗体产生既有抑制作用,还有增强作用,表明甘草对机体的免疫有明显的双向调节作用。

按语：《证治汇补·痞满》中有："大抵心下痞闷，必是脾胃受亏，浊气夹痰，不能运化为患。"本证胃中痞胀，伴畏冷恶寒，苔薄白，脉细，显为中虚而寒凝，故以香砂六君子汤酌加辛温理气祛寒之品。二诊时舌苔薄黄，示寒邪已去，并有虚热上扰心神而出现少寐，故加炒枣仁以清心安神。对胃镜查有胃黏膜结节息肉样病理改变者，除在方中加活血化瘀药红花、三棱、莪术、九香虫等外，再加乌梅、僵虫等量研末冲服，对消除息肉有效。对萎缩性胃炎表现腹胀、纳呆、呕恶、苔白而厚腻者，当先和胃化浊或用甘酸养胃之药。如有胃阴不足又兼脾阳不振者（便溏、喜热饮、手足欠温等），应辨证使用干姜、附片、白术、黄芪等，但酸甘化阴养胃法应贯穿于整个治疗过程之中。

六、胁痛（慢性肝炎）案

医案 1

谭某，女，42 岁，干部，1973 年 5 月 18 日就诊。

1968 年起患肝炎，肝脏肿大，超声波示肝炎波型，一度转氨酶居高不降。自述半年来持续肝区隐痛，神疲乏力，头晕眼花，夜睡不宁。患者形体瘦弱，精神不振，舌质淡白，脉象弦细无力。

西医诊断：慢性肝炎。

中医诊断：胁痛。

中医证型：湿热瘀滞，肝阴亏虚。

治法：清热利湿，养阴和血。

方药：生黄芪 30g，板蓝根 24g，白矾 6g，紫草 12g，蜂房 9g，白花蛇舌草 30g，熟枣仁 30g，丹参 15g，五味子 15g，枸杞子 15g，当归 12g，白芍 12g，女贞子 15g，甘草 3g。服药 40 剂，胁痛消除，睡眠良好，精力充沛，恢复工作。

医案 2

陈某，男，工人，2014 年 10 月 18 日初诊。

患者患肝炎 8 个多月。曾住院治疗，转氨酶虽恢复正常，但其他检查项目结果不详,症状未除,10 月 18 日转来就诊。症见胁肋痛甚,烦躁失眠,咽干口苦,纳少腹胀,舌苔黄,脉象弦缓。显然是肝气郁盛,有化火之势。理宜疏肝解郁,泻火凉肝,但了解病史,知前屡用丹栀逍遥散、龙胆泻肝汤等药两胁肋仍痛不止。改用清热利湿、活血解毒、酸敛之法,以敛肝气,养肝阴,从本施治。

西医诊断:慢性肝炎。

中医诊断:胁痛。

中医证型:湿热瘀滞,肝阴亏虚。

治法:清热利湿,养阴和血。

方药:生黄芪 30g,板蓝根 24g,白矾 6g,紫草 12g,蜂房 9g,白花蛇舌草 30g,熟枣仁 30g,山茱萸 12g,桑葚子 18g,白芍 12g,女贞子 12g,党参 12g,枸杞子 12g,菊花 12g,乌豆衣 12g,楮实子 30g。

二诊:按方持续服用 1 个月,胁痛减轻,腹胀消失,口不干苦,食欲及睡眠均好。效不更方,嘱上方再服 1 周后不适消失。

按语:此病病机以"湿毒"为本,兼有湿热郁滞,胁痛由于气郁者十之七八,肝气宜条达,肝气盛则郁结不舒,疏肝法自是正治,也为医家所习用,这本是出自《黄帝内经》"肝欲散,急食辛以散之"的意思。但就肝炎而论,易见阴虚,疏肝理气之品多属辛燥,有其耗阴一面,有利有弊。我每用此类药物如合欢花、佛手花、厚朴花等以替代香附、青皮之属,以减其燥性。肝郁胁痛,临症多用丹芍三花汤(丹参 15g,白芍 12g,佛手花 4.5g,厚朴花 6g,合欢花 6g,川楝子 9g),对解除胁痛效果佳。气郁之治,不仅疏肝一法。气属阳,气盛致郁也与肝阴虚损有关,补阴以制阳,亦是一法。《黄帝内经·素问》中说:"肝欲酸",《金匮要略》曰:"夫肝之病,补用酸",启发了后世用酸敛补肝法治气郁,即所谓"酸甘化阴也"。肝气郁盛,用多辛药疏散之,是直接的祛邪方法;用酸敛药补之,则是间接的扶正方法。"扶正所以祛邪",对肝气郁盛而言,是《黄帝内经·素问》以"酸泻之"的含义,此间并不矛盾。由此可见,肝郁宜疏,又宜敛,一疏一敛,好像是两个极端,实有其一致之处。因人们少提用敛肝法以治肝郁,所以在此做较详申述。酸敛之药,我喜用熟枣仁,用量常在30g以上,此药入心肝二经,为宁心养肝良药。其次则用山茱萸、五味子、白芍、山楂、乌梅等,因为均适宜于肝虚,又能敛肝气之过盛。

七、眩晕案

医案1

王某,女,52岁,工人。

头晕1年余。发作时头晕目眩,天旋地转,恶心呕吐,不思饮食。曾多次检查,诊断为颈椎病,经输液、按摩治疗无效,遂来我院。见形体丰腴,面色少华,倦怠乏力,舌质淡,舌体胖大,边有齿痕,苔薄白微腻,脉弦滑。

中医诊断:眩晕。

中医证型:痰浊中阻,蒙蔽清窍。

方药:半夏白术天麻汤。半夏10g,天麻12g,云苓12g,陈皮10g,白术12g,甘草6g,生姜1片,大枣2枚。

用法:上方用水浸泡30min,先武火后文火煎30min,煎2次,共取汁400mL,分2次早晚空腹温服,1d1剂,5剂。

二诊:3剂服后症状略减,食纳略增,又服3剂后症状消失,嘱患者忌生冷油腻之品。随访1年未发。

医案2

华某,男,56岁,干部。

间断头晕目眩2年余。发作时头晕目眩,天旋地转,不能睁眼,站立不稳,恶心呕吐,困倦乏力,食纳欠佳,夜休差。曾因眩晕症多次住院治疗,未见明显疗效,遂来我院。证见形体肥胖,面色无华,倦怠懒言,舌质暗淡,苔白腻,舌体胖大,边有齿痕,脉滑数。

中医诊断:眩晕。

中医证型:痰浊中阻,蒙蔽清窍。

方药:半夏白术天麻汤。半夏 10g,天麻 12g,云苓 12g,陈皮 10g,白术 12g,生草 6g,生姜 1 片,大枣 2 枚。

用法:上方用水浸泡 30min,先武火后文火煎 30 min,煎 2 次,共取汁 400mL,分 2 次早晚空腹温服,1 日 1 剂,5 剂。服用 5 剂后症状减轻,食纳、夜休可,继服 3 剂症状消失,嘱患者忌生冷油腻之品。随访 1 年未发。

方解:半夏白术天麻汤选自冉先德的《历代名医良方注释》,为治眩晕之常用方。本方证源于脾湿生痰,湿痰瘀遏,引动肝风,风痰上扰清窍所致。风痰上扰,蒙蔽清阳,故眩晕、头痛;痰阻气滞,升降失司,故胸膈痞闷、恶心呕吐;内有痰浊,则舌苔白腻;脉来弦滑,主风主痰。治当化痰息风,健脾祛湿。方中半夏燥湿化痰,降逆止呕;天麻平肝息风,而止头眩,两者合用,为治风痰眩晕头痛之要药。李东垣在《脾胃论》中说:"足太阴痰厥头痛,非半夏不能宁;眼黑头眩,风虚内作,非天麻不能除。"故以两味为君。以白术、茯苓为臣,健脾祛湿,能治生痰之源;佐以陈皮理气化痰,脾气顺则痰消。使以甘草和中调药,加姜、枣调和脾胃,生姜兼制半夏之毒。综观全方,组方精要,配伍严谨,风痰并治,标本兼治,但以化痰息风治标为主,健脾祛湿治本为辅。本方药性平和,不寒不热,不温不燥,不失为治疗眩晕之良方。

按语:眩晕最早见于《黄帝内经》,被称为"眩冒"。《黄帝内经》中对本病的病因病机作了较多论述,认为眩晕属肝所主,与髓海不足、血虚、邪中等多种因素有关。如《素问·至真要大论篇》有:"诸风掉眩,皆属于肝。"《灵枢·口问》篇"上气不足",《灵枢·海论》篇"髓海不足",《素问·玄机原病式·五运主病》认为本病的发生是由于风火所致,有"风火皆属于阳,多为兼化,阳主乎动,两动相搏,则为之旋转"等病因论述。汉代张仲景认为痰饮是眩晕的重要致病因素之一。《丹溪心法·头眩》有"无痰则不作眩"的主张,提出"治痰为先"的方法。《景岳全书·眩晕》指出"眩晕一证,虚者居其八九,而兼火兼痰者不过十中一二耳"，强调了"无虚不能作眩""当以治虚"为主。《医学从众录·眩晕》言："盖风非外来之风，指厥阴风木而言，与少阳相火同居，厥阴气逆则风生火发，故河间以风火立论。风生必挟木势而克土，土病则聚液而成痰，故仲景以痰饮立论，丹溪以痰火立论也。言其虚者，言其病根，言其实者，言其病象，理本一也。"关于眩晕的历代医家论述甚多。本病病机属于本虚标实，本虚为髓海不足，或气血亏虚，清窍失养；标实为风、火、痰、瘀扰乱清空。本病的病位在头窍，其病变脏腑与肝、脾、肾三脏有关。肝乃风木之脏，其性主动主升，若肝肾阴亏，木不涵土，阴不维阳，阳亢于上，或气火暴升，上扰头目，则发为眩晕；脾为后天之本，气血生化之源，若脾胃虚弱，气血亏虚，清窍失养，或脾失健运，痰浊中阻，或风阳夹痰，上扰清空，均可发为眩晕；肾主骨生髓，脑为髓海，肾精亏虚，髓海失充，亦可发为眩晕。

八、水肿案

医案1

刘某，男，38岁。2013年3月18日初诊。

全身反复浮肿1年余，加重6个月，腰以下肿甚，伴有腰酸痛、腹胀纳差、心慌气短、神疲乏力、大便溏稀。尿常规检查：蛋白（＋＋＋），颗粒管型0~2/高倍视野（HP），红细胞0~3/HP，白细胞0~2/HP。

西医诊断：慢性肾小球肾炎。

中医诊断：水肿病。

中医证型：脾失健运，水湿内停。

治法：健脾利湿，培土利水。

方药：四君子汤加味。太子参30g，黄芪30g，益母草30g，白茅根30g，茯苓30g，白术30g，泽泻15g，厚朴15g，大腹皮15g，枸杞15g，甘草6g。日1剂水煎服。

服药15剂后，腹胀减轻，尿量增多，饮食增加，下肢水肿减消，神疲乏力,腰背酸软等症消失,尿常规复查:蛋白(++)。

二诊:效不更方,服药 60 余剂后,精神状况良好,尿常规多次复查正常,诸症消失。随访 1 年无复发。

医案 2

张某,女,25 岁,2012 年 2 月 26 日初诊。

全身反复浮肿 1 年余,加重 2d。近日来,面目浮肿,午后下肢为甚,腰酸乏力,纳差食少,大便燥结,少便频数、量少(500mL/d 左右)。在某医院曾用青霉素、泼尼松及利尿剂等药物治疗,其效不显而日渐加重,故来就诊。查体:血压 60/90mmHg,颜面浮肿呈满月脸,腹胀如鼓,下肢肿甚,按之凹陷不起,舌苔薄黄而腻,脉细而数。尿常规检查:蛋白(++++),红细胞 1~3/hp。血肌酐 494μmol/L。血红蛋白 68g/L。

西医诊断:慢性肾小球肾炎,慢性肾衰。

中医诊断:水肿。

中医证型:脾肾两虚,湿热久稽之水肿。

治法:补益脾肾,清热利湿。

方药:四君子汤加味。太子参 30g,益母草 30g,白茅根 30g,黄芪、薏苡仁各 30g,茯苓 30g,炒白术 30g,生地黄 20g,石韦 15g,黄檗 10g,山药 30g,泽泻 15g,生草 6g。日 1 剂,水煎服。

服药 15 剂后浮肿减消,尿量增多(2000~3000mL/d)。尿常规复查,蛋白(++)。血肌酐 168μmol/L。饮食尚可,大便通调。药已中病,方去生草、薏苡仁,加芡实、金樱子、枣皮,随症加减服药 50 余剂,诸症消失,尿常规复查多次均正常。随访 1 年未复发。

医案 3

刘某,男,38 岁,2011 年 4 月 8 日初诊。

患者双下肢及局部反复浮肿 1 年余,加重 2 个月。伴有腰酸、神疲乏力、纳差、脘腹胀满,大便时干时稀,尿少。尿常规检查:蛋白(++++),有颗粒管型及红细胞、白细胞。某医院诊断为慢性肾小球肾炎（肾病型）。用强的松及利尿剂等治疗2月余,病情无明显好转。查体:血压180/100mmHg,患者面色萎黄,头昏嗜卧,舌淡苔白,脉弱细。尿常规检验:蛋白(＋＋＋＋),红细胞0～3/HP,颗粒管型0～3/HP,白细胞0～2/HP,血肌酐518μmol/L。

西医诊断:慢性肾小球肾炎。

中医诊断:水肿。

中医证型:脾虚不运,肾虚失固型水肿。

治法:温肾健脾,益气摄精。

方药:四君子汤合六味地黄汤加减。红参10g,茯苓、白术、枸杞、淫羊藿、芡实、金樱子、山药、枣皮各20g,黄芪、益母草、白茅根各30g。日1剂,水煎服。

服药15剂后,病人饮食增加,水肿渐消,尿量增加(2000mL/d以上),精神好转。尿常规复查:蛋白(＋＋),血肌酐172μmol/L,血红蛋白85g/L。药已中病,守方随症加减,坚持服药3月余。多次复查尿常规正常,诸症悉除。随访1年未见复发。

按语:慢性肾炎是一种肾脏疾病综合征,治疗上需辨虚实,分寒热,察阴阳,明标本,必须遵循《黄帝内经》中"开鬼门,洁净府,去菀陈莝"的原则,采用温宣清补及活血化瘀等治法。需求改善肺、脾、肾的病理状态,恢复其生理功能,增强纳入精微的作用,促进水液的运化与排泄。湿热是导致慢性肾炎的最基本的致病因素,因此病无论是哪种类型和哪个阶段,多有尿液的异常。《素问·至真要大论》谓:"水液常浊,皆属于热。"故尿液混浊是湿热为病的显著标志。治疗时,清理湿热是主要治法,亦应标本兼治、虚实兼顾。治则补益脾肾,清利湿热。方用四君子加生地、石韦、白茅根、益母草、生芪、甘草。慢肾病蛋白尿应培土益肾,使脾健运化复常,升清降浊,肾强而开阖有度,精气内守,方能复涩精之职而不使外漏,从而尿中蛋白消除,减轻水肿。故常用四君子汤加金英子、芡实、山药、黄芪、红参等以增强培土益气,固肾摄精之功。如尿检中有颗粒管型,则重用枣皮、枸杞等。

九、阳痿案

医案

张某,男,24岁,2013年11月28日初诊。

主诉:阳痿早泄半年,加重1月。

现病史:患者诉年轻时有不良嗜好,结婚半年来,起初房事时间极短,后自觉勃起艰难,出现早泄,触之则泄,继之阳痿。曾经多处求治,服药无数(具体用药不知),病情未见明显好转。患者面色无华,心情抑郁,精神极差,全身困乏,自汗畏寒,纳差,烦躁,夜不能寐,小便正常,大便日1次,较干舌白苔淡,脉虚弱,左尺尤甚。经人介绍,来我院专病专科诊治。

西医诊断:性功能障碍。

中医诊断:阳痿。

中医证型:肝郁不疏,肾阳亏虚。

病机:肝郁肾亏,宗筋无力。

治法:疏肝解郁,温补肾阳。

方药:熟地24g,山药12g,山萸12g,泽泻9g,丹皮9g,茯苓9g,仙茅12g,淫羊藿12g,巴戟天10g,阳起石10g,人参(先煎)10g,龟板胶(烊化)10g,柴胡10g,全当归10g,白芍10g,露蜂房10g,蜈蚣(去头足)2条,雄蚕蛾(去翅足)10g,海马2条,甘草3g。

用法:上方用水浸泡30min,先武火后文火煎30min,煎2次,共取汁400mL,分2次早晚空腹温服,1日1剂。取药7剂,戒烟戒酒,忌生冷油炸食品。

二诊:患者情绪稍有好转,乏力自汗缓解,余症改变不明显,舌质淡苔薄,脉沉细无力,左尺尤甚。嘱其查精子活力,复诊时携带。仍以上方加芡实、金樱子,广狗肾1对。15剂,1日1剂,分2次服。

三诊:近几日晨起阴茎已有勃起,纳增,舌质淡苔薄,脉沉细无力,左尺尤甚,精子活力45%。效不更方,再取15剂。配中成药杞蓉片,1次6片,早晚服。

四诊:复查精子活力75%,性功能正常,其妻已怀孕,继以上方10剂以巩固之。

方解:阳痿是男性生殖器萎软不用、临事不举或举而不坚的一种病症。本方固肾补气,益精养血,疏肝补肾,振兴阳道,调节性腺轴,促进生精细胞增生。以地黄汤为君,滋阴补肾。《医方论》曰:"此方非但治肝肾不足,实三阴并治之剂,有熟地之温补肾水,既有泽泻之宣泄肾浊以济之,有山萸肉之温涩肝经,既有丹皮之清泻肝火以佐之,有山药之收摄脾经,有茯苓之淡渗脾湿以和之。药只六味,有开有合,三阴并治。"重用二仙,可知治精亏之证,补虚之中寓淡渗之法,使补而不腻,涩而不滞。方中巴戟天、仙茅、仙灵脾、阳起石、熟地既能补肾壮阳、起萎强精,又能疏肝荣筋、养血纵勃。特别是臣药蚕蛾系血肉有性之品,入督任二脉,可益精气,强阴器,使交接不倦,以强其本;蜂房为虫药,有走窜之性,入肝经,畅达宗筋以展其势,佐以白芍、当归荣筋柔肝,柴胡疏肝解郁,因血藏肝中,精函肾内,若肝气不开,则阴器不勃。使药甘草承上启下,以养后天。综观全方,立意清新,组织严密,不但能益精养血,强阴器之根蒂,而且可调和阴阳,补偏救弊。

按语:阳痿的治疗,过去多应用温肾壮阳之品,临床诊治过程发现,在人的性及生殖功能中,肾主生殖器官的发育;肝主筋,阴茎为宗筋,故肝对阴茎的发育及功能有着显著的促进作用;脑主情志,情动性动,故脑气具有启动性欲望的功能,故我采用蜈蚣、当归、芍药、露蜂房、巴戟天、淫羊藿、广狗肾、甘草。蜈蚣入肝经,其性走窜力最速,内而脏腑,外而经络,凡气血凝聚之处,皆能开之,以开肝经之气血郁闭,使肝气条达,疏泄正常,经络通畅,气血得行;更佐白芍、当归养血活血,补肝柔肝,荣养宗筋,既能养血益精,和调阴阳,又兼制蜈蚣辛温走窜伤阴之弊;甘草培补中土,以后天养先天;巴戟天、广狗肾鼓舞肾气,兴阳起萎。诸药合用,共奏调肝补肾,通络起萎之功效。气血兼顾,经脏同治,有补有通,寓通于补之中,共奏疏通肝经郁闭之功,阳痿自能痊愈。从肝论治的观点,突破了传统的治法,为阳痿的证治理论开辟了新的途径(自创方神威壮阳汤)。

第二节　常见杂病

一、咳喘案

医案

林某,女,62 岁,宝鸡市扶风县人,2014 年 6 月 24 日初诊。

主诉:咳喘伴胸闷气短 1 月。

现病史:患者 2 年前因劳累后发作咳嗽,时发时止,自服药物症状缓解,但未能根除。1 月前因感冒咳喘发作,服药亦不能减轻,现又咳嗽、胸闷气短,晨起咳吐痰沫,量多、色黄,伴有恶心,夜间喘憋加重,白天活动后亦加重,喘则汗出,神倦乏力,双下肢轻度浮肿,心烦,心慌,睡眠欠佳,纳差,二便正常。舌质稍暗,苔厚腻,舌下脉络瘀滞,脉弦紧。

诊疗经过:曾于当地医院就诊,诊为支气管哮喘。给予消炎及抗生素药物治疗,效果不显。查胸片示:肺纹理增粗,余无明显异常。心电图示:心肌缺血,B 超肝胆及肾膀胱无异常。

西医诊断:支气管哮喘。

中医诊断:咳喘。

中医证型:痰浊壅肺,气阴亏虚。

治法:化痰止咳,益气养阴。

方药:二陈汤加减。半夏 10g,陈皮 10g,茯苓 15g,杏仁 10g,胆南星 10g,浙贝 10g,桑皮 10g,苏子 10g,冬花 10g,紫菀 10g,栝楼

10g,丹参 30g,黄芪 30g,黄精 20g,麦冬 10g,五味子 6g,荆芥 10g,防风 10g,甘草 3g。7 剂,水煎 400mL,1 日 2 次。

　　二诊:患者服上药后,咳喘缓解明显,痰量大减,余症均缓解。上方见效,去荆芥、防风,加山药 30g,再服 5 剂。

　　按语:此案系痰浊壅肺,气阴两伤之咳喘。脾为生痰之源,肺为贮痰之器,脾失健运,则湿聚生痰。湿痰壅肺,致咳喘频作,痰湿壅肺,则阻肺气肃降,肺升降失常,肺气上逆则为咳喘。气虚运化失权,聚湿生痰,阴虚耗伤肺津,则活动后喘咳加重。《景岳全书》载:"内伤之咳,先因伤脏,故必由腑以及肺,此脏为本而肺为标也。又有肺主皮毛而居上焦,贼邪犯之则上焦气壅而为喘。"吾察患者素有心疾,故用黄芪、丹参、栝楼、麦冬益气养阴,又考虑痰湿之邪,用二陈汤加减,肺气不降而用杏仁、桑皮、苏子以调通水道而利水肿,半夏、胆南星、浙贝加重化痰之力,茯苓利湿健脾安心神,陈皮理气。

二、哮喘案

医案

董某,男,45 岁,陕西省宝鸡市人,2014 年 6 月 28 日初诊。

主诉:哮喘反复发作 6 年余。

现病史:该患者 6 年前因风寒外袭而感冒,此后咳嗽时常发作,因未及时治疗而致哮喘,每遇寒冷即发,甚感痛苦。今日因疲劳后,哮喘发作。现胸闷气喘,喉中哮鸣音,声低、气短息促,动则喘甚,咳痰量少,色淡白,不易咳出,咳出后缓解,伴有腰膝酸软,畏寒,夜休差,纳差,小便正常,大便稀溏。舌质紫,舌下脉络瘀滞,苔白腻,脉沉细滑。

诊疗经过:患者曾在他院住院治疗,诊断为支气管哮喘,具体用药不详,治疗后缓解,但仍反复发作。

西医诊断:支气管哮喘。

中医诊断:哮喘。

中医证型:肺肾两虚,痰瘀交阻。

治法:补益肺肾,化痰祛瘀。

方药:金匮肾气丸加减。熟地24g,山药20g,山茱萸20g,茯苓10g,丹皮10g,泽泻10g,菟丝子10g,附子10g,肉桂3g,苏子10g,冬花10g,五味子6g,栝楼10g,丹参30g,黄芪30g,五味子6g,补骨脂10g,紫河车20g,蛤蚧1对,甘草3g。7剂,水煎400mL,1日2次。

二诊:患者服上药后,哮喘缓解明显,余症均缓解。上方见效,故效不更方,再服7剂。

三诊:患者自觉缓解明显,仍全身困乏无力,畏寒缓解,睡眠正常,纳食增加。于上方减附子、肉桂,加西洋参10g,改为丸剂,4剂,制丸,每丸9g,1丸/次,3次/d。

按语:此案系肺肾两虚、痰瘀交阻之哮喘。张景岳的《景岳全书》载:"虚喘者,慌张气怯,声低息短。惶惶然若气欲断,提之若不能升,吞之若不能降,劳动则甚。但得引长一息为快也。"又有林佩琴所著《类证治载》曰:"实喘则在肺,虚喘则在肾。"故肺不主气,肾不纳气,均可引起哮喘。吾察患者之疾,用补肾益肺化痰祛瘀之品,本案使用蛤蚧乃因其有补肺益肾、定喘止嗽之功。《本草纲目》载蛤蚧"补肺气,益精血,定喘咳,疗肺痈消渴,助阳道",故在治疗哮喘病虚证时多用,常可取得显著效果。

三、呃逆案

医案

杨某,男性,73岁。

主诉:间断呃逆20余年,再发1月。

现病史:患者诉呃逆,最初发病在二三十年前,时常发呃逆,后经治疗偶有发作,冬天甚,且饮热水或进热食可缓解。近1月呃逆复发,较前加重,症见呃逆,3~5min 发作 1 次,发则连呃不止,持续 1~2min不断。口不渴,舌苔白滑,脉弦滑。

既往史:既往体健,否认冠心病、糖尿病、高血压、慢性支气管炎、肾病等慢性病病史,否认肝炎、结核等传染病病史,否认外伤史、手术史、输血史,否认药物、食物过敏史。预防接种史不详。

体格检查:T36.5℃,P72 次/min,R 19 次/min,Bp 120/70 mmHg。胸廓对称无畸形,双肺呼吸音低,未闻及干湿啰音,心音可,各瓣膜听诊区未闻及病理性杂音。腹部无膨隆,无腹壁静脉曲张及胃肠管型,腹软,全腹无压痛,肝脾肋下未及,肝区无叩痛,腹部叩诊鼓音,腹水征(-),莫菲氏征阴性,麦氏点压痛(-);肠鸣音4 次/min。脊柱四肢无畸形。神经系统检查示:生理反射正常,病理反射未引出。舌苔白滑,脉弦滑。

辅助检查:胃镜示慢性浅表性胃炎。

西医诊断:慢性浅表性胃炎。

中医诊断:呃逆。

中医证型:中焦虚寒,胃失和降。

治法:温中散寒,降逆止呃。

方药:旋覆代赭汤合丁香柿蒂散。西洋参10g,旋覆花10g,代赭石20g,生姜3 片,丁香20g,柿蒂20g,陈皮10g,半夏15g,茯苓30g,砂仁10g,甘草6g 。7 剂,水煎服。

按语:《成方便读》云:"夫呃逆一证,其声短促……无不皆自胃腑而来者,以胃气下行为顺,上行为逆,或邪搏胃中,则失其下降之令;即上出于口而为呃矣。"显然,呃逆之证,为胃气上逆所致。《伤寒论》云:"伤寒……噫气不除者,旋覆代赭汤主之。"本案患者发病特点为冬天甚,遇热饮则缓解,口不渴,舌苔白滑,皆为一派寒象,故辨证为胃中虚寒,而致胃失和降,胃气上逆。取旋覆代赭汤合丁香柿蒂散治之,方证相符,虽为数十年顽疾,亦可治愈。

四、胃脘痛案

医案

黄某,男,32 岁,陕西省宝鸡市人,2014 年 5 月 24 日初诊。

主诉:胃脘痛 3 年,隐痛加重近 1 年。

现病史:患者于 3 年前无明显诱因出现胃脘部疼痛、腹胀、反酸,当时未做任何检查治疗,自行口服药物治疗(具体用药不详),有所好转。3 年中反复发作多次,近 1 年,胃痛,腹胀,身体倦怠,乏力懒言,手足不温,纳差,进食后胃痛缓解,空腹时有加重趋势。平时饮食不规律,喜食生冷。现精神差,夜不能寐,畏寒,喜食温热,泛酸,大便稀溏。舌体胖淡,边有齿痕,少苔,脉沉缓。

诊疗经过:曾于当地医院行胃镜检查,诊断为慢性浅表性胃炎,服用中、西药治疗,效果不佳,仍时时发作,特来就诊。

西医诊断:慢性胃炎。

中医诊断:胃脘痛。

中医证型:脾胃虚寒。

治法:健脾和胃。

方药:香砂六君子汤加减。党参 10g, 茯苓 10g,炒白术 10g,陈皮 10g,半夏 10g,木香 6g,砂仁 10g,海螵蛸 30g,煅瓦楞 10g,高良姜 10g,香附子 10g,柴胡 10g,枳壳 10g, 焦三仙各 10g,甘草 3g。7 剂,水煎服,1 日 2 次。

二诊:患者服上药后,胃痛症均有明显缓解,纳食仍少,食后腹胀,精神有所好转,仍觉乏力,大便正常。故在原方基础上加厚朴 10g,白豆蔻 15g,鸡内金 10g。再服 7 剂,饮食忌辛辣刺激,生冷、油腻等食物。

按语:此案患者属于典型的脾胃虚弱偏寒型胃痛。阳明者多气多血,乃"仓廪之官",只有胃腑气血充足,才能腐熟水谷。脾胃为气血生化之源,本案病人平时喜食生冷,饮食不节,终致脾胃虚损,虚寒内生,出现纳差、手足不温、乏力、畏寒等症,需用甘温之品使中焦阳气得升。脾气升,谷气化,痛自止。《素问·阴阳应象大论》载:"形不足者,温之以气。"故治疗脾胃虚弱类胃病,吾常用香砂六君子汤加减健脾养胃,补气之时又防气滞,故少量配伍柴胡、陈皮、枳壳等药理气,用海螵蛸、瓦楞子制酸,焦三仙开胃消食。

五、胃痞(胆汁反流性胃炎)案

医案

王某,男,干部,55 岁,宝鸡市石坝河人,2008 年 9 月 4 日初诊。

主诉:胃脘胀痛不适 1 年。

现病史:自述近 1 年无明显原因出现腹胀、食欲不振,上述症状逐渐加重,并出现胃脘及胸部灼热闷痛、反酸口苦、便秘口渴,时感烦躁失眠,坐卧不安。查体:面色晦暗、形体消瘦、上腹压痛(++)。胃镜示:胃黏膜红白相兼,以苍白为主,幽门开合不良,可见十二指肠液流入,有胆汁附着。诊断为胆汁反流性胃炎。西医给予西咪替丁、吗丁啉、维霉素口服,并静脉滴注西咪替丁。经过 5d 治疗无效,遂来专家门诊要求中医药治疗。舌苔白厚,脉弦数。

西医诊断:胆汁反流性胃炎。

中医诊断:胃痞。

中医证型:痰浊内阻,湿热上逆。

治法:降逆化痰,益气和胃。

方药:旋覆代赭石汤加减。旋覆花 15g,代赭石 30g,党参 10g,半夏 10g,白芍 10g,海螵蛸 30g,瓦楞子 15g,沙参 30g,大黄 6g,甘草 3g,大枣 3 枚,生姜 3 片。水煎服,1 日 1 剂,早晚服。嘱连服 7 剂。

二诊(9 月 11 日):患者胃脘痛、胸闷胀、腹痛、舌酸、烧心明显减轻,食欲增加,面色较红润。舌苔薄白脉弦。唯乏力失眠,多梦,上方易党参为西洋参 10g,加炒枣仁 20g,夜交藤 20g,再服 20 剂。

三诊(10 月 2 日):诉说服 20 剂后,体健力壮,胃部无不舒之感,胃胀闷、灼热尽消,苔薄白、脉沉缓,各种症状体征消失,胃镜复查正常,处方六君子汤以巩固疗效。

方解: 现代药理实践认为:旋覆花有增强小肠蠕动和增加胃酸分泌量以及胆汁分泌的作用;赭石对肠平滑肌有明显的兴奋作用;半夏能促进胆汁分泌,可显著增强肠道输送能力;白芍中的芍药甙具有镇痛、镇静、抗炎、抗菌的作用;甘草含甘草次酸,有保护胃黏膜屏障和对胃平滑肌解痉的作用;党参、大枣含 CAMP 样物质,对提高机体的免疫介质具有积极作用,同时还可增强幽门的张力,减少胆汁逆流浸润胃黏膜屏障。全方合用,能促进胃的蠕动,降低迷走 N 的兴奋性,提高幽门肌力张力,从而控制胆汁反流。

胆胃同病,益气和胃,升降气机,控制胆汁逆流,保护胃黏膜,促进炎症消散,是治疗胆汁返流性胃炎的有效方法。

按语: 胆汁反流性胃炎,是由于含有胆汁的十二指肠液异常流入胃部,引起的胃黏膜炎症。中医学中无胆汁返流性胃炎的病名,但《黄帝内经》中有类似的描述,如《黄帝内经·灵枢》篇说:"邪在胆,逆在胃,胆液泄,则苦,胃气逆,则呕苦,固曰,呕胆。"余认为是因饮食不节,心情失畅,以致寒热中阻,虚实夹杂,气机痞塞而成。其病位在胆胃,涉及肝脾,病机为胆胃同病,升降失司。肝之余气,溢于胆,在胃气通降作用下,进入肠道,参与机体的消化吸收,六腑以降为和,以通为顺,若肝失疏泄,脾胃升降失调,则胆汁反流也。故治疗本病的大法是:益气和胃,通畅气机,降逆解郁。方用旋覆代赭石汤加减。方中旋覆花咸温,行水下气;赭石味苦质重,能坠痰降气;半夏、生姜辛温,党参、大枣、甘草;甘温,和而用之,所以和胃气,而止虚逆也。

六、泄泻案

医案

洪某,男性,55 岁,2013 年 7 月 12 日。

主诉:腹泻半年。

现病史:患者诉近半年出现腹泻,每日 5~6 次,以晨起 6~8 时为甚,无里急后重,无脓血、腹痛等,无恶心呕吐,食纳差,全身困乏明显。

既往史:既有慢性胃炎病史多年。否认冠心病、糖尿病、高血压、慢性支气管炎、肾病等慢性病病史,否认肝炎、结核等传染病病史,否认外伤史、手术史、输血史,否认药物、食物过敏史。预防接种史不详。

体格检查:T 36.3℃,P 90 次/min,R 20 次/min,Bp 120/70 mmHg。胸廓对称无畸形,双肺呼吸音低,未闻及干湿啰音,心音可,各瓣膜听诊区未闻及病理性杂音。腹部无膨隆,无腹壁静脉曲张及胃肠型,腹软,全腹无压痛,肝脾肋下未及,肝区无叩痛,腹部叩诊鼓音,腹水征(-),莫菲氏征阴性,麦氏点压痛(-);肠鸣音 4 次/min。脊柱四肢无畸形。神经系统检查:生理反射正常,病理反射未引出。舌苔白滑腻,脉细滑。

辅助检查:粪常规:阴性,潜血:阴性。

西医诊断:慢性腹泻。

中医诊断:泄泻。

中医证型:脾虚湿盛,命门火衰。

治法:健脾运湿,温肾固涩。

方药:七味白术散合四神丸。党参15g,炒白术10g,茯苓15g,藿香10g,葛根10g,木香6g,补骨脂15g,吴茱萸3g,五味子6g,炒肉蔻10g,甘草6g。10 剂,水煎服。

按语:《素问·阴阳应象大论》云:"湿胜则濡泄。"《景岳全书·泄泻》曰:"泄泻之本,无不由于脾胃。"张景岳又云:"肾为胃关,开窍于二阴,所以二便之开闭,皆肾脏之所主,今肾中阳气不足,则命门火衰,而阴寒独盛,故于子丑五更之后,当阳气未复,阴气盛极之时,即令人洞泄不止也。"本案泄泻属脾胃虚弱,无力化湿,又兼肾阳虚弱,失于温煦,故其泄泻,五更为甚。取七味白术散合四神丸,一健脾化湿,二温肾固涩,使脾胃健运,肾阳充足,泄泻自止。

七、久痢(溃疡性结肠炎)案

医案

乔某,男,54 岁,宝鸡农民,2011 年 12 月 3 日初诊。

主诉:泄泻反复发作 1 月,加重 3d。而后腹痛迁延日久,每大便后即下清脓冻或蛋清黏液,服痢特灵、土霉素、黄连素、鸭蛋子等中西药半载之多,其病益甚。以阿片治之,服后大便脓液转为青淡色,黏液少许,停药如故。曾经钡剂灌肠造影,见结肠下部及乙状结肠黏膜不规整,肠系膜未见明显改变。镜检粪:红细胞(++)、白细胞(+++)脓球极多。便培养:未发现致病菌。确诊为溃疡性结肠炎,前来我院求治。

初诊主诉:大便日 4 次,便后即下脓(多量)血(少量),黏液便,里急后重,左少腹疼痛。望诊:面色淡黄,精神苦闷,体格中等,舌苔黄白、厚而腻,四边淡浅。切诊:左少腹降结肠部压痛明显。脉象弦小而坚,左迟沉,右关尺部似滑,重取则隐。

辨证:久痢夹滞,治则以先通后解之法,先投攻下剂以荡其滞。

处方:化滞丸 1 包(10g)。

服法:分 2 次用,温热水送下。

二诊:服药后腹泻 3 次,排出黑色硬便 1 次,里急后重顿除。舌苔转为薄白,脓便益多,四肢乏力,左少腹喜按而有压痛,其脉沉细无力,关部微迟。此乃湿热已退,沉积已荡,虚寒本象毕露,以真人养脏汤法拟一方。

方药:乌梅 10g, 罂壳 6g, 木香 4.5g,诃子 6g,路党 10g,元肉 10g,白术 18g, 薏苡仁 10g,五味子 6g,茯苓 10g,扁豆 6g,砂仁 6g,陈皮 6g,甘草 6g。2 剂,水煎服。

三诊:服第一剂后无其感觉,第二剂服后 5 时许,肠鸣大作,时而转矢气,排气后腹颇舒适,大便减至 2 次/d,脓便转为黏液,右少腹似有痛感,左少腹压痛转轻。依前方加当归 10g,木香减半,2 剂,水煎服。

四诊:精神清爽,腹痛已愈,大便脓血全无,微有黏液少许,饮食增进,六脉平而两尺尚弱。后以前方 2 剂减粟壳、木香,加黄连、黄檗、制附片各 3g,2 剂,水煎服之。

五诊:诸病均愈,便检全部(-)。脉象:两尺尚弱,投以六味地黄汤,原方 4 副以善其后。追踪观察远期疗效,7 月随访体质益坚。

方解:该患发病于仲夏,时值湿暑当令,火热交替,素禀膏粱之体,肠胃被厚味所滞,脾被瓜果所伤,积汁垢腻与湿热相结,澼于大肠而发此病。初期肠痛里急虽屡登圊,所下无多,治之当疏通导滞,下其积而泻其热,肠通则绞痛可止,积去则后重自除,自服肠之药有清热消炎杀菌之功,尚欠推荡之力,故其滞不去则热不深,热滞相搏,胶柱鼓瑟,脏器被其灼伤,阴津被其暗耗,"热盛则内腐,内腐则为脓",形成溃疡坏症。病程日久,热虽退而积邪尚恋,正气渐亏,脏腑遂寒,转为虚寒挟滞之症,口服杜冷丁能持续效果日许,可知脏腑有虚寒不解,但后重不去,当则有积滞可涤。诊其寸口之脉,虽小而坚,右关尺两部,似有滑象,舌苔黄白厚腻,乃为盛候,故热滞为标,而左迟沉,其舌质四旁浅淡乃虚寒之象,故虚寒为本。在《黄帝内经》"谨守备机,各司其属"及"盛者责之,虚者补之"的启发下,结合病人具体症状及体征而断为久痢挟滞之候。

按语:《黄帝内经》曾有"无盛盛,无虚虚,而遗人夭殃,无失证绝人长命"的启蒙和告诫,所以此症,温脾恐有盛盛之虞,投承气汤又达虚虚之械。但积不荡去不可议补,久痢虚寒又不可议攻。《黄帝内经》中阐明的"病发而不足,标而本之,先治其标,后治其本。谨察间甚,以意调之"确有指导意义。因此按"并着并行,甚者独行",从具体措施,先服化滞丸少许,取缓润下行,以却其积,治其标;服后虚寒本象毕露,乃投以温中敛涩之剂,治病之本。方用路党、甘草、元肉以温中补虚;诃子、米壳固涩止痢,收敛大肠;用木香调气止痛。三诊之际,因有腹痛,故木香减半,增入当归意在活血止痛,腹痛痉挛,大便脓样物已净,则又减去米壳、木香,加黄连以厚肠,附子暖下元,恐其性燥又增黄檗以制之。症状全无而尺脉尚弱,故投以六味地黄丸倍山药补肾益阴,扶脾强肾,为病后调理。

八、痛经案

医案

康某,女,34岁,2014年12月3日初诊。

主诉:痛经2年。

现病史:患者诉2年来每于行经后少腹痛,部位固定无放射,一般持续1周左右,口服多种药物(具体不详),上症时轻时重。来诊时,经后第2d,少腹痛拒按,伴畏寒,神疲,食纳差,大小便正常。

既往史:既往体健。否认冠心病、糖尿病、高血压、慢性支气管炎、肾病等病史,否认肝炎、结核等传染病病史,否认外伤、手术、输血,否认药物、食物过敏史。预防接种不详。

体格检查:T 36.1℃,P 80次/min,R 20次/min,Bp 110/80 mmHg。胸廓对称无畸形,双肺呼吸音低,未闻及干湿啰音,心音可,各瓣膜听诊区未闻及病理性杂音。腹部无膨隆,无腹壁静脉曲张及胃肠型。腹软,无压痛,肝脾肋下未及,肝区无叩痛,腹部叩诊鼓音,腹水征(-),莫菲氏征阴性,麦氏点压痛(-);肠鸣音4次/min。脊柱四肢无畸形。神经系统检查:生理反射正常,病理反射未引出。舌苔薄白,脉细弦。

中医诊断:痛经。

中医证型:冲任虚寒,瘀血阻滞。

治法:温经散寒,祛瘀养血。

方药:温经汤。桂枝10g,吴茱萸6g,党参10g,川芎10g,当归10g,白芍10g,丹皮10g,半夏10g,麦冬10g,香附10g,甘草6g。10

剂,水煎服。

按语:《医宗金鉴·妇科心法要诀》调经门中云:"腹痛经后气血弱,痛在经前气血凝。"《金匮要略》云:"温经汤亦主妇人少腹寒。"该患者在经后1周之内少腹痛,此时正是气血亏虚之时,易感受风寒之邪,故取温经汤以温经散寒,祛瘀养血,因获捷效。

九、血淋案

医案

刘某,女,42岁,陕西省宝鸡市人,2014年9月4日初诊。

主诉:下肢浮肿,腰痛半年,近1月出现肉眼血尿。

现病史:患者于半年前开始出现腰部酸困无力,腰腿疼痛,双下肢轻度浮肿,无明显发热寒战、恶心呕吐等症状,近1个月尿色呈茶色,排尿不畅。现见头晕耳鸣,神倦乏力,盗汗,心烦,夜寐不佳,多梦,口干欲饮。舌质红苔少,脉弦细略数,双尺无力。

诊疗经过:曾于当地医院行尿常规检查,蛋白微量,红细胞30~50个/HP,白细胞0~1个/HP,无管型。诊断为"慢性肾炎"。曾服用中药、西药治疗,效果不佳,特来就诊。

西医诊断:慢性肾炎。

中医诊断:水肿。

中医证型:肾阴亏虚,湿热阻络。

治法:清利湿热,凉血止血。

方药:猪苓汤加减。猪苓15g,茯苓20g,泽泻10g,阿胶(烊化)10g,滑石20g,蒲黄10g,茜草10g,三七(冲服)2g,琥珀粉(冲服)3g。7剂,水煎服,1日2次。

二诊:患者服上药后,尿量明显增多,复查尿常规,已无红细胞出现,下肢浮肿减退,症皆好转。舌质红苔少,脉弦缓较前有力。血尿已止,浮肿逐渐消失,然肾阴仍不足。拟用前方去凉血止血药,酌情加滋阴补肾固元之品。用药如下:猪苓15g,茯苓10g,泽泻10g,阿胶(烊化)10g,滑石15g,生地黄24g,山药12g,山茱萸12g,丹皮6g,知母10g,黄檗6g,女贞子15g,墨旱莲15g,白茅根20g,琥珀粉(冲服)3g,炒枣仁20g。

按语:《素问·气厥论》载:"胞热移于膀胱,则癃,溺血。"本案既有肾阴亏虚,又有水气、湿热互结下焦,灼伤膀胱络脉,则血溢脉外,出现尿血,小便不利。《诸病源候论》载:"心主于血,与小肠合,若心象有热,结于小肠,故小便血也。"从中可知,尿血与心及小肠有热相关。该患又有心烦多梦之象,可见有热扰心神之虑。方中用琥珀粉安神利尿止血,用于本案十分相宜,正如《名医别录》载"琥珀,主安五脏,定魂魄,消瘀血,通五淋"。二诊中加生地黄、墨旱莲、女贞子以增强滋阴补肾之力。在治疗尿血时切记不能乱用大苦大寒之剂,应注意止血而不留瘀,收涩之品应结合病机而投用,不宜早用。

十、异病同治

医案1

陈某,男,26岁,宝鸡市凤翔县范家乡农民,1999年8月13日初诊。

主诉:胃脘疼痛腹泻半年余。

现病史:患者胃脘疼痛腹泻半年余,伴呕恶、纳呆,大便时干时稀,经县医院钡餐造影诊断为慢性胃炎(糜烂型)。经多次诊治,病情时好时坏,来我院诊治。

查体:形体消瘦,皮肤萎黄,触其胃部振水声明显,肠鸣辘辘有声。伴有头晕目眩,时觉心悸,舌苔薄白稍腻,脉弦滑。

病机:饮留肠胃,脾失健运,清阳不得舒展,浊阴不得下降所致。

中医诊断:胃脘痛。

中医证型:脾失健运。

治法:温运利水理气止痛。

方药:苓桂术甘汤。茯苓68g,白术20g,桂枝10g,元胡30g,半夏6g,生姜3片,甘草10g。3剂,水煎服。

二诊:服上方3剂,患者腹泻明显减轻,疼痛已缓解,发作有时矣,切其脉仍弦滑,苔薄白已不腻。效不更方,改为每2日1剂,连服1月。后追访病愈,至今未复发。

医案2

胸痛案

邓某,男,42岁,宝鸡市中山街工人,2001年12月15日初诊。

主诉:胸闷10余年,伴咳嗽喘息半月。

现病史:患者胸痛胸闷10余年,背部亦觉不舒,劳则加剧,数年来虽服药达百余剂,终不见效。最近半月来疼痛加剧,故前来就诊。现症胸闷,伴咳嗽喘息,胃纳不佳,肩胛区亦痛。每逢劳累时加剧,经X线放射检查,心肺未见明显异常。

查体:听诊胸部未闻及异常呼吸音与杂音,观其面色苍白,舌质淡,脉细滑。

病机:脾肺气虚加痰浊内盛,胸阳不振。

中医诊断:胸痛。

中医证型:胸阳不振。

治法:温阳利水,理气止痛。

方药:苓桂术甘汤。茯苓30g,白术15g,桂枝10g,薤白10g,半夏10g,生姜3片,甘草10g。3剂,水煎服。

1周后前来告曰:"服药3剂,病已衰大半,咳嗽喘息减轻,唯感胸痛背困。"上方加丝瓜络10g,白芥子6g,续服7剂。

二诊:胸痛好转,精神佳,食欲亦可,自觉口干,上方加元参10g,嘱其服7剂,后追访痊愈。

按语:"痰饮"一名首创于《金匮要略》,但没有专篇加以论述。根据病情有上下内外之分,饮邪停留于胃肠者为痰饮,饮停胁下者为悬饮,饮溢四肢者为溢饮,饮留胸胁者为支饮。此外又有微饮、留饮及伏饮之名,系指饮邪的轻重而言,仍属四饮之范畴。其病同为脾阳不运,肺失通调,肾不主水所致。

根据中医学的基本理论,即辨证施治的精神,认为二案病因同为阳虚痰盛,只是表现的部位不同,症状不同,所以治法迥异。两案同为劳伤脾气,导致运化不足,痰浊内盛,所以二案同用苓术以健脾渗湿,桂枝辛温通阳,甘草调中益气,根据证之不同,佐以应证药物,都能取效。前证饮邪留胃加入元胡以理气止痛,后者胸痹加入薤白以宣痹通阳。根据这一心得体会,吾临证50余年间,治疗病机相同的呼吸道、消化道有关类似症疾的都能获得显著疗效。

医案3

姜某,女,32岁,住宝鸡市渭滨区,2011年1月2日初诊。

主诉:胸胁部如针刺痛5d,加重3d。

现病史:5d前胸部创伤后疼痛,微红肿,继而局部青紫,经服伤科三七片后疼痛减轻,但活动则痛剧如针刺样,休息后可减轻,反复发作,3d前因劳累过度而疼痛加剧加重,甚则不能侧身,遂来门诊求治。

查体:患者痛苦面容,按胸而直行,胸部青紫,苔白厚,舌质暗紫。闻诊口气喷人,声音低微。胸部按痛连及两胁,脉沉涩。

实验室检查:胸透无异。

中医诊断:胸痛。

中医证型:血瘀气滞。

治法:活血化瘀,疏肝行气。

方药:血府逐瘀汤加减。当归10g,川芎10g,生地20g,赤芍10g,枳壳10g,牛膝10g,桔梗6g,桃仁10g,红花10g,血竭3g,穿山甲6g,三七3g,自然铜10g,乳香6g,没药6g,甘草3g。姜枣引5剂,上方加水1000mL,兑黄酒50mL,煎2次共取汁400mL,早晚分2次空腹温服,每日1剂。

二诊:服上药5剂后,自感疼痛大减,肿胀消失,自感纳食不馨,舌苔薄白脉沉细。上方去自然铜、乳香、没药,加焦三仙10g,砂仁(后下)10g,5剂。上方加水1000mL,煎2次共取汁400mL;早晚分2

次空腹温服,每日1剂。

三诊:自述服5剂后,诸症消失,食纳馨香,二便通利,心情舒畅,睡眠佳,别无他恙。

按语:本案系胸中瘀血阻滞,以致肝气不舒,血瘀气阻,故痛而不可忍。用当归、桃仁、红花等活血祛瘀,消肿止痛;柴胡、枳壳等疏肝通络;穿山甲、自然铜等破瘀通脉;桔梗、枳壳载药上行,胸中一升一降,开胸行气;甘草缓急止痛,调和诸药。各药合用,祛瘀生新,气行络通则胸痛自消。

医案4

何某,女,38岁,住宝鸡市陈仓区,2011年12月9日初诊。

主诉:经期乳房胀痛、腹痛3年余。

现病史:3年前患者行经时出现乳房胀痛,全身不适,怯寒怕冷,腰背酸困疼痛,经色暗滞夹有血块,口苦咽干,大便不爽,涩滞干结,经多方求治罔效,遂来门诊求治。

查体:痛苦面容,按腹而坐,舌质淡红,舌苔薄白而边有紫点。声音低怯,无异常气味。双乳房压痛,无包块,腹部平软,六脉弦细。

中医诊断:经行诸证。

中医证型:气滞血瘀。

治法:疏肝健脾,活血理气。

方药:血府逐瘀汤加减。醋柴胡10g,当归10g,赤芍10g,川芎10g,枳壳10g,栝楼10g,生地10g,牛膝10g,桔梗6g,红花10g,桃仁10g,青皮10g,陈皮10g,香橼10g,半夏10g,茯苓10g,穿山甲6g,甘草3g。姜枣引5剂,上方加水1000mL,兑黄酒50mL,煎2次共取汁400mL,早晚分2次空腹温服,每日1剂。

按语:本案气滞血瘀证,用赤芍、红花等,活血化瘀,行气止痛;柴胡、黄芩等疏肝清热;茯苓、栝楼,健脾渗湿润燥。药证相应,疗效卓著。上面所举两案,在发展过程中,由于出现了相同的病机,而采取了统一方法的治疗法则。中医治疗疾病的原则,不是着眼于病的异同,而是着眼于病机的区别。异病可以同治,既不决定于病因,也不决定于病症,关键在于辨识不同疾病有无共同的病机。只要病机相同便可采取相同的治法,即"证同治异同,证异治亦异"也。

医案5

惊悸案:

何某,女,38岁。

主诉:素质阳虚,因家中火灾受惊,心肾之阳受扰,使水邪无制,始感心中惶惶不安,继而脐下动悸,气上冲胸,震震不安,夜难入寐,神疲乏力,便溏纳减,时吐清涎,经介绍,来专家门诊求治。

查体:察其面色苍白,心神不宁,苔白脉沉细,两尺尤甚。四诊合参,此乃阳虚水气凌心证,真武汤加琥珀、龙骨、牡蛎、桂枝镇之,嘱服5剂而安。

按语:肾为水火之脏,肾阳亏损而下焦寒水之气上凌,心受其扰,故而脐腹下悸,心中震震不安,恍然惊悸,夜寐不安等。上方功在助阳,化气利水,加琥珀、龙牡以镇之。方合病机,霍然而愈。经临床检验亦不限于脾肾疾病,对肺、心、肝等各脏腑病变,只要符合阳虚水泛病机,证见舌质淡,舌体胖,有齿痕,脉沉弱者,用之多验。我在诊治这类疾病时深刻认识到,应用此方不应强求利水,而以附子量20~50g(先煎1h减弱乌头碱毒性)恢复脾肾之阳气。

医案6

风湿性心脏病并发心力衰竭案:

杨某,女,42岁,2010年4月20日初诊。

主诉:素患风湿性心脏病,辄以感冒而病作,屡发屡治,难获甚效。此发危重,心悸气短,嗽痰如红色泡沫,喘息不得卧,唇色紫绀,下肢浮肿,怯冷,小便短少。心电图示:心房颤动。

西医诊断:风湿性心脏病并发心力衰竭。经吸氧、强心、利尿、抗感染等治疗,症状缓解,停药又作。请余会诊:观面色晦暗虚浮,舌质淡暗且胖大,脉沉迟,脉率52次/min。

辨证:阳虚水泛,凌心射肺,心脉痹阻。

治法:温阳利水,化瘀蠲痹。

方药:真武汤加味。黑附片(先煎)30g,白术15g,白芍15g,茯苓20g,红参10g,丹参30g,葶苈子30g,生姜10g。

二诊:上方3帖后,咳喘大减,心悸气短亦改善。原方附子加重40g。

三诊:上方5帖后,小便量多,肿消肢温,息平安卧;舌质淡红,脉率72次/min。心电图示:窦性心律。原方巩固6剂,病情稳定。

按语:心力衰竭根据临床表现,属中医"心悸、喘证、痰饮、虚劳"等范畴。心病日久,阴损及阳,耗伤命门之火,表现阴阳俱不足,而以心肾阳虚为突出。三焦气化不利,水饮内停则尿少,而见水肿;水气凌心射肺,则为悸而喘息不得卧。心气不足,运血无权,则血脉瘀阻,症见唇色紫绀;瘀阻于肺,则嗽痰犹如粉红色泡沫。其阳气愈虚,则瘀阻愈甚,水气愈盛。治以温阳为主,佐以化瘀行水。欲温心阳必助肾阳,然而本病心阳虚愈,非一般甘温之剂所能及,宜壮先天命门之火,以激发心阳。方中以附子大辛大热,温补先天命门真火,速达内外以助心阳;配红参大补元气,参附相合峻补心阳以防暴脱;心苦散而喜收敛,故以白芍酸收为辅,滋阴养血,济阴以配其阳,附子得白芍,一阳一阴,一发一收,相得益彰;丹参舒通心脉,化瘀宁心;水寒射肺,致令肺胀,故佐以葶苈子辛开苦降,与茯苓开肺利窍,下气行水;白术健脾燥湿,与参、苓有"四君"之意,滋养后天生化之源;生姜辛温,既助附子温阳散寒,又伍茯苓温散水气。综观全方,温补先天,滋养后天,寓补于通,寓通于收,寓收为化,阳气得充,瘀饮同去。

医案7

肝硬化腹水案:

张某,男,38岁,未婚,2005年3月18日初诊。

现病史:2年前患乙型肝炎,腹部渐觉胀大,肢体浮肿,尿少便溏,B超探为肝硬化腹水。经保肝、利尿等治疗,病情曾一度缓解。次年春季复发,给白蛋白、呋塞米等治疗近半年未见好转,又添鼻衄,甚或昏睡,病入膏肓。刻下:腹大如鼓,脐周脉络显露,面色青黑黯惨,畏寒,全身浮肿,尿少色黄,舌质淡暗,舌体胖大,苔白滑,中根微灰,脉沉弱。

查体:神志清楚,巩膜黄染,肝脾大,腹部叩呈移动性浊音,腹围95cm,体重82kg。肝功能:HBsAg:1:64,ALT:220μ,白蛋白/球蛋白:0.7,总胆红素28.0μmol/L。

辨证:肝脾肾相干为病,气血水停积腹中。

治法:温肾利水,疏肝实脾。

方药:真武汤加味。黑附片(先煎)30g,焦白术15g,白茯苓15g,炒白芍15g,柴胡10g,半边莲30g,生姜10g。

二诊:上方5剂后,尿量增多,腹满亦减,肢体转温。原方加附片至50g。

三诊:上方6剂后,尿量2000mL/d,全身浮肿渐退,腹围缩至88cm,体重62kg,舌质淡红,灰苔已退,脉有力。上方附片加至40g。

四诊:上方6剂后,面色较荣,精神较振,饮食增加,大便成形,舌体不胖,苔薄,脉弦,B超示:无腹水。肝功能:总胆红素10.0μmL/L,ALT30μ,白蛋白/球蛋白:1:2。原方附片减至30g,加生黄芪30g,巩固10剂,随访至今未发。

按语:肝主疏泄,调畅三焦气机,促进肺、脾、肾三脏的机能,协助其调节水液代谢。今黄疸迁延日久,肝病及脾,木贼戕土,肝脾俱伤,气血瘀滞,肝脾日虚,累及肾脏亦虚,肾阳虚无以温煦脾土,使脾阳愈虚而成脾肾阳虚证。肝失疏泄,脾失运化,肾失蒸发,三焦壅滞,脉络不通而水道不利,终至气滞血瘀,水湿停积腹中,遂成臌胀病。《黄帝内经》云:"诸湿肿满,皆属于脾。"肝木克土,水泛侮土,均致土不制水。故重用附子补火暖土,使水有所主;白术燥湿健脾,使水有所制;生姜宣散,佐附子以助阳,是于温水之中而又有散水之意;茯苓淡渗,佐白术以健脾,是于制水之中而又有利水之用;白芍敛阴和营,又制附子之刚燥,合柴胡疏肝理脾,使土不受其克,又可疏水利尿,《本草经》云:芍药"利小便";更加半边莲加强本方利水之功,且解毒化瘀。诸药相伍,熔温肾利水、疏肝实脾于一炉,是以三焦气治,脉络通而水道利,遂臌胀瘥。

医案8

肾结石、肾盂积水案:

王东云,男,28岁,已婚,2008年4月20日初诊。

现病史:患者3年来自觉左腰部重着,时或掣痛,拘急不舒。B超示:左肾结石,肾盂积水。多方寻医问药,未获寸功。近3d,左侧腰腹剧烈绞痛,痛连阴部,辗转床第呻吟不止,且见肉眼血尿。外科拟手术取石,患者不愿,请余会诊。观患者面色苍白,四肢逆冷,舌质淡胖,苔白滑,脉迟弱。

辨证:脾肾阳虚,砂石阻滞脉络,水蓄肾腑。

治法:温肾行湿,通络排石。

方药:真武汤化裁。黑附片(先煎)30g,白术15g,茯苓20g,白芍30g,干姜10g,鸡内金15g,乌药15g,川牛膝15g,生甘草6g。

二诊:上方6剂后,绞痛已止,四肢转温,原方附片加至50g。

三诊:上方6剂后,左腰部不觉重着,舌质淡红,苔薄腻,脉弦有力。B超示:无肾盂积水。上方加金钱草30g。

四诊:上方10剂后,左少腹刺痛,坠胀。B超示:左肾结石,下移输尿管。嘱患者多饮水,做跳跃运动。3d后排出结石1枚,病告痊愈。

按语:肾结石、肾盂积水属中医石淋。此例久病体弱,屡用苦寒利湿之品,损伤脾肾之阳,阳气不到之处,即为水邪泛滥之所。脾喜燥恶湿,肾为水火之脏,真阴真阳所聚。寒湿著着肾腑,痹阻经络,故腰部沉重拘急。沙石阻滞,损伤脉络,则绞痛且见血尿。总之:正虚邪实,脾肾阳虚为本,砂石、寒湿留滞为标。《重订通俗伤寒论》曰:"湿着者,肾阳亦亏,真武汤是正本清源之要药。"方中附子一味,能助肾温经而散寒;术、苓健脾利湿;干姜、乌药以散寒湿,行肾间冷气;白芍、甘草缓急止痛;鸡内金、川牛膝、金钱草通络排石。诸药相伍,共奏温肾行湿,通络排石之功,以臻肾阳复,脾气运,寒湿去,砂石通。切中病机,收效满意。

十一、同病异治

医案1

张某,男,36岁,住宝鸡市群众路摩天院,2011年1月26日初诊。

主诉:胃脘痛7d。

现病史:6个月前胃镜示萎缩性胃炎伴轻度肠腺化生及黏膜充血。近7d来,因过食辛辣而胃部不适,时而反酸,嘈杂,烦渴及口干舌燥,食则胃痛加重,虽饥饿但不欲饮食,大便干结,小便微黄。面色微红,舌质暗红,舌苔薄黄而边有紫点。声音洪亮,未闻及异常气味。胃脘压痛拒按,无触及包块,右关脉弦,细数而有力。

中医诊断:胃脘痛。

西医诊断:慢性萎缩性胃炎。

辨证:脾胃阴虚,湿热夹瘀。

治法:养胃益阴,清热祛瘀。

方药:自拟养阴祛瘀汤加减。玉竹10g,麦冬12g,沙参30g,石斛20g,太子参20g,黄芩12g,川楝子10g,红花10g,生芪30g,赤芍10g,丹参20g,郁金15g,香附子10g,蒲公英20g,白花蛇舌草30g,乌梅10g,太白米6g,甘草3g。姜枣引,5剂。上方加水1000mL,煎2次共取汁400mL,早晚分2次空腹温服,每日1剂。

二诊(2月2日):服上药后,自感胃脘隐痛减轻,时微胀,灼热嘈杂亦作,大便不干,舌质干,边尖微紫,苔白,脉弦细数。效不更方,上方去香附子、川楝子,加厚朴花10g,甘松10g,吴茱萸6g,黄连3g。10剂,上方加水1000mL,煎2次共取汁400ml,早晚分2次空腹温服,每日1剂。

三诊(2月14日):喜而告之,服10剂后胃不痛,腹不胀,食欲大增,灼热嘈杂似无,舌边尖有紫点,舌苔薄白,脉细数。上方去川楝子、乌梅、厚朴,加砂仁10g,桃仁10g,继服5剂,水泛为丸如桐子大,每日3次,每次8g,温开水送服。嘱忌生冷,适寒温,节饮食,禁辛辣。

按语:本案系脾胃阴虚有热兼夹血瘀,治疗原则为养胃益阴,补脾生肌,祛瘀消滞,和胃清热。方中生津止渴,滋阴养胃的玉竹、麦冬、沙参对胃阴不足有良好作用;胃黏膜充血,可用黄芩,以苦寒清热;再用郁金、白芍、太白米、丹参行气祛瘀,养血和营;生芪、党参健脾益气,补虚生肌。

医案2

徐某,男,42岁,住扶风县法门镇,2012年4月5日初诊。

主诉:上腹胀闷疼痛15d,加重5d。

现病史:15d前与人生气郁怒即感胃脘及右胁下疼痛,嗳气吞酸,不能食冷物,遇寒加重,得热则舒,倦怠懒动,食纳不馨,胃脘胀满,大便稀溏。痛苦面容,色青面少光泽,舌苔薄白,舌质淡边有齿痕。无异常气味。六脉弦细而弱。

查体:腹软有压痛,以胃脘偏右为著。无包块。

实验室检查:胃镜检查示慢性萎缩性胃炎伴糜烂,病检示胃黏膜上皮萎缩,伴有肠腺化生和不典型增生。

中医诊断:胃脘痛。

西医诊断:慢性萎缩性胃炎。

辨证:气滞血瘀。

治法:健脾理气,温中散寒,佐以消滞祛瘀。

方药:自拟胃舒宁汤加减。生芪30g,西洋参(先煎)10g,白术12g,砂仁(后下)10g,厚朴12g,枳实15g,附片6g,香附子10g,鸡内金10g,炒白芍18g,炒乌梅10g,广郁金12g,元胡10g,太白米6g,三棱10g,蒲公英30g,甘草3g。10剂。上方加开水1000mL。煎2次共取汁400mL,早、晚分2次空腹温服,每日1剂。

二诊:服上药后,胃脘疼痛胀满减轻,有轻快之感,余症同上。舌苔白,脉细弦。上方加白花蛇舌草,去蒲公英,再施10剂。

三诊(4月23日):患者自述服药20剂后,精神转佳,情绪好转,自觉胃部有热感,微觉食纳欠佳,胃脘微痛,嗳气吞酸亦作。舌质淡、苔白,脉沉弦。上方去附子,减三棱量,加黄连6g、吴茱萸3g、海螵蛸20g,再施12剂。

四诊(5月2日):患者喜告,服药1月余,腹不胀,胃部舒,大便正常,舌苔白,脉沉缓。余曰:药中病机,虽自觉症状好转,但病根未除,嘱上方加重太白米、蒲公英、白花蛇舌草做丸药以善其后。

按语:本方中白术、西洋参、生芪健脾益气,补虚养胃,达到提高机体免疫功能、增强胃黏膜上皮细胞新生的作用;厚朴、香附子等能理气消滞,调整消化功能;莪术、白芍等活血化瘀,能促进脾胃局部循环及胃黏膜再生和修复。总之,对本型的治疗始终以健脾和胃,温中散寒,消滞祛瘀为法则。

现代医学研究表明,本病的发生与幽门螺杆菌感染密切相关。上方所用白花蛇舌草、蒲公英等清热解毒之味,能抑制幽门螺杆菌感染及抗癌,起到双重的治疗作用。

上两案同属胃脘痛,看似相同的病,但因病因病机不同,所确定的治疗原则和方案亦不相同,这一治法一直是辨证论治体系的重要组成部分。它既注意疾病内外因素的辨证关系,也注意了治疗方法的多样性。所以,说"同病异治"对临床有很大的指导作用。

第三节 疑难重病

一、失音案

医案

何某,男,19岁,2012年8月25日初诊。

主诉:咳嗽半月,近10d不能发声。半月前因偶感风寒,开始咳嗽,无痰,咳声高亢而短,声嘶喉干,自服止咳冲剂,未能缓解。近日,咳嗽加重,睡时更甚,不能发声,语则痛甚,胸胁闷痛,大便干结不畅,小便微黄。曾服感冒止咳方仍咳,自炖川贝、姜汁,服后咳更甚。

辨证:脉弦数,右寸浮,舌红紫绛,苔薄黄而干。此肺感燥热,津液受伤所致,宜清肺润燥,利咽降气。

方药:黄芩10g,天葵10g,雪梨汁30g,甘草3g,桔梗10g,杏仁12g,蜂房10g。2剂,每日煎服1剂,留渣再煎服。

二诊(2012年8月27日):咳嗽稍松,胸胁仍微痛,咳有少许黏稠痰,声嘶未开,舌红,苔微黄,脉弦数。前方加冬瓜仁20g,蜜炙枇杷叶16g,诃子肉6g。2剂,每日1剂。

三诊(2012年8月29日):咳痰稍减,痰易咯出,胸胁无痛,声嘶渐开,舌红苔微黄,脉弦数,照前方去天葵,加川贝母10g。服2剂,每日1剂。

四诊(2012年8月31日):咳清声开,各症渐平,舌淡红无苔,脉滑。给以清润养肺之品,如杏仁、沙参、谷芽、甘草、枇杷叶等善后而愈。

按语:此病因肺经燥热而起,迁延数月,肺津液已伤,以致咳而无痰,声音嘶哑,舌质红绛等为肺燥阴伤之症。辛温散表药不能用,化痰降气亦难收效,必以清热润燥,凉血养津,加以宣肺降气,便可收效。

方用清肺润咳方加减,对症下药,随症进退而愈。

二、噎膈案

医案

王某,女,42岁,陕西省宝鸡市人,2014年8月21日初诊。

主诉:噎膈频作、饮食不下10d。

现病史:患者2个月前因丧母心情抑郁,忧思悲伤,10d前突发呃逆,饮食不下,食入即吐。身体日渐消瘦,精神萎靡,面色无华,神倦乏力,双目干涩,大便干结,3d一行,小便尚可,夜寐不实,多梦。舌质淡,苔薄黄根微腻,舌下脉络瘀滞,脉弦滑。

诊疗经过:当地医院胃镜检查,未见明显异常,食道钡餐亦未见异常,诊断为神经性食道痉挛。经中、西药治疗,效果不佳,仍时时发作,特来就诊。

西医诊断:神经性食道痉挛。

中医诊断:噎膈。

中医证型:肝郁气滞,痰气交阻。

治法:疏肝清热,理气化痰。

方药:旋覆代赭汤、二陈汤合丹栀逍遥散加减。代赭石30g,旋覆花10g,茯苓10g,陈皮10g,半夏10g,丹皮6g,栀子10g,当归10g,白芍10g,柴胡10g,白术10g,薄荷6g,浙贝10g,香附10g,大黄6g,甘草3g。7剂,水煎服,每日2次。

二诊:患者服上药后,噎膈明显缓解,可纳流食,精神亦有所好转,睡眠明显改善,仍觉乏力,大便正常。故在原方基础上加焦三仙各10g,再服7剂。饮食忌辛辣刺激,仍以流食、半流食为主,忌油腻食物。

按语:张景岳谓:"噎膈一证必以忧愁思虑,积劳积郁,或酒色过度,损伤而成。盖忧思过度则气结,气结则施化不行;酒色过度则伤阴,阴伤则精血枯涸,气不行则噎膈病于上。"本案患者因丧母,情志抑郁,丹溪谓"气有余便是火",五志过极,多从火化,煎熬津液为痰,痰气交阻于食道,故胸膈有碍,食不得入。宜以疏肝清热、理气化痰、降逆止嗝。本案无明显器质性病变,因情志不遂引起,应先调其肝郁之气,理气化痰,家人多多劝导;善医者应先医其心,后医其身。

三、唇风(顽固性唇炎)案

医案

男,72 岁,宝鸡市高新区人,退休干部,2001 年 4 月 12 日初诊。

主诉:患者上下口唇皲裂、脱皮、渗液、糜烂,反复发作已 3 年。

西医诊断:风化性唇炎,经多家医院治疗后无效,遂来求诊。3 年来经中西药多方内外治疗,始终未愈,口唇皲裂、渗液、糜烂、出血相间。夜寐时常以绢类隔于上下唇间,以防疮面粘连,牵拉疼痛出血,吃饭喝水更是痛苦异常,患者情绪低落,心情忧郁,异常痛苦。观患者面色萎黄消瘦,口呈半开状,上下唇黏膜剥脱、糜烂,唇外缘结灰薄痂,自觉唇灼痛,口干苦,喜冷饮,心烦,舌质红、苔薄黄,脉弦数。

中医诊断:唇风,证属脾胃伏火。

治法:清泻胃伏火兼凉血润燥。

方药:泻黄散加味。藿香 5g,山栀子、防风各 10g,生石膏(先煎)、生地各 30g,生甘草、花粉、玉竹各 15g,川黄连 3g,内服 5 剂。

外用:冰湿液湿敷或频涂患处,助消炎止痛。

二诊(2001 年 4 月 17 日):用药后口唇灼痛减轻,口干苦、心烦亦减。原方药续服 5 剂,外用同前。

三诊(2001 年 4 月 22 日):前剂尽后诸症悉减,故没有及时复诊,停药 7d 后,唇干裂、灼痛加重,伴口臭流涎,舌质红、苔黄少津,脉细数。证属伏火外透上攻之象。拟清胃凉血兼解毒。方用清胃散加减:川黄连 3g,生地黄 30g,丹皮、升麻各 10g,花粉、银花、生甘草各 15g,5 剂内服。外用冰片蛋黄油涂唇。

四诊(2001年4月27日):上方服后唇痛轻减,口臭流涎好转,唯大便秘结。上方加熟地黄15g,续服5剂,外用冰片蛋黄油涂唇。

五诊(2001年5月2日):口唇皲裂渗液已愈,黏膜呈红嫩色,无痂皮,眠食亦无大痛苦,大便通畅,舌淡红、苔薄少津,脉细数。火热蕴毒已去,拟益气滋液润燥。方药:生地、生黄芪各30g,生甘草10g,玉竹、花粉各15g,5剂内服。

六诊(2001年5月7日):口唇皮损全部愈合,微觉干燥。仍服上方5剂以巩固疗效,并嘱忌食辛辣刺激,多食瓜果蔬菜。随访年余无复发,体力精神大增。

按语:唇风一证,相当现代医学剥脱性唇炎。经曰:"脾开窍于口,其华在唇。"中医认为唇风多为阳明胃热,脾经伏火,血热蕴毒。治则先以山栀子、石膏、川黄连等清泻脾经伏火,次以凉血滋阴解毒,重用生地、银花、生甘草,终以益气养阴润燥,重用生黄芪益气生肌、泻阴火、解余毒。在用药过程中,始终用大剂量生甘草(甘草具有肾上腺皮质激素样作用,具抗炎、抗变态反应、镇痛等功效)。后阶段热毒将尽时,选用大剂生黄芪,取其益气生肌,泻阴火,解余毒(现代药理研究认为黄芪能改善机体免疫力)。根据创面情况,分阶段选用了消炎止痛的冰湿液和愈创生肌的冰片蛋黄油外用。内外合治,共服药30剂,终使3年之痼疾痊愈。

四、臌胀(肝硬化)案

医案

徐某,男,52岁,宝鸡市渭滨区下马营工人,2011年4月20日初诊。

主诉:患者自觉脘腹作胀,纳后较显,体倦神疲。后因劳累过度,致使病情加重,腹胀尤甚,曾住西安市交通大学第二附属医院,查肝功能异常,上消化道钡餐透视,食道下段静脉曲张,诊断为肝硬化腹水。该院用中药治疗,曾服攻下剂(舟车丸),腹大不减,于3月

8 日来我院治疗。

辨证:患者面黄消瘦,神倦无力,颜面及四肢轻度浮肿,腹胀肠鸣,青筋横绊,腹围 76cm,纳谷胀甚,纳后即有便意,大便溏而不实,溲少色黄,口干微苦,舌苔薄腻,微黄,脉象沉细。

病机:属脾虚气滞,水湿内留,病及于肾。

治法:温阳行水,健脾理气。

方药:实脾饮,附子理中汤加减。红参 10g,白术 10g,茯苓 10g,草果 10g,木香 10g,大腹皮 10g,附片 10g,干姜 10g,猪苓 10g,泽泻 10g,椒目 10g。另吞禹余粮丸。

二诊:小便量由原来每天 300mL 增至 1500mL,腹围由 76cm 减至 66cm。原方连服 1 个月,腹胀全消,饮食渐增,大便转实,精神转振,小便每日增至 1500mL,腹围减至 66cm。自觉症状不著,原方加当归以养血,黄芪以益气,面色转润,体力增强,至 12 月 25 日,体重由原来的 45kg 增至 50kg,继续服药物巩固疗效。

按语:臌胀是指腹部胀大如鼓而言,病因虽有多端,但其病理总属肝、脾、肾三脏失调,气、血、水停聚腹中所致。临床辨证,应掌握标本虚实,当以补正为主,根据脾肾阳虚与肝肾阴虚的不同,采用温补脾肾或滋养肝肾之法。注意虚实之间的错杂及转化,重视调理脾胃,把祛邪与扶正有机地结合起来,切不可只看到腹胀有水而不顾整体,妄用攻逐伤正。由于本病虚实错综,先后演变发展阶段不同,故临床表现的证型不一。一般说来,气滞湿阻证多为腹水形成早期,湿热蕴结证为水邪壅盛的实证,且往往有合并感染情况,每易发生变化,寒湿困脾与脾肾阳虚,多为由标实转为本虚的 2 个相关证型,肝脾血瘀和肝阴虚两证最重,前者经脉瘀阻较著,应防并发大出血;后者常为肝腹水之晚期,较其他证型更易诱发肝昏迷。此外,必须注意,腹水消失以后,还需抓紧时机,进行善后调治,培补正气,以免反复,并分析其致病原因,把辨证与辨病结合起来,妥善进行病原治疗,以巩固和提高疗效,否则,仍有复发的可能。

特色用药(单方草药):

(1)九头狮子草根(京大戟)用于肝硬化腹水实证。取根洗净晒干,微火炒成咖啡色,研粉,装胶囊,每粒0.3g,成人每服13～16粒,早饭后2h温开水送服。药后稍有腹痛,恶心呕吐,数小时后腹泻数次,症状改善。一般情况良好者,隔3～7d再服1次,连服至腹水基本消退后,可服人参养营丸调理。服药期间,宜无盐饮食,并忌鸡、猪头肉等食品。

(2)马鞭草、半边莲、陈葫芦、河白草、石打穿、六月雪,上药任选1～3种,每味用量30g,煎汤内服。

(3)鲤鱼赤小豆汤,鲤鱼500g(去鱼鳞及内脏),赤小豆30g,煎汤服,用于臌胀的虚证。

五、水肿危症案

医案

仝某,31岁,1979年4月12日初诊。

主诉:腹痛,全身水肿不得卧为主诉求诊。1970年11月阑尾炎手术后,经常腹痛,有时浮肿。近2个月来,全身水肿渐甚,头晕、失眠、夜间发热、心悸、饮食大减,喜冰冷,每日小便2～3次,其色浑黄,倚息不得卧。望其神志烦忧,水肿头大如升,面色淡黄,皮肤薄泽,呈水肿状,腹胀大,张口抬肩,不得卧。闻其语声低怯,气息短促。听诊心动过速,切其脉象,左寸口洪数,右寸口沉数,手足按之没指,尺肤肌表灼热,右侧少腹部肿硬如盘而拒按。

辨证:此症由阑尾手术后肠壁粘连,湿热内阻肠胃,三焦失司,水气泛滥。

治法:清利湿热,疏通三焦,消痈解毒,逐水宽中。

方药:疏凿饮子加减。玉片6g,商陆6g,木通10g,羌活6g,秦艽10g,大腹皮12g,茯苓皮15g,泽泻10g,陈皮10g,防己6g,椒目3g,二丑6g,猪苓10g,瞿麦10g。2剂,水煎服。

二诊(4月15日):全身水肿渐消,缺盆半露,大便溏泻2次,右少腹痛减轻,按之微痛,脉象沉弦生机大有,后以前方2剂水煎服之。

三诊(4月19日):全身浮肿大消,缺盆全露,饮食增加,但腹部仍有硬肿,推之活动亦痛。仍以前方2剂加二花30g,竹叶10g,取清热解毒之能,消痛止渴。减二丑防其性峻折伤肺气,加厚朴6g,苍术6g,取调中燥湿以尽二丑之用。

四诊(4月22日):由家人搀扶来门诊。见水肿消失大半,呼吸平稳,饮食倍增(嘱其少量多餐),精神尚好,右少腹痛止,肿硬亦消,扶杖而动。后以前方加连翘3g、大黄3g。2剂,水煎服。

五诊(4月25日):在家人陪同下步于诊室,水肿全消,精神清爽,饮食倍加。投以扶脾健胃之剂,香砂六君子以善其后。并嘱患者:"大病新廖,当知养慎,水邪虽去而墙垣不固,行须徐行,步须缓步,时不宜长,胃欲纳谷不宜恣意,防止厚腻所伤,七情触之皆当病,五志过极更弥伤,慎之戒之。"

按语:前贤所述:水病五不治的其一"水气伤心,不治也""久病羸泛,喘息不得卧,名曰脾肾俱败,不治"。又水肿之脉,因水气停于皮肤,脉象沉缓方为佳兆。今脉得洪数亦险逆之候,古人多称不治之症,嘱其家属另择他医救治。病家说:次经他医甚多,疗效不彰,回家安排后事。经人介绍,慕名而来本院,求中医施治。余细思此症,因湿热内阻于肠胃,横连于膜网,膜网为三焦之道路,邪热由此猖盛,水淫由此盈溢,若先投以利水消肿峻剂以逐其水,继则以解毒之法按内痈论治或可收效万一。即投以加减疏凿饮子取疏江凿河之意逐水宽中,用羌活、秦艽解表疏风,使湿由内除,邪从汗出。大腹皮、茯苓皮以皮质之性行皮肤之水,更资淡渗之能;商陆、玉片去胀攻坚,行水于腹里;取椒目,以定喘息;木通以泻心肺之水;牵牛能贯穿上下,引肺水达于小肠;泽泻同猪苓共用,泻脾肾之水,开腠理而利膀胱;陈皮和胃以降浊邪;瞿麦逐下焦之湿热;防己祛肿满内痛,速彰行水之功,更解商陆之毒。

第五章 师徒对话

师徒常交融,教学相增长。俗话说:"耳闻不如目见,目见不如交谈。"中医学是一门实践性很强的科学,以经验医学著称,没有广泛的临床,没有名师指点,没有促膝交谈,很难体会其中的深奥微妙。师承名师,学习老一辈中医学家独特的经验和诊疗技巧,通过朝夕临诊,"衣钵相传",弟子才可以逐步领会和较快掌握,少走弯路,早日成才。跟师学习,也给徒弟们提供了一个对话的平台,可以近距离接触老师,相互交谈。既可把经验直接用于临床,开设具有特色的专科专病门诊,亦可总结经验,开展科研,取效于足下。要知学医路,须问传授人。

第一节 学中医之奥,莫先于明理

问答1:为什么要学习中医?

师曰:中医学是世界传统医学中最重要的一个分支,是中华民族五千多年传承下来的医学,在现代医学进入中国之前一直担负着人民大众的医疗保健职责。近年来,对于传统医学的看法有不同的声音出现,有些人想要废除中医,他们只看到表面的现象,所能接受的只是"头痛医头,脚痛医脚"的肤浅医学,并不懂得医理的精髓。大家都知道,中医学是在反复实践中才形成了自己一套独特的理论体系,并用来指导临床实践;现代医学是微观医学,能在分子层面解决疾病相关问题。21世纪初的时候,现代医学引入了循证医学的概念,利用实践的证据推翻过去的一些理论,并且以实践的结果来完善新的理论,这符合中医学在实践的基础上总结出理论,并用来指导临床实践这一思路,说明中医理论并不是落后,而是领先。所以要做好医生,不管中医、西医,都要了解中医理论,而作为一个中医师,一定要学好中医理论。

问答2:怎么去学中医?

师曰:学习中医要分两部分,一是基础理论的学习,二是临床经验的学习,二者缺一不可。祖国医学有着5000多年的传承,具有相对完善的理论体系和广泛的群众基础,它来源于实践,并在实践的基础上形成理论后反过来再指导实践,符合唯物主义自然辩证法的规律。系统地学习理论是学习中医的基础,但是理论的应用和提高离不开实践。所以理论结合实践的学习是目前来说最可行的方法。

目前的中医教育主要分为两大块,一是院校教育,二是师承教育,二者相互作为补充。院校教育主要是系统地学习中医基础和临床相关知识,有了扎实的理论基础,再去通过临床实践的学习将理论和实践紧密结合起来;师承教育是作为院校教育的补充和提高,目前主要分为两类,一是祖传,也就是自小跟师学习,一边学习理论一边学习临床,这种情况由于成才周期长,不利于推广,也不利于中医学的发展,只能作为一种补充教育;二是目前全国推行的临床中医师的师承再教育,这种形式是目前最好的形式,由具有良好的中医基础理论和临床经验的中医师组成,通过临床跟师学习名老中医的临床经验,来提高学生的中医诊疗技能,这种方式成才快,有利于中医学的发展。但是不管是哪种教育,经典著作的学习永远是重中之重。对于经典著作的学习,不能只停留在书本上,一定要将经典学习和临床实践相结合,在大学中虽然也学习了《黄帝内经》《伤寒杂病论》《金匮要略》等中医经典著作,但并没有掌握它们的精髓。经典著作的形成来源于实践,只有在实践中学习经典,才能掌握其精髓,才能利用经典更好地指导临床,来解决实际问题,也就是"读经典,做临床"。

对于经典的学习,不光指的是《黄帝内经》《伤寒杂病论》《金匮要略》等经典著作,还包括历代医家的著作如《脾胃论》《丹溪心法》《理虚元鉴》《医学衷中参西录》《四圣心源》等。通过学习名家的思想,学习多位医家对经典的不同认识和理解,博采众家之长,有助于提高自己对于经典理论的认识,更利于学习和提升。博彩众出,融会贯通,才更利于临床实践。

问答3:怎样才能学好中医?

师曰:中医学理论和中国古代哲学同出一脉,过去有人将中医学称作哲医,现在的中医院校教育,虽然学生系统地学习了中医学理论,但整体成才率不高,我认为是由于学生本身的哲学素养参差不齐所致。要学好中医,除了要系统地学习中医理论、学习经典著作外,还要加强哲学素养的培养、哲学修养的提升,这样可以提高学生学习的悟性,使他们在学习中达到事半功倍的效果。

问答4:师承学习中要注意什么?

师曰:师承学习是目前院校教育的补充,主要是从有了一定的中医基础和临床经验的年轻医生中择优选择继承人,通过临床跟师学习,迅速提高中医诊治技能。在跟师学习中,一定要做到以下几条:

多问:对于学习中遇到的一些问题,要多向老师请教,尽量把问题搞清楚。例如一个经验方的配伍特点、用量变化、煎服要求、临证加减、禁忌证等,切忌想当然。在学习过程中,多问是使问题深入的重要做法。老师虽有多年经验,但并不一定每次都可将问题讲透。有些问题,老师自己认为是司空见惯的事,但对于你们来说不一定知道其中之妙处,因此要追根问底,深究其妙。此外还要勤于向患者发问:患者服用药物后症状是否改善、有何变化、有无不适反应,这样才能细致体会到老师治疗经验的精妙之处。

多听：在跟随老师临证或听其讲述时，要多听听老师对疾病诊治的一些看法和想法，从中掌握其思维方法、治学思想和学术观点，摸清辨证、用药规律。这是学习的第一手材料，也是经验积累的重要组成部分。

多读：对老师临证诊病的处方及其论文、著述等，要多读，根据其学术渊源，翻阅相关医论、医著，以溯本求源，掌握理论依据；多阅读与自己所学专业相关的各种文献材料，包括现代医学知识，将知识融会贯通。

多记：要将听到、看到的内容随时记录下来，是搜集资料的重要手段，具体方法分两种，一种是即时记录，即随听、随看、随记录；另一种是追记，即将听到、看到的内容，通过回忆记录下来。在此基础上可分门别类，将记录的内容进行加工整理。

多用：跟师过程中要勤于临证，每次遇到相似病例或者有把握的病例，要敢于处方用药，发现问题或者没有把握时及时请教，这样自己的医术才会迅速提高。

多思考：将收集到的第一手资料进行分门别类，有条理、有系统地做出分析、归纳，找出规律性的东西。这是老师经验中的精华部分，要花费一定时间，在原始材料的基础上，予以升华和提高。整理老中医经验，既是工作，也是学习。要想将老师经验承袭下来，必须在"学"和"思"上下功夫。

前人有"熟读王叔和，不如临证多"的说法。虽然这句话本身有欠全面之处，但是从这一经验之谈中可以看出，欲学好中医，除学好中医理论外，还应多多从事临床实践。

问答5：老师如何看待师承教育？

师曰：几千年来，师带徒培养模式（现在是学院制教育和师承教育）在我国中医教育史上一直占据主导地位，历史上的医者多数出自中医世家，世代积累中医学经验。在现代，我国的中医传承以学院教育为主。总结学院制的教学模式，结合毕业生有理论而缺实践的现状,中医传承开始重视并实施师承教育。

为了扎扎实实地搞好师承教育,我认为有以下几个问题,值得有关方面注意。

第一,要把师承教育放到培养中医后备人才、振兴中医事业的高度认识,不断完善各种规章制度。

第二,把好结对关,保证师徒关系和谐稳定。既要严把选徒质量,又要按标准确定导师,实行师徒双向选择,以增强教与学的主动性。在考虑人员调动时,要保证师带徒的稳定性。

第三,把好教学关,提高师承教育的质量。主管单位要明确师徒职责,从严制订师傅的教学和徒弟的学习计划,重视教学过程,实行严格检查。

第四,把好考核关。师承教育应当实行半年考评、年度考核、3年期满的综合考核和鉴定。

第五,注意落实相关待遇政策,把好奖励关,促进师承教育开花结果。

中医学是中华民族几千年传承下来的国粹,在长期的医疗实践中形成了一整套独特的理论体系。故学习中医能明理、能增智、能崇德,师徒传承出人才。

古人曰:"学贵得师,亦贵得友。"只有坚持,滴水穿石,功在不懈,才可能成为一名优秀的医师。

第二节 承治学之要,发论治精微

问答1:诊断思维和治疗思维的辩证关系?

师曰:认识疾病的过程,就是在实践的基础上,从感性认识发展到理性认识,又从理性认识回到实践的循环反复的过程。在诊断和治疗过程中,医生都自觉或不自觉地采用不同的思维方法,这个诊察判断的思维过程称为诊断思维,而治疗方案的选择和决策则称为治疗思维。正确地进行临证思维是提高诊疗效果的重要保证。

辨证其实就是诊断,是中医必须掌握的一种基本功。

论治,就是治疗,根据寒、热、虚、实、阴、阳、表、里,遣方用药。中医治病着重于全局,重视内因,治标治本相结合。前已讲过,有些病,西医是治标,中医治本。以胃食管反流病为例,西医单纯用抑酸、促动力西药治疗;中医是治本,是在消除患者症状的同时,调整肠胃功能,增强平滑肌张力及免疫功能。

总地说来,只要坚持辨证论治原则,无论是一般病或疑难杂症,都可取得效果。特别是如果具有中西医两套知识,既能胜任门诊,又能胜任病房工作,更应强化辨证论治与实践技能。

问答2:通过跟师学习,如何提高中医诊疗水平,成为一名合格的临床医师?

师曰:祖国医学源远流长,其作浩如烟海,若欲遍读,实非朝夕易事。师承后,必须坚持信心,树立苦读精神,熟读中医基础理论,牢记药性,精念方剂,按照理论联系实际的原则,正确处理继承和发扬的关系,对本学科的技能要全面地了解,为进一步学好祖国医学打下坚实的基础。

问答3:您对中医辨证论治基础的看法是什么?

师曰:中医理论是辨证论治的坚实基础,在临床上的具体体现就是理、法、方、药,其中理占首位。理就是运用中医理论对四诊得来的有关材料,进行分析归纳,辨认病症,进而为立法、处方选药,打好基础。简单地说,就是"一、二、五、六"。"一"指天人合一,也就是看病要一元论,抓住主要矛盾;"二"指看病要用两分法,按阴阳、气血、经络、虚实辨证论治;"五"要懂五行相生相克;"六"指六经:太阳与阳明,少阳与太阴,少阴与厥阴。作为中医,必须要懂"一、二、五、六",临诊时一定要遵循这个法则。

只有深入学习和钻研中医理论,不断临诊,才能提高辨证论治的水平。

问答4:认病和治病的辩证关系是什么?

师曰:常言道"治病容易认病难"。认病即是诊断(辨证),治病即是立法用药。难和易是相对的,一般认为只要诊断明确,治法合理,方药得当,自可获得理想疗效;相反如果诊断不明甚至错误,即使用药精良,亦难取得良好的效果。余谓辨证诊断首当其冲,告诫不再赘述。

问答5:同病异治或异病同治的异同有哪些?

师曰:中医学的基础特点是整体观念和辨证论治,体现在同病异治及异病同治两个方面。这个原则是辨证论治的核心,既反映出内外致病的关系,又显示出治病的多样性。在诊治同一种病时,除要分辨五脏六腑虚、实、寒、热外,还应注意患者所处的地区、气候、季节、生活习惯、饮食以及体质的不同,采取不同的治疗方法;同时对不同的疾病,在发展过程中显现出相同的证候,就可用同一方法治疗,这是因为病因相同。也就是说,对相同的证可用相同的治法,对不同的证就用不同的治法,谓之同病异治、异病同治。

中医治病,四诊是基础,辨证识证,断病情,体验一多,便能心领神会。论治是治疗疾病的基本原则,可以在这个原则下采取"同病异治"或"异病同治"的方法来处理。由此可见,中医治病着眼的不是"病"的异同,而是病机的区别。

如对一位全身浮肿、颈项肿胀如首、阴囊积水如葫芦的患者,因其气短喘息、表闭无汗,症状突出,根据肺为水之上源之说,用麻黄汤加减,口服2剂,肺气一开,小便自利,水肿逐退。由于对这位患者诊治时辨证正确,施方恰当,效如桴鼓。此谓四诊合参,识证论治效验的经典。

第三节 四诊早光验,判病别候依

问答 1:四诊合参的重要性有哪些?

师曰:《黄帝内经·素问·脉精微论》论述了四诊精深微妙的原理、要领及应用。

运用望、闻、问、切 4 种方法,观察患者整体情况,搜集患者的体征和症状信息,作为判断的资料,就是四诊。寒热、表里、虚实、阴阳是 8 种具有普遍意义的证候类型,就是八纲。它贯穿在病因、病机、证候、辨治各个方面,主要从诊断的角度出发,对许多症状进行分析,归纳方法,并据此做出相应的治疗原则。

"四诊""八纲"是中医诊察和判断各种疾病的方法,是通过望、闻、问、切对患者进行仔细观察和了解搜集各种信息,掌握致病原因,再运用八纲进行分析归纳,辨明病性、病位及正邪的盛衰,使复杂的症状条理化,确切地诊断,选定相应的治疗方案,达到辨证论治的目的。因此一些原则一定要死背硬记,灵活应用在治则前。所谓"上工欲令其全,非备四诊不可",它和'八纲'之间存在着密切的联系。

关于切诊,包括脉诊与按诊 2 部分。脉诊是前人经过长期临床实践积累下来的经验,亦是中医临床诊断疾病的方法之一,对了解疾病的表里、寒热、虚实,进行辨证论治,有着重要的意义。脉诊是中医诊断学中的精华之一,运用于临床确有视死别生的作用,所以《黄帝内经》认为"微妙在脉,不可不察"。但又叮咛说"能合色脉,可以万全"。

问答 2:如何发扬中医诊断学的经验和理论?

师曰:中医诊断学有着宝贵的经验和系统的理论,但是并不是说它已经达到完整无缺的地步。在党的中医政策指引下,以辩证唯物主义与历史唯物主义作为整理与弘扬祖国医学的思想武器,不但要接受过去的诊断学的成果,还要对现代医学经典加以整理研究、发扬提高。要防治疾病,首先要求能够正确地诊断疾病,诊断正确则治疗和预防才有目标。对于四诊、八纲、证候分类等法,在临床实践时如何应用,辨证时有哪些要点,都是应该掌握的。

问答3:临床四诊中脉证不符如何取舍?

师曰:临床上经常可见有些病人的病情出现脉证不符的情况,这往往是病情复杂的表现。例如外感热病,热闭于里,症见四肢厥冷,而脉却滑数,临证时到底是舍证还是舍脉,要仔细分析脉、证的病机。本例证是由于热邪内伏,阻遏阳气不能外达,且格阴于外,而为厥深热亦深,之热厥证,而脉滑数一般主痰热,若贸然舍证则忽略内热盛极证,临床诊疗效果差,且医疗风险高。脉证有时确有不符,但病机上不乏一致之处,如能深入分析,则脉与证能相互补充,相互衬托,更加深刻认识病机。舍证从脉、舍脉从证在《黄帝内经》中即有明训,在中医临床实践中,其舍去的又当是证或脉的假象与某一个侧面,就其实质来说,真正的舍脉或舍证是不存在的,不能随意取舍。故在临床中,如果遇脉证不符的患者,应当仔细分析其异同,明辨其病因病机,察细微于秋毫之末,切不可草率从事,随意予以取舍,否则轻则贻误病机,重则危及生命。

问答4:望神在临床有何重要意义?

师曰:望神包括2个内容:一是观察患者精神意识活动,二是观察人体生命活动外在表现。

古人认为:"神色来源于水谷,变见于气血。"临床上对病人的面色、表情、动作、形态、意识、语言及智能等进行详细的诊察,可以了解疾病发生过程中正气的盛衰、病邪的深浅及判断预后。

如果病人两目灵活,明亮有神,鉴识精明,神志清楚,反应灵敏,语言清晰,则为得神或有神,表示正气未伤,脏腑功能未衰,病势较轻,病情较浅,预后良好,无论新病、痼疾,虽重犹治。如果病人目光晦暗,双瞳呆滞,精神萎靡,反应迟钝,或神志昏糊,语无伦次,循衣摸床,则为"失神",表示正气已伤,病情严重,预后不良。此外,久病、重病的患者,如原来不欲言语,语声低弱,时断时续,突然转为语言不休;原来精神极度衰颓,意识不清,突然精神转"佳";原来面色十分晦暗,忽然两颧发红如妆,都属于假神,是阴阳格拒,阴不抱阳,阳不恋阴,病势将急转直下的危象,通常喻为回光返照或残灯复明,应予特别注意。

《黄帝内经·素问·移精变气论》所谓"得神者昌,失神者亡"的说法,是概括了物质与功能两方面盛衰情况的结果。

问答5:问诊在中医诊治中的作用是什么?

师曰:《黄帝内经·灵枢·师传》篇,以"入国问俗,入家问讳,上堂问礼,临病人问所便"谈及诊病,则要问及患者的喜爱及所宜,一定要问年龄,问职业,问生活是不是顺心;一定要问得病之由,痛苦之处,以辨内伤外感,脏腑经络,掌握病的隐情。《黄帝内经·灵枢·师传》篇着重讨论如何通过问诊掌握患者的病情。临床上应注意按照中医诊治特点,围绕患者主诉、现症、病史以及体质、生活史等,详细询问有助于对本次病症进行辨证论治分析的内容。例如,主诉是下腹剧痛,问诊时就要问喜按、拒按,有无癥瘕包块等;还要问口干否,饮水否,大便如何,饮食如何,饭后脘胀否。

除了根据中医特点进行问诊以外,也应了解现代医学关于本病的诊断和治疗,作为辨证的参考和探讨中西医结合的资料,以便开阔思路,并积累可靠的资料等。

问答6:舌诊的发展概况是什么? 诊察舌质、舌苔的变化有何临床意义?

师曰:舌诊是祖国医学望诊中的重要内容,古今医家均非常重视。早在《黄帝内经》中就已提出"心开窍于舌""脾脉系舌本""肾脉挟舌本""肺热者,舌上黄"等理论,认识到五脏六腑直接或间接与舌相连。从生理上,脏腑精气可以上营于舌;从病理上,脏腑的病变也可以反映于舌。到了后汉时代,张仲景在《伤寒杂病论》中,更有具体的论述,他指出"舌上白苔滑者,难治"以及"舌黄者,可下之,下之黄自去"等,就是根据舌苔的变化来判断疾病的预后和决定治疗。自此以后,验舌文献代有记述,均散见各书中,不胜枚举。至于舌诊专著,现存的以元代杜清碧所编的《敖氏伤寒金镜录》为最早,受到后世学者的普遍注意和广泛采用。明清以后,又有张登的《伤寒舌鉴》和梁特岩的《舌鉴辨证》等问世。它如《医原》《伤寒指掌》《医学入门》等书,对舌诊的研究多有心得和发挥。叶桂的《温热论》,对于验舌辨证在温病临床的运用分析尤精。近人曹炳章又广集古今有关舌诊的资料,编成《辨舌指南》,为研究舌诊较好的参考书。

实践证明,诊察舌质、舌苔的变化,对判断正气的盛衰、分辨病位的深浅、区别病邪的性质、推断病势的进退等,都具有重要的临床意义。相对来说,舌质的变化可反映脏腑气血的虚实及津液存亡,舌苔的异常能反映胃气的强弱、病邪的性质与深浅。

临床上,常把舌质的颜色、形态,与舌苔的苔色、苔质等不同改变结合起来观察。如从表里上讲,大凡外感风寒,表证初起,舌上多半润而无苔;即或有一些苔,也多具白、浮、滑、薄等特点,试行刮去,旋即还生。凡属里实证,舌苔多呈正黄色。凡属半表半里证,而见苔色白滑或舌尖苔白,或一边白,或两边白,或少带黄灰苔的,均是偏于半表;如舌偏红而苔白,间或见杂色,或舌尖边白中红,或尖边红中白,或尖白根黑,或尖白根灰的,都是偏于半里。

从寒热来看,寒证的舌苔,多舌上无刺而津润,或者舌青黑无刺而津润,或者舌无苔而冷滑。热证的舌苔,浅黄腻白为微热;干涩深黄厚腻为大热;芒刺老黄折裂,甚至满舌黑苔芒刺,干燥底红,统属于热极的证候。

就虚实而言,舌坚敛而苍老的,证多属实,舌色深赤,苔薄而滑,是正气能够胜邪的表现。舌浮胖而娇嫩的,证多属虚;舌色淡红,苔厚而涩,是邪气日益胜正的反映;若舌绛无苔,舌体瘦小,为阴虚里热证;若苔色黑如烟煤隐隐而光滑,为里虚寒证。由此可见,病症的表、里、寒、热、虚、实的变化,在舌苔上都有不同的表现。

问答7:怎样学习脉学?

师曰:脉学是中医四诊之一,是中医诊断的要点,学习脉学,掌握脉法,首先要有深厚的中医基础,其次是要长期认真地进行实践,不断总结提高。

脉学的内容复杂多变,学习起来往往比较抽象、吃力,但也有据可依,首先要掌握两纲脉,明辨六要脉。两纲是以阴阳为纲,《黄帝内经》指出"察色按脉,先辨阴阳",凡能区别阴阳的脉象就是两纲脉,诸如浮、数、滑、大是阳盛之脉,沉、迟、涩、小是阴盛之脉。六要脉指的是表、里、寒、热、虚、实。张景岳说:"万物之本,只此表、里、寒、热、虚、实者而已。知此六者,则表有表证,里有里证,寒热虚实无不皆然。"因此,明白两纲六要脉,才能做到心中有数,指下分明,才能抓住脉学的本质。学习一定要循序渐进,久而即明,得心应手,应用自如。

总之,四诊是中医诊察、收集病情的基本方法,亦是判断病种、辨别证候的重要依据。《难经六十一难》曰:"望而知之谓之神,闻而知之谓之圣。问而知之谓之工,切脉而知之谓之巧。"故要全面收集症状、体征,即能准确诊断病情。

因此说望、闻、问、切是诊断疾病的主要方法,它是早于现代医学各种检验、生化及 X 线的诊断方法。作为中医人,一定要学好、用好。

现今时代在进步,科技在发展,中西医相结合,中医要迅速发展,必须利用现代科学技术,吸收新理论、新方法,进行双重诊断,为保障广大人民生命健康做出贡献。

第四节　遵岐黄之源,探仲景之法

问答1:如何学经典?

师曰:目前一般都是经学院制教学,有相应的中医典籍基础,只是因为原来没有认真细读相关内容,而在师承教育的今天,强调中医典籍的学习,同时又有繁重的诊疗任务和其他工作,学生可能静不下心来,会显得既读不进去,又抓不住重点。

鉴于此,我回忆当初读典籍时先读原本的序言,或后世辑者之概述,并有初步笔记使之条理化后,再通读具体章、节,接着再细读,以归纳中心,并把这些知识联系辨证论治的实际,达到弄通并能抓住重点之目的。

比如读《黄帝内经》,首先应当掌握"经"指"至道之宗,奉生之始",是因为其运用了古代多学科知识分析和论证了生命规律,从而建立起中医学的理论体系,使中医学成为一门有特殊科学内涵和思维方法的分支科学而独立于世界医学之林;应当知道《黄帝内经》是春秋战国时代医学经验之纪实和总结(当然也有成书后补充了东汉后期研究成果的内容),托"黄帝与岐伯等人平素互相答问"而成书名;《黄帝内经》从整体认识和把握生命规律,从运动变化认识和把握生命规律,从功能表现认识和把握生命规律;《黄帝内经》分《素问》《灵枢》2 个部分,各 81 篇共 162 篇,包括了"阴阳五行、藏象、经络、病因病机、病症、诊法、论治、养生"多个方面。

学习如此浩大的医学巨著,应当在了解其概述之后,再逐节、逐章地深钻细研,并和诊疗实际相联系。

问答 2:《黄帝内经》是中医学的经典著作,怎样才能学好它?

师曰:《黄帝内经》是中医学的一部重要著作,中医学的许多观点都源于它,因此学好《黄帝内经》显得非常重要。要学好《黄帝内经》必须做到以下几点:一是通读原文,理解文意,这是学习的第一步。《黄帝内经》是古典医著,行文流畅,措辞严谨,但因为是用古汉语所写,所以必须具有比较渊博的古汉语知识,这样才有利于了解原文所要表达的医理。最好是大家一起读,在交流和探讨中深挖医理,理清思路;二是要背诵经典原文。《素问·著至教论》将中医学习方法概括为"诵、解、别、明、彰",其中诵就有背诵的意思。只有通过背诵才能熟记这些理论,做到信手拈来,在临床时才能熟练应用,得心应手;三是要理论实践相联系。学习的目的是为了指导临床,而临床的应用又可以加深对理论的理解,所以学习时,不能光停留在阅读背诵上,一定要和临床相结合,这样才能明辨医理,熟练掌握理论知识,而且通过临床实践也会使本来枯燥的医理变得生动起来,更有利于掌握;四是参阅诸家,去伪存真,悟其精微。

问答3:李老是怎样熟读经典著作《黄帝内经》的?

师曰:《黄帝内经》是祖国医学现存文献中最早,也是迄今为止地位最高的中医理论经典巨著。它运用中国古代多学科知识分析和论证了生命规律,从而建立起中医学的理论体系,使中医学成为一门有特殊科学内涵和思维方法的分支科学,并独立于世界医学之林。几千年来,祖国医学在理论研究和临床治疗方面虽然在不断地丰富,但是带有根本性的医学观点基本上都源于《黄帝内经》,因此学习《黄帝内经》是学好祖国医学不可或缺的重要一环。要学好《黄帝内经》,要重视以下几个问题:

(1)内容提要。《黄帝内经》包括《素问》《灵枢》2个部分。《素问》自《上古天真论篇》起,至《解精微论篇》止,凡81篇;《灵枢》自《九针十二原》篇起,至《痈疽》篇止,仍为81篇。分析其中叙述的内容,尤以阴阳五行、人与自然、藏象、经络、病因、辨证、论治、针灸、药食等9个方面最为紧要。

(2)业医者必循之法规。《黄帝内经》中整个内容都贯穿着古代朴素的唯物辩证法——阴阳五行学说。《黄帝内经》是根据阴阳五行学说来说明人体生理现象、心理现象、病理现象,认为人体的生命变化是按照阴阳对立、五行生克制化的原则进行的,自然变化和生命变化息息相关,整体观念非常强。它认为,人体脏腑的内在联系,以及和外界的联系,都是有机的统一整体。

(3)选本及阅读方法。《全注全释黄帝内经》是一种通俗读本,可供各类中医、中西医结合从业人员,以及中医爱好者学习和研究之用。初学者用这个版本读《黄帝内经》时,我建议先读正文下的注解,再读正文,最后读译文。因为注解的每个条目都有原文相应的字、词或句,再在冒号后予以字的注音解释、解词、解句。有的还指出了该字、词、句在原文中应删或者应增。有了这些基础,读原文就会比较顺畅。在读完原文并有初步了解之后再读译文,可进一步加深对原文的理解。这或许是初学者以这个版本读《黄帝内经》的一个容易入门的方法。当然,对原文中的 162 篇,也不一定全按这个方法,因人而异。

问答 4:如何看待中医经典著作《伤寒杂病论》在师承学习中的作用。

师曰:《伤寒杂病论》是汉代医家张仲景著述的,是中医学中第一部理论与实践相结合的中医典籍。《伤寒杂病论》所载 113 方,组方严谨,把方剂与辨证紧密结合,疗效显著,使用价值极大,对中医临证诊疗起着极大的指导作用。有人统计,《伤寒杂病论》中 25 个主要方剂,用于治疗现代医学有明确诊断的传染病计 15 种,感染性疾病 29 种,内、外、妇、儿科病 41 种,皮肤病 10 种,五官科病 6 种,共计 101 种,表明了伤寒方在临床运用中的广泛性,因此《伤寒杂病论》是必读之书。应当指出,《伤寒杂病论》与《金匮要略》许多方剂是互用的。比如大黄黄连泻心汤,《伤寒杂病论》用以治热痞,而《金匮要略》用以治心胃火旺之吐血、衄血。因此,重视经典《伤寒杂病论》的同时,也必须重视经典《金匮要略》。

问答 5:再谈临床实践和读经典的辩证关系。

师曰:人常说:"熟读王叔和,不如临症多"。希望你们一定多读书,多多临床实践,练好基本功,应用"四诊""八纲"的工具,在"辨证论治"的原则下,处好方,用好药。凡病必辨证,不能应用一方一药治百病,而应辨证用药,灵活加减,不断积累,用心悉悟,勤读善记,精鉴确识。所以大医孙思邈说:"世有愚者,读方三年,便谓无病可治;及治三年,乃知天下无方可用"。

古人云："书山有路勤为径,学海无涯苦作舟"。你们必须博及医源,要精勤不倦,以勤为径,以苦作舟,努力向中医学进发。

问答6:为何说"有汗不得用麻黄,无汗不得用桂枝"?

师曰:"有汗不得用麻黄,无汗不得用桂枝"是《伤寒学》中的一句术语。所谓"有汗不得用麻黄",是针对麻黄汤而言。麻黄汤为开表发汗的峻剂,是治疗太阳伤寒表实证的主方,以麻黄与桂枝同用,发汗之力峻猛,故禁用于汗出脉浮缓的表虚证。而表虚证是由风邪疏泄,卫阳不固,营阴不能内守,营卫机能失调引起,治应调和营卫以解肌,如误用麻黄汤,使表虚者愈虚,则可造成大汗亡阳或亡阴等严重变证。同时,麻黄汤对平素卫气不固,经常容易出汗的患者,以及禁汗诸证,如衄家、疮家、亡血家等,亦多禁用。我在临证中对某些表分有邪、寒遏阳郁而自汗出者,方如麻杏石甘汤证、越婢汤,往往还是使用麻黄以透邪的,只是方中配合了性寒之石膏,减弱了麻黄发汗之力,变辛温为辛凉法而已。

"无汗不得用桂枝",是针对桂枝汤而言。本方具有调和营卫以解肌的作用,为太阳中风表虚证的主方。以桂枝与芍药同用,发中有散,故禁用于无汗脉紧的表实证。病因是由寒邪外束、毛孔闭塞引起的,治宜开表发汗以驱邪外出,而桂枝汤方中的芍药有收敛作用,若误用之,必致表实者愈实,而邪难外出。故张仲景谆谆告诫道:"桂枝本为解肌,若其人脉浮紧,发热汗不出者,不可与之"如果仅就桂枝单味来说,表证无汗也宜用以发汗的,如麻黄汤中就是麻、桂并用。

问答7:老师对"大医精诚"的理解是什么?

师曰:"大医精诚"出自唐代医家孙思邈所著《备急千金要方》的第一卷,是中医学典籍中论述医德的重要文献,为习医者所必读之篇。"大医精诚"一方面要求医者要有精湛的医术,另一方面要求医者要有高尚的品德修养。大医谓精诚,精于高超的医术,诚于高尚的品德!

医学乃至精至微之事,故学者必须博极医源,精勤不倦。"宝剑锋从磨砺出,梅花香自苦寒来",尚在医学基础知识的温习提高之际,你们只有勤奋努力、持之以恒,才能为以后的行医打下坚实基础;只有让年轻躁动的心平静下来,不好高骛远,不急功近利,才能步入医学圣殿。

治病救人,医者还要有全心全意为人民服务之心。医家孙思邈说:"凡大医治病,必当安神定志,无欲无求,先发大慈恻隐之心,誓愿普救含灵之苦。若有疾厄来求救者,不得问其贵贱贫富,长幼妍媸,怨亲善友,华夷愚智,普同一等,皆如至亲之想。"医者行医,必须具备"见彼苦恼,若己有之"的感同身受的言行。

"大医精诚",要求医者必须铭记健康所系,性命相托的重任,履行救死扶伤的诺言!

问答8:如何理解胸痹诊治中阳微阴弦的意义?

师曰:胸痹一病,早在《黄帝内经》中就已提及,但对其有完整的病机分析和辨证论治方药者,始于《金匮要略》。《金匮要略》中讲,胸痹是指以胸前部痞闷疼痛为主症,由胸阳不振、阴邪痹阻所致,是具有发作性的一种病症。从目前临床上看,现代内科的冠心病心绞痛基本可归入胸痹病范畴。当然二者并非绝对相当,胸痹病概念的涵盖面更广。临床上有部分如肋间神经痛等以胸部痞闷疼痛为主要临床表现的疾病也可归入胸痹范畴,按胸痹论治有确效。阳微阴弦是《金匮要略》中关于胸痹的病机描述,《金匮要略》原文为:"师曰:夫脉当取太过不及,阳微阴弦,即胸痹而痛,所以然者,责其极虚也。今阳虚知在上焦,所以胸痹、心痛者,以其阴弦故也。"

结合各大医家观点及临床实践来分析,阳微阴弦主要有2层含义:

一指脉象。原文的"阳微阴弦"紧跟在"夫脉当取太过不及"之后,首先应考虑它特指胸痹、心痛病的病脉。三部脉诊常以关前为阳,关后为阴,故阳微阴弦指寸脉微而尺脉弦,也是目前大家都比较认可的一种看法。有医家认为："阳微指浮取而微，阴弦指沉取而弦"。魏念庭在《金匮要略方论本义》中曰："以左右阴阳言，阳微必左手也，阴弦必右手也。"但临床所见胸痹病脉象往往如《金匮要略》另条原文描述："胸痹之病……寸口脉沉而迟，关上小紧数。"清代尤怡在《金匮要略心典》中说："寸口亦阳也，而沉迟，则等于微矣；关上小紧，亦阴弦之意。"所以一般临床认为，"阳微阴弦"作脉象理解时，可表现为寸脉沉迟微，而尺脉小紧弦，而在病情变化时，还可见到数脉。

二指病机。这是阳微阴弦更重要的一层含义。目前大多数医家认为，阳微指上焦阳气虚，即胸阳不振；而阴弦则指阴邪痹阻，弦脉主寒、主痛、主痰饮，故此阴邪主要是阴寒及痰饮水湿之邪。因阳虚则寒，易形成痰浊水湿内停，寒、痰等阴邪痹阻胸阳后，不通则痛，从而形成胸痹病。且根据《金匮要略》治疗胸痹病的方药来看，也多着重在宣痹通阳散寒、豁痰理气方面，典型代表是栝楼薤白系列方及乌头赤石脂丸等。《金匮要略》论胸痹的病机是以胸阳不振，阴寒、痰浊痹阻为主。临床上具体病情则有偏实与偏虚之分，一般来讲急性期、发作期多偏实，而慢性期、缓解期则偏虚。《金匮要略·胸痹心痛短气病》第 5 条原文中，枳实薤白桂枝汤即治胸痹偏实者，而同一条原文所出人参汤即治胸痹偏虚者，所谓同病异治是也。

但临床上病情相对复杂，往往见虚实错杂者多。顾及胸痹"阳微"即正虚的一面，又要顾及其"阴邪"即邪实的一面，才不至于顾此失彼。所以就冠心病心绞痛而言，阳微即正虚，可包括气虚、血虚、阴虚、阳虚，而阴弦即痹阻之阴邪或实邪，主要指寒、痰、瘀，还可兼有气滞。"阳微阴弦"应指正虚邪实，即强调了胸痹是本虚标实之证。结合临床，这种理解仍有很高的指导价值。冠心病心绞痛的辨证论治，仍以本虚标实为基础，所以强调《金匮要略》的"阳微阴弦"还是很有必要的。目前在心内科面临着这样一个临床困惑，就是患者行冠脉内支架植入术，手术成功但是术后的临床症状缓解并不理想,这也是治标未治本的体现。胸痹的病机根本是"阳微阴弦",单纯活血化瘀或者用冠脉成形术,只顾及"阴弦"方面,有失偏颇,疗效也会受影响。

问答9:《傅青主女科》与《济阴纲目》2部文献各有何特点?

师曰:《傅青主女科》一书对带下、血崩、种子以及妊娠、小产、难产、正产、产后等病均有简要的论述。其立论强调肝脾肾对妇女生理病理特点之作用,在调气血、健脾胃、补肝肾中又特别强调了保护阴血,且论证治病关顾全面。其处方有独到之处,如至今习用之生化汤系从古人之原方中独具匠心化裁而成。郭尔斌认为:"谈证不落古人窠臼,制方不失古人准绳。足见此书有很多突出之处,对于妇科有较大影响。"

《济阴纲目》是王肯堂以《女科证治准绳》为蓝本编撰而成的,集历代妇科之大成,内容较为丰富,特别对审证立法用药阐述精辟。书中从调经、崩漏、带下及胎前、产后,搜罗丰富,门分类别,有纲领、有原委、有条贯、有分疏,纲举目张,善于阅读。尤其是书上的注批都从经论中体会得来,不但可以帮助读者正确认识妇科要旨,更启发了临床治疗上的变通适用。

第五节　掌诊疗规范,遵用药法则

问答1:临床上如何运用标本缓急的治疗原则?

师曰:标、本是相对的概念,有多种含义,可用以说明病变过程中各种矛盾双方的主次关系。《素问·标本病传论》说"阴阳逆从,标本之为道也",就是指此而言。如从正邪来说,正气是本,邪气是标;从疾病的发生来说,病因是本,症状是标;从发病先后来说,先病是本,后病是标;从病变的部位来说,在内部脏腑是本,在外部体表是标。标、本既分,即按照"急则治标,缓则治本"("甚者独行")和标本同治("间者并行")的原则进行治疗。

急则治标,是指标病甚急,影响到病人安危而采取的一种急救法则。如肝病腹水病人,肝病为本,腹水为标,但在出现腹水加重,呼吸喘促,二便不利的危急症候时,治疗就应以攻水利尿为主,"留人治病",候腹水消退,再治肝的本病。

缓则治本,是指对慢性或病情变化较为和缓的疾患应从本病着手治疗为原则。如肺痨阴虚燥咳病人,阴虚为本,燥咳为标,一般在虚热不甚,又无咳血、气急等危急症候时,治疗以滋阴润肺为主,"治病留人"。本治标自除,病必向愈。

标本同治,是在病症标本俱重的情况下,所采用的一种治疗法则。如喘咳、胸满、一身尽肿由风寒束肺、肾虚水泛所致,为标本俱急之候,治疗采用发汗、温阳、利尿的方法表里双解,标本兼顾,即可提高疗效,缩短病程。

由于标本关系不是绝对的、一成不变的,而是在一定条件下可以相互转化的,因此临证时要注意掌握标本转化的规律,恰当地运用标本缓急的治疗原则,以便始终抓住疾病的主要矛盾,解决主要问题。即如《黄帝内经》所说:"知标本者,万举万当,不知标本,是为妄行。"

问答2:为什么同样症状的病人我和你用药一样却有不同的效果,你有效我却没效果?

师曰:虽然病人症状一样,但是每个人的体质不同,对药物的反应不一样。体质有阴阳之别,强弱之分,偏寒偏热之异,所以在治疗中,常以患者的体质状态作为主法处方用药的重要依据。药物有性味偏颇,因此治疗时要明辨体质,依据体质对药的宜忌,把握用药的度,中病即止,既可治愈疾病,又不损伤正气。

问答3:肝病治疗中为什么要重视体阴用阳这一生理特点?

师曰:体阴而用阳是中医学对肝脏生理病理的概括。体是指肝脏的本体,用则为肝脏的功能活动。从五行看,肝属木,居五行之首;其母为水,属阴;其子为火,属阳,肝居水火之中,阴阳之间。以阴阳论,肝经为厥阴,肝脏通于春气,为阴中之少阳,是阴阳变化的转折点。因此五脏之肝,实为阴尽而阳生、阴阳合一之脏。

阴阳是相对而言的,上与下、动与静、藏与泄、左与右,皆可分阴阳。言肝体阴而用阳,亦是相对而言。其主要表现为:①肝属五脏之一,《灵枢·寿夭刚柔》云:"在内者,五脏属阴",《素问·匮真言论》曰:"言人之阴阳,则脏者为阴,腑者为阳。"肝居体内,属于五脏,故肝体为阴;然肝的功能以主管疏泄、调畅气血津液运行为主,故肝用为阳。②肝之本体内藏有形之阴血,因"阳化气,阴成形"(《素问·阴阳应象大论》),故肝体为阴;但肝为刚脏,为"将军之官",性喜条达而恶抑郁,内寄相火,主升主动,因阴静阳躁,故其用为阳。正如《临证指南医案·肝风》中所说:"肝为风木之脏,因有相火内寄,体阴而用阳,其性刚,主动主升。"③肝居右侧,其体为阴;肝从左侧升发,与肺之右降相应,故其用为阳。《素问·刺禁论》所说的"肝生于左,肺藏于右",非指肝肺之形体部位,实言肝肺的功能特点。如高世栻所注:"人身面南,左东右西。肝主春生之气,位居东方,故肝生于左;肺主秋收之气,位居南方,故肺藏于右。"④肝居腹中,"腹为阴,背为阳",其体为阴;但肝性主升、主动,故其用为阳。正如王冰在《黄帝内经·素问》中所说:"肝为阳脏,住处中焦,以阳居阴,故为阴中之阳。"

肝体阴而用阳,实际上揭示了肝的脏器与肝的功能之间的关系,也是对肝的生理病理特性的概括。体阴与用阳之间存在着既对立相反、性质不同,又互根互用、密切联系的关系。在生理上,肝藏血,血养肝,肝血充足,肝体得阴血之柔养,而后能发挥疏泄气血、调畅气机之将军阳刚之用;肝疏泄,血归肝,疏泄正常,则血行畅达,藏血充足,而后能发挥充筋、养目、滋养脏腑之阴柔之性。故《素问·五脏生成》曰:"故人卧血归于肝,肝受血而能视,足受血而能步,掌受血而能握,指受血而能摄。"在病理上,肝体之症常以阴血不足为主,如久视、过思、劳倦、失血等,皆可伤及肝之阴血,致使肝体不足,症见目涩头晕、肢体麻木、筋脉拘挛,或月经量少,甚或经闭等,治当滋阴、养血以益肝体;肝用之症,则常以阳亢无制为主,如情志内伤,或久病、劳倦,影响肝的疏泄,而致疏泄有余、化火化风等肝用有余,出现眩晕面赤、烦躁易怒、肢麻抽搐,甚至猝倒昏厥等症,治当泻肝、凉肝以抑肝用。肝体不足、肝用有余,体现了病理上肝气、肝阳常有余,肝血、肝阴常不足的肝病特点。

由上述可知,无论在生理上,还是在病理上,肝脏的特点都是以阴柔为主。肝血充足,阴柔正常,肝体得养,则肝用正常,肝之疏泄畅达而不亢逆;若肝之阴柔不足,肝之刚用之性必疏泄太过,升散无制,而致种种病症,故说肝病态时常呈阴虚阳盛。因此,临床上对于肝病的治疗,要以时时顾护肝之阴血为大法。

问答4:对于虚实夹杂证的治疗怎么实现祛邪?

师曰:按照中医学理论来说,虚实夹杂证的治疗以扶正祛邪为原则。按照理论来说是靠正气来祛除邪毒,这就有个问题,既然正气存在,那为什么还要用药物? 不用药物行不行? 药物这时候主要起什么作用? 这个时候对药物的使用其实有2方面的作用,其一是祛邪,是治疗疾病的工具;其二是作为使药引导正气祛邪。以临床常见的血瘀证为例,瘀血停留,阻滞气机,人体的正气运行不畅,这时候活血化瘀药就是一个工具,帮助正气去推动瘀血而化瘀,而且只有正气本身充实,能驾驭药物时,这个药物才会有好的疗效。临床上遇到的一些危重症,什么药物都没有好的效果,其实不是药物本身的问题,而是体内正气太虚无法驾驭药物,虚实夹杂证的治疗,扶正应放在首位,只有在正气充沛的情况下,祛邪的药物才能发挥很好的疗效。

问答5:如何理解眩晕乃中风之渐?

师曰:眩晕一证临床较多见,其病变以虚实夹杂为主,如《灵枢·海沦》中"脑为髓之海,其输上在于其盖,下在风府……髓海有余,则轻劲多力,自过其度;髓海不足,则脑转耳鸣。"再如《丹溪心法·头眩》中:"头眩,痰夹气虚并火,治痰为主,夹补气药及降火药,无痰则不作眩,痰因火动。"《证治汇补·卷之四》:"以肝上连目系而应于风,故眩为肝风,然亦有因火、因痰、因虚、因暑、因湿者。"其中,因肝肾阴亏,肝阳上亢而导致的眩晕最为常见。此型眩晕若肝阳暴亢,阳亢化风,夹痰夹火,窜走经络,病人可出现眩晕头胀、面赤头痛、肢麻震颤,甚则昏倒等,有发生中风的可能。平时应严密监测血压、神志、肢体肌力、感觉等方面的变化,以防病情突变,并应嘱病人忌恼怒、急躁,忌肥甘醇酒等,控制血压,定期随诊。

问答6:脾胃虚弱为什么有的呕吐,有的泄泻?其治法有何异同?

师曰:脾和胃同主中州。脾主升、主运化,胃主降、主受纳,脾升胃降,相互为用,如果脾胃虚弱,升降失调,清浊逆乱,则可出现呕吐或泄泻。一般而言,如偏于胃气虚弱,和降失司,气机上逆,以致不能承受水谷,多发生呕吐;如偏于脾气虚弱,运化无权,清阳下陷,而使水湿下趋大肠,则发生泄泻。

在治疗方面,脾胃虚弱引起的呕吐和泄泻都可从健脾益胃,调和中气立法进行施治。呕吐者,宜偏重于和养胃气,化浊降逆;泄泻者,宜偏重于健补脾气,升清渗湿。但因脾胃关系极为密切,如脾运不健,常易影响胃纳,而胃纳失常,又能影响脾运,故脾胃经常同病,治疗时也要脾胃兼顾。

问答7:为什么说肝为刚脏?肝气、肝火、肝阳、肝风证治有何不同?它们之间有何联系?

师曰:肝以血为体,以气为用,体阴而用阳,性喜条达而舒畅,既恶忧郁,也忌过亢。古人谓肝为"将军之官",性动而急疾,"主谋虑"而防御外侮,故为病每呈现积极的代偿反应,而为少虚多实之病变。其刚脏之性,常可体现在证的表现方面,更可反映在病理变化方面。例如,当精神遭到外来刺激时,若肝气太过,可使人易于急躁发怒;

若肝气不足,则可产生惊恐症。又如肝脏自病气郁,本属功能不及,但郁久反而出现横逆犯胃、侮脾等有余之象,肝阴不足属虚,但阴不敛阳则阳亢风动为本虚标实之证。诸如此类,不胜枚举,因此前人笼统而形象地概以肝为刚脏之称。

肝气、肝火、肝阳、肝风多属肝经实证或本虚标实之证。

肝气:可有 3 种情况。一为肝气郁结,系肝本脏自病。症见情志抑郁、易怒,胸闷而喜太息,胸胁、乳房或少腹胀痛、痛经、月经不调。治宜疏肝解郁为主,方如柴胡疏肝散。二为肝气犯胃,又称肝胃不和。症见胸脘胀满疼痛,引及两胁,食入更甚,呕吐或嗳气呃逆吞酸嘈杂,舌苔薄白,脉弦,治宜疏肝和胃为主,方如四逆散合左金丸。三为肝气乘脾又称肝脾不调。症见脘腹满胀,得失气松,嗳气食少,便溏不爽或腹痛泄泻,舌苔白腻,脉弦缓等。治宜疏肝健脾为主,方如逍遥散或痛泻要方。

肝火:常有 2 种情况。一为肝火上炎。症见头痛眩晕,耳聋耳鸣,面红目赤,口苦咽干,胸胁灼痛,烦躁易怒,不寐或噩梦纷纭,或吐血衄血,便秘尿赤,舌质红,苔黄糙,脉弦数。治以清泻肝火为主,方如当归龙荟丸或龙胆泻肝汤。二为肝火迫肺,又称木火刑金。除上述见症外,还有咳嗽阵作,痰少黄黏,甚至咳血等。治以清肝泻肺为主,方如黛蛤散合泻白散。

肝阳:眩晕耳鸣,头痛且胀,面部烘热,目赤眼干,虚烦心悸,失眠多梦,健忘,腰膝酸软,舌质红绛,脉弦细数。治宜滋阴平肝潜阳,方如天麻钩藤饮或杞菊地黄丸。

肝风:也有 3 种情况,一为肝阳化风,其本虚而标实,见于内伤病。证见眩晕欲仆,头痛如掣,肢麻震颤,手足蠕动,语言不利,步履不正,舌红,舌体抖动,脉弦细,甚则为卒中。治以育阴潜阳,平肝息风为主,方如镇肝息风汤。二为热极生风,为实风,见于外感病。症见高热烦渴,抽搐项强,两目上翻,角弓反张,神志昏迷,舌红苔黄,脉弦数。治以清热凉肝息风为主,方如羚羊钩藤汤。三为虚风内动,为虚风,外感内伤病症均可出现。临床表现有头目眩晕,肢体麻木,或筋脉拘急,或肌肉眴动,心中憺憺大动,舌绛苔少,脉虚细等。其中,由于血虚、失血引起的,叫血虚生风,治宜养血息风为主,方以补肝汤加味;因于阴液亏损引起的,叫液燥生风,治宜滋阴息风,方如大定风珠。

综上所述,由于情之所伤,肝气不得疏泄,即发生肝气郁结的病症,气郁横逆则犯,胃乘脾;久郁化火,气火升逆,即为肝火上炎,甚至上行迫肺;火动而内耗阴血,阴不制阳,阳失潜藏,即出现肝阳的证候;反之肝阳妄动,阳热浮亢,也可化火上冲;二者相互影响,进而阳热亢极,阴血亏耗,风阳扇动,气血逆乱,横逆络脉,上冲巅顶,遂可出现严重的肝风证候。

问答8:对于肝硬化腹水的治疗有什么好办法吗?

师曰:关于肝硬化腹水的治疗,各家的治法大同小异,用药略有不同,多是疏肝、理气、活血、散结、健脾、利水加补肾等,但是治疗结果却不一样。关键是缺乏耐心,本病非一日所得,所以治疗此病,一旦认准病症,确定治法,坚持守方,就会有疗效。

问答9:慢性乙型病毒性肝炎临床如何抓住诊治要点?

师曰:慢性乙型病毒性肝炎在中医学中多属于胁痛、黄疸、臌胀等范畴,其病因病机多视为正气虚弱,感邪而发。而现代医学在慢性乙肝的抗病毒治疗上效果并不理想,此外尚缺乏其他有效治疗手段,而中医学的扶正与祛邪治法凸显出了优势。在整个病程中根据其临床表现,将它分为3个证候,分别是邪伏血分、正气亏损、气血失调,临床上各证候往往是合并出现。邪毒、正虚、气郁、血阻这四者相互联系、相互影响,共同决定着疾病的发生、发展和转归。正气不扶则邪毒难祛,邪毒不祛则正气难复,郁不解则血难行,血不行则气必滞。故本病的治疗应在辨证思想的指导下,采取祛邪、扶正、调理气血三者结合的原则。祛邪的重点在于清热解毒;扶正的重点在于滋养肝肾、兼护脾胃,滋养肝肾,为的是使肝木不枯,以阻断肝硬化之变;调理气血的重点在于凉血活血,以清除血中之热毒,化解血中之瘀滞,使毒无以附,瘀无以藏,从而预防毒瘀交结,演变为肝癌。由于乙肝治疗的病程长、需要长期用药,所以要做到合理选药、恰当配伍,并且要遵循疏理不可太过、清热不可太寒、祛瘀不可太破、补脾不可太壅、养阴不可太腻、助阳不可太热的原则,只有这样才能不伤正、不留邪,提高临床疗效。

问答10:肝气犯胃、脾胃虚寒、瘀血凝滞引起胃痛的症候表现和治疗方法是什么?

师曰:肝气犯胃,脾胃虚寒,瘀血凝滞,胃脘胀满,攻撑作痛,连及两肋,嗳气,大便不畅,舌苔薄白,脉弦。治宜清肝泻火,化肝煎为主。脾胃虚寒:胃痛隐隐,泛吐清水,喜暖喜按,手足不温,大便溏薄,舌淡白,脉软弱或沉细。治宜温中散寒,方用黄芪建中汤加味,或合良附丸以温中止痛。如寒甚而痛极,四肢不温者,可进一步用大建中汤或《千金要方》高良姜汤以扶助阳气,温散阴寒。瘀血凝滞:胃脘疼痛有定处,痛如针刺或刀割,或见吐血紫黑,便血如墨,舌质紫黯,脉细涩,治宜化瘀通络,方用膈下逐瘀汤加减。

由上所述,本病是由长期饮食不节、劳逸过度损伤脾胃,或忧思恼怒、情志不舒,肝气郁结犯胃克脾而发病,病初多肝胃不和,或气郁化火,继则肝胃阴亏,或脾胃虚寒;久则气滞血瘀,由气及血伤及胃络,病气日深。因此,虚、滞、瘀实为诊治胃脘痛的三大关键,既是病理基础(脾虚、气滞、血瘀),又是重要的治法(补虚、理滞、行瘀),必须很好地掌握应用。但因临床又虚实并见,寒热错杂,故处方用药每多气血同治,寒热两调。前者如川芎配香附子、当归配陈皮、白芍配枳壳;后者如百合配乌药、黄连配吴茱萸,山栀配良姜等。

问答11:活血化瘀法在心血管系统疾病治疗中有何利弊?

师曰:血瘀学说和活血化瘀法是中医学的宝贵遗产之一,是历代医家在长期与疾病的斗争中逐步形成和发展起来的。到了清代王清任将其做了系统总结,在各脏器疾病中特别是心脑血管疾病中血瘀理论应用得更为广泛。而活血化瘀法在心血管系统疾病治疗中受到广泛的关注。现代药理研究也证实,中药中活血化瘀的药物多有扩张冠状动脉、增加冠状动脉血流量、改善血液流变学和心肌缺血、降低心肌耗氧量等作用。但是一味地用活血化瘀药物治疗冠心病心绞痛也会产生一定的副作用,需要注意。任继学教授在全国名老中医经验学习班上曾就临床滥用丹参注射液提出批评,指出活血还会耗气,应当在活血的同时注意补气,否则会出现出血倾向等副作用。只有结合临床辨证,全面考虑,把握"血瘀"的程度,在活血化瘀的同时适当给予益气血、养阴、温阳,方可收到理想的疗效,单纯、长期的活血化瘀治疗是不可取的。

问答12:中医治疗高血压要注意什么问题?

师曰:高血压病的形成是一个长期的病理生理过程,不是单一因素,而是由素体、精神、饮食、七情、劳欲等多种因素交互作用所致。体质的阴阳偏盛或偏衰,禀赋不足,脏腑亏损等为发病的内因,高度精神紧张、劳倦过度或强烈精神刺激等是发病的常见因素。恣食肥甘或烟酒过量或嗜食咸味而聚湿生痰、助阳化火,又是不可忽视的促发因素。高血压病病位以肝、肾、心、脾为重点,其中又以肝、肾为主。高血压病的基本病因病机为本虚标实,中医在治疗高血压病及其并发症方面已积累了丰富的临床经验,但因高血压病是由多基因遗传与体内、外环境多种危险因素交互作用而成的一种全身性疾病,因此临床治疗上也是多元化的。在辨证分型上,一般采用八纲辨证分型、脏腑辨证分型以及综合分型。

在临床治疗时,切不可只关注病人的血压高低,而要从病人的整体出发,通过调整全身的机能活动,使机体气机升降、阴阳调节趋于平衡,血压自然下降。本病由于病程长,病因复杂,临床多以本虚标实多见,故治疗时不能一味平肝潜阳,而要注意调畅气机,调和阴阳,用药宜柔润,以利于阴液生长,利于养肝,肝体得养,则肝气条达而无上逆之变。治疗本病要注意,病位在肝,要强调补虚,调理脾胃,调畅气血,调和阴阳等几个方面。

问答13:您对糖尿病治疗有什么体会?

师曰:糖尿病,属中医"消渴"病范畴,临诊必分上、中、下辨病辨证,像抽丝剥茧,层层深入。

我应用自拟方黄精降糖汤加减,治疗各型糖尿病疗效显著。黄精降糖汤针对气阴两虚为本,瘀血燥热为标这一病理变化,紧扣久病入络这一特点,用元参、生芪、西洋参、山茱萸、山药、生地、黄精、麦冬等益气养阴,补肾填精,扶正固本,滋阴泻热,从而有效地降低血糖尿糖,改善人体免疫功能。临床中根据患者兼症,灵活加减处方,显现养阴益气、生津清热、补脾益肾之功效,对改善糖尿病三多一少,和心、脑、肾、眼底等慢性血管病有良好作用。在诊治糖尿病患者时一定要分清虚实寒热,用药不能过燥,以免伤津;亦不能过腻,过腻则恋邪。

问答14:诊治中风病人时应该注意哪些方面?

师曰:本病相当于现代医学之脑出血、脑血栓形成、脑栓塞、脑血管痉挛、蛛网膜下腔出血等多种脑血管病。

在诊治本病时一要详细询问病情,二要区分病情轻重,三要辨别闭与脱,四要辨病期的长短,五要以病位深浅立法,六要掌握用药宜忌,七要预防调护。总之,诊治本病要突出一个"快"字,树立一个"急"字,中西医结合。但必须和厥证、痫证、痿证、昏迷等病相鉴别,只有这样才能提高疗效,以防贻误。

问答15:老年习惯性便秘的临床诊治为什么大多数要由虚证辨证?

师曰:习惯性便秘是老年人的常见病,据统计全国有超过60%的老年人患有便秘,且随着年龄的增长而症状加重。本病常继发于其他慢性病,也可诱发或加重其他疾病,是老年人心脑血管疾病发生意外的隐患。保持大便通畅亦是老年保健康复的重要措施。

临床上来看,老年人慢性功能性便秘的原因很多,证候多变,常见病因为气血阴阳虚衰,及饮食、情志、邪热、瘀结等。但是目前实际情况是大多数老年人并不重视便秘的辨证治疗,往往是用一些通便药草草了事,结果是气血阴阳虚衰越来越重,便秘症状越来越重,甚至导致其他疾病加重而危及生命。中医治疗老年性便秘的方法灵活多样,但临床辨证分型和疗效标准不统一,虽然多数医家认为该病以虚证居多,但缺乏相关的流行病学资料来证实。

慢性便秘治疗的目的不仅仅是通便,还应包括恢复正常的胃肠转运和排空、调节粪便质地、解除便秘引起的不适、建立正常的排便规律和排便行为以及除去病因等。要达到上述目的并不容易,不是一剂泻药就能解决的,临床上老年人功能性便秘的诊治,一定要抓住几个特点:一是老年人往往存在脏腑功能和气血阴阳的虚衰,二是经常使用过一些通便药往往使老年人的脏腑功能和气血阴阳更加衰弱。所以从临床来看,单纯的实证便秘基本上是不存在的,绝大多数是以虚证或者虚实夹杂出现,故治疗不应该以简单的通泄立法,而是一定要注意对于本虚的治疗。

问答16:请您谈谈治疗便秘之辨证,以及治疗老年人便秘应注意的方面。

师曰:粪便在肠内滞留秘结不通,排便周期延长;或周期不延长,但粪质干结,排出艰难;或粪质不硬,虽有便意但便而不畅之证是谓便秘。便秘的基本病变属大肠传导失常,同时与肺、脾、胃、肝、肾等脏腑的功能失调有关。便秘的病性可概括为寒、热、虚、实4个方面。燥热内结于肠胃者,属热秘;气机郁滞者,属实(气)秘;气血阴阳亏虚者,为虚秘;阴寒积滞者,为冷秘或寒秘。四秘中,热秘、气秘、冷秘属实,阴阳气血不足的便秘属虚,而寒、热、虚、实之间,常又相互兼夹、相互转化。

便秘的治疗虽以通下为主,但绝不可单纯泻下,而应针对不同病因采取相应治法。总的来说,治疗应以去热润燥、顺气行滞、益气养心、温通开秘等为大法。

老年人或真阳亏损,温煦无权,阴阳凝结;或阴亏血燥,大肠液枯,均易致便秘,且多属虚证。临床常有虚实互见,寒热错杂者,故不宜一见老人便秘就补虚,也不可猛进攻伐之剂。

在老年功能性便秘患者中以体质虚弱者居多,其多有舌质淡红,苔薄白,脉细弱之表现,看似实证,实乃里虚。"因虚致实""本虚标实"是其病因病机。我用自拟之"通腑宽肠汤"治疗老年及体虚便秘者,取得较好疗效。本方重用生白术运化脾阳,实乃治本。方中以生白术为君,少则 50 ~ 100 g,多则 200 ~ 250g,少佐升麻以升清降浊。这里充分发挥了生白术通而不温燥、润而不滋腻、可顾护中州之效。生白术是一种健脾润下剂,汁多脂液,为调和脾土之要药。现代药理学研究表明,生白术挥发油含量高,可促进胃肠蠕动,助排便。临诊便秘患者,要分虚实,审寒热,辨证论治,成方加减。

问答 17:泄泻如何中医辨证?

师曰:大便次数增加,质稀溏,或泄物如水样者为泄泻。古有"大便溏薄者为泄,大便如水样者为泻"之说。医家张景岳说:"泄泻之本,无不由乎脾胃。"因为胃为水谷之海,而脾主运化,脾健胃和,则水谷熟腐能化气化血,以行营卫之气;如脾胃受伤,则水反为湿,谷气反滞,不能输化水谷泄泻始成。进则胃阳不足,命门火衰,使阴寒独盛,故于子丑五更之后,腹痛肠鸣即泻。

泄泻的证治,必抓住脾胃受损与湿邪为患 2 个环节。脾胃功能是因,湿邪为患是果,治疗应以健脾为主。又因湿邪的存在,故健脾又必须注意滞邪之弊,通常选用党参、黄芪、白术之类药物健脾。但此类药物性味甘温,属滋腻之品,除了脾阳虚甚,中气下陷,久泻不止用可耐受之外,其他腹泻用之可引起胀满,反而滞邪。因此应在补脾药中加砂仁、蚕砂、陈皮、薏苡仁等以行气化浊。再脾胃之虚常因肝木相克太过,辛燥之品易动肝火,劫伤肝阴,更使肝木相乘于脾,故健脾时必须注意平肝养肝,采用白芍、乌豆衣等。

临床诊治此类疾病时必须分清虚实,辨证要准,治疗守法守方,多服才能见效。注意嘱患者一要禁生冷，二要忌油腻，三不宜食瓜果，特别要忌食用苹果等。

问答18：如何理解久泄不可利小便？

师曰：泄泻是临床常见病、多发病，以排便次数增加，粪便有量与质的改变为特点。其病因较多，外感寒热湿邪，内伤饮食及情志，脏腑功能失调均可导致泄泻，常有兼夹或转化。但脾病湿盛是泄泻发生的关键病机，临床辨证首先要辨其虚实缓急，急性者多为实，以暴泄为主，水湿聚于肠道，洞泻而下，唯有分流水湿，从前阴分利，利小便而实大便，故适用于暴泻；久泻多为脾虚失运或脏腑生克所致，虽有水湿乃久积而成，非顷刻之病变，轻者宜芳香化之，重者宜苦温燥之，若利小便则伤正气也。

问答19：热性病临床如何辨治？

师曰：热性病是临床上的一类常见病、多发病、危重症，常年均可发病，不论老幼均可罹患。其中多数起病急骤，发展迅速，病情较重，有的有传染性，甚至有一定的病死率。热性病主要应包括2方面内容，一是指疾病的性质属热，二是感受外邪所引起的以发热为主要特征的疾病，这类疾病大多具有传染性。热性病的辨治目前主要还是沿用《伤寒杂病论》的六经学说、《温热论》的卫气营血学说和《温病条辨》的三焦学说。这3个学说，在理论上略有不同，但都比较系统地划分了各种热性病的发展变化，并形成了一套治疗方案，一直为临床所采用。临床上发现这3种学说都有不足之处，各有所长，也各有所偏。有文献所说的"伤寒重在救阳，温病重在救阴"就是它们的偏处。又如《温病条辨》中营与血的证候本来就没有明确的界限，勉强把它们分开也是不当的。结合各大医家及各家学说，热性病的辨证应当以卫气营血学说为基础，结合《伤寒杂病论》的六经学说和《温病条辨》的三焦学说等将热性病的辨证分为3大部分，分别是邪盛正实、邪正偏衰、邪去正复，使临床诊疗中对热性病的辨证论治准确率和疗效有了明显的提高，临床的可操作性很强，也利于大家掌握。

问答 20：阳痿的诊疗中要关注什么？

师曰：阳痿是临床上最常见的性功能障碍，通常青壮年时期指阴茎不能勃起，虽有勃起但不坚硬，或不能维持以致无法完成性交的病症，主要表现为阴茎痿软。其中以功能性阳痿多见，一般认为与精神或心理因素有关。现代西医学运用心理治疗、药物及手术治疗等法，但均有一定的适应范围和局限性。

中医对本病早有认识，古代称之为阴痿。在汉代马王堆医书中有不少治阴痿的方法。《黄帝内经》中记载了"阴器不用""宗筋弛纵"等类似病名，其病因病机有"气大衰而不起不用""热则筋弛纵不收，阳痿不用"，有虚实 2 个方面。同时代的《神农本草经》中所载的能治阳痿的药物达数十种。晋唐时代，不少医者进一步认识到劳伤致肾虚的机理，《千金要方》《外台秘要》等均载有大量补肾治阳痿的方剂。宋元时期，一些医者突破了前人从肾虚立论的枷锁，研制出从实证、热证辨治的理法方药。到了明清，本病被正式定名为阳痿，并形成了理法较全面、方药较完备的辨治体系。

在本病的治疗上，医家大多只重视温补肾阳，而忽略肝阳不足，秦伯未老先生曾说："肝阳本身虚的，必须温养以助其生发的能力"，肝阳不达，则痿而不起。借鉴明清时代的传统认识，归纳了多年来的研究进展及多年的潜心研究后，我认为本病的主要病因病机集中在命门火衰、阴亏、肝郁、瘀阻、湿热几个方面。临床上往往以命门火衰、阴亏、肝郁多见，有时可以兼见瘀阻和湿热，治疗上我们的经验方神威回春汤就是根据命门火衰、阴亏、肝郁的病理基础立法遣药，随证加减。纵观全方，立意清晰，组织严密，不但能益精养血，强阴器之根蒂，而且可调和阴阳，补偏救弊。经过几十年的临床实践收到了满意的疗效，并获得多个级别的奖项。在临床诊治的过程中，医者应进行精确辨证，不能有先入为主的观念，也不能一味应用燥烈刚直之品去温补肾阳，不能以偏概全，要注意调整阴阳，疏通肝气,经脏同治,有补有通,全面衡量,如此阳痿方能痊愈。

问答21:慢性胃炎的治疗为什么要通调五脏?

师曰:慢性胃炎是临床的常见疾病,属于祖国医学"胃脘痛""痞满""嘈杂"等范畴。由古至今各大医家对本病的认识大相径庭,不外乎是病位在胃,与肝脾等脏器密切相关。病因多由外邪犯胃、饮食不洁、脾胃虚弱、情志失调等导致脾胃气机升降失常所致。脾胃居中州,为气机升降之枢纽,脾气以升为顺,胃气以降为和。胃失和降为胃病的基本病机。胃失和降,气机郁滞,日久可由气及血,由经入络,形成气血俱伤,络道不利,形成瘀血。气滞又可导致水泛为湿,谷泛为滞,在气滞的基础上形成湿滞。气滞日久,可以生热化火,郁热日久,伤阴耗血,故可见阴血亏虚。而湿阻、热郁、瘀血、阴虚亦可影响气机,故在胃病的治疗中要着眼于胃,通调脏腑。通调脏腑不仅仅体现在调理脾胃,还应重视肝、心、肾等脏腑功能的调整。

(1)肝主疏泄,其调畅气机的功能,可助脾升胃降,对兼有情志因素的患者,疏肝理气更不可少。临床上,可见许多慢性胃炎病人有肝气郁结及肝郁化火者,可以柴胡、青皮、荔枝核等疏肝,以黄芩、茵陈等清肝,以白芍、甘草、当归等柔肝、养肝。

(2)嗳气,又称"噫气",多从心论治。《黄帝内经》云:"心为噫""太阴所谓上走心为噫者,阴盛而上走于阳明,阳明络属于心,故曰上走心为噫也。"嗳气的治疗以通心气、清心火、和胃降逆为法,临床可用石菖蒲、郁金、苏叶、黄连等。其中,石菖蒲在《神农本草经》中记载有开心窍的作用;现代药理分析,石菖蒲能促进消化液分泌,抑制胃肠发酵,为治嗳气要药。

(3)《素问·水热穴论》云:"肾者,胃之关。"肾所藏真阴,乃阴液之根本,亦为脾胃生化之源,先天之肾赖后天脾胃以充养,后天脾之胃赖先天之肾以化生。肾阴亏耗,必致胃阴亏竭,而生诸症。可选用女贞子、旱莲草、元参等。

(4)慢性胃炎患者,常诉背沉痛重者,多为胃阴不足导致肺阴虚,重用养肺胃之阴之沙参、麦冬,亦可伍以羌活、鸡血藤等。

问答22:痰浊是临床上比较常见的病因,怎么区分它的严重程度? 对于不同程度的痰浊分别用什么方法治疗比较好?

师曰:痰浊的严重程度主要是通过舌苔和脉象来综合判断,一般来讲舌苔越厚,脉象越紧、越沉、越有力则痰浊越重。我们常说的"滑脉主痰浊",其实脉象是否滑对于判断痰浊的严重程度有很重要的意义,可以作为痰浊黏稠程度的一个判断标准。脉有滑象,其实是说明痰浊可以流动,并没有成瘀,治疗时用药可以轻一些,一般以二陈汤为底方进行加减就可以了。痰浊重的时候,可以成为痰瘀互结,这时候脉象可能就变成弦紧涩沉之类,治疗上化痰的力度要加大,同时还要临证配合化瘀、行气之类的药物才行。

问答23:您在治疗脾胃病时有什么体会?

师曰:李东垣说"内伤脾胃,百病由生"。因为脾胃与元气有密切的关系,气是决定机体健康的关键,脾胃之气既伤,元气亦不能充,木土乘克,则胃病生矣。我认为对于脾胃病,必悉心精研,要求理论通、认证准、选方当、遣药精,始能克疑难,攻顽疾(犹如萎缩性胃炎伴肠腺化生,幽门螺旋杆菌感染及癌前区等的诊治)。在理论上既要效法先贤之精,又要细心大胆独具慧眼,勿为俾人所囿。

问答24:关于常见病、多发病——咳嗽的辨证?

师曰:疾病的发生与人体内外循环有着密切的关系,而且人与自然息息相关,自然气候的异常变化都可以使人致病。

学习中医,必须要在常见病、多发病上下功夫,不能以为是小病而疏忽。对于常见病、多发病——咳嗽,一定要精于辨证,四诊合参,用药轻灵,有方有守,慎思诊辨,精研药效。

咳嗽是指肺失宣降,肺气上逆作声,咯吐痰液而言,为肺系疾病的主要症候之一。分而言之,有声无痰为咳,有痰无声为嗽,一般多为痰声并见,难以截然分开,故以咳嗽并称。

咳嗽虽说是常见而多发的疾患,不论春夏秋冬皆可患之,但以春秋二季多见,五脏六腑皆令人咳。医家张景岳指出:"咳证虽多,无非肺病"。我们认为首先它是肺系疾病,因为肺主气,司呼吸,为五脏六腑之华盖,上连喉咙,开窍于鼻,外合皮毛,为人体出入治节的主要器官,肺一旦受邪即引起咳嗽。

临床对咳嗽的辨治,首先要分清外感及内伤,其证辨实辨虚。外感者当以宣肺散邪为主;证实而体虚者,当以清肺化痰为主;肺寒脾虚者,宜温中通阳,散寒温肺,健脾化湿祛痰。

总之,外感咳嗽,其病尚浅而易治,唯燥湿二者较为缠绵,病深较难治。治疗时需嘱病人戒郁怒,淡滋味,方能取得预期效果。

问答25:复发性口腔炎治疗时应该注意哪几个方面?

师曰:复发性口腔炎,是口中生疮,简称口疮。是口腔肌膜糜烂如粥样的一种疾病。多由湿热内伏、蕴积心脾,或膀胱湿热、上蒸口舌而病。

复发性口腔炎,在《黄帝内经》中称为口糜、口疮、口疡。后世根据临床表现及病机的不同,对其又有口疳、口舌生疮、口破等之称。但一般在习惯上将其在口腔溃疡范围局限,病情较轻者称为口疮、口内糜腐,范围较大、病情较重者称为口糜。

口腔溃疡中,脾胃湿热证在临床上非常多见。因为"脾开窍于口"而"舌为脾之外候",体现了生理上口腔与脾胃之间的密切关系。口腔溃疡不仅由于心脾积热所致,还与湿热内蕴脾胃密切相关。因此,采取健脾清热祛湿热法治疗脾胃湿热性口腔溃疡,疗效显著。以上辨治,临诊时都是准则,望多实践、多运用,根据证候特点,耐心调治。因为这是一个慢性病,病长且缠绵,治疗要有一定的时限,且易复发,故要坚持服药。

问答26:对不寐等慢性难治之病的治疗有哪些要点?

师曰:不寐是指以经常不能获得正常睡眠为特征的一类病症,主要为睡眠时间、深度的不足。轻者入睡困难或寐而不酣,时寐时醒,或醒后不能再寐;重则彻夜不寐,常影响人们的正常工作、生活、学习和健康,是古今常见又难治的疾患之一。

对不寐之辨证,首先分虚实,再辨病位。其中,虚证多数阴血不足,心失所养,患者多体质瘦弱,面色无华,神疲懒言,心悸健忘;实证多为邪热扰心,患者心烦易怒,口苦咽干,便秘溲赤。不寐的病位主要在心。由于心神失养或不安,神不守舍而不寐,且与肝、胆、脾、胃、肾相关。比如急躁易怒而不寐,多为肝火内扰;脘闷苔腻而不寐,多为胃腑宿食,痰热内盛;心烦、心悸、头晕、健忘而不寐,多为阴虚火旺,心肾不交;面色少华、肢倦神疲而不寐,多属脾虚不运,心神失养;心烦不寐,触事易惊,多属心胆气虚等。

治疗不寐,当以补虚泻实,调整脏腑阴阳为原则。实则泻其有余,如疏肝泻火,清热化痰,消导和中;虚则补气不足,如益气养血,健脾、补肝、益肾。在泻实补虚的基础上安神定志,如养血安神、镇惊安神、清心安神等。

问答 27: 风热犯肺与肝火犯肝,燥邪伤肺与肺阴亏虚引起的咳嗽在证治上有何不同?

师曰: 风热犯肺与肝火犯肺的咳嗽,一因外感,一由内伤,二者的区别在于:前者多有表证,如发热、汗出恶风、头身疼痛、口渴、咽痛、鼻流黄涕、咳嗽稠黄、苔薄白或黄,脉浮数等,病浅而易愈。治宜疏风、清热、宣肺为主,方用桑菊饮加减。后者常因情志波动而增剧,气逆咳嗽,咳时痛引胸胁,咽喉干燥,面红,口苦,苔薄黄少津,脉弦数,病较深而难治。治宜清肺,平肝、降火为主,方用清金化痰汤与泻白散合黛蛤散加减。

燥邪伤肺与肺阴亏虚的咳嗽,一属新感,一属久病,二者的区别在于:前者除干咳少痰,咽干鼻燥,舌干少津外,且有恶风发热,咽喉疼痛,痰中带血丝,舌红苔黄,脉浮数等温燥的特征;或见恶寒发热,无汗骨楚,苔薄白,脉浮紧等凉燥的征象。治宜润燥养肺为主,温燥者兼拟疏风清热,方以桑杏汤加减;凉燥者兼拟疏散风寒,方以杏苏散加减。而后者除干咳少痰,或痰中带血,咽干口燥外,常伴有午后潮热、手足心热、颧红、失眠、盗汗、舌质红、脉细数等"虚火"的证候。治宜养阴清肺,化痰止咳为主,方用沙参麦冬汤加减。

问答28:为什么治疗胃胀时有时用血府逐瘀汤,但是患者无舌紫暗、脉涩等瘀血表现?

师曰:胃胀一般属中医痞满的范畴,表现为胃脘胀满、呃逆、嗳气、反酸等症状,其病机为中焦气机不利,脾胃升降失司,治疗主要以调畅脾胃升降,以达调理中焦气机。经过多年临床经验,发现一般胃胀与饮食有关,即多食多胀,少食少胀,不食不胀。病在脾胃,应用和中消食,健脾助运或辛开苦降一般就有效。与饮食无关,不食也胀,其病位在肝,疏肝理气,复其条达之常则愈。若上两法不效者,改用活血通络之法,如血府逐瘀汤、失笑散、丹参饮之类,一般都有效。古人常有"久病致瘀"之说,《临证指南》中有"胀久不愈,当从肝经络脉治法"的记载,王旭高《西溪书屋夜话录》亦云:"疏肝不应,必是血络中瘀滞"。

老师经常要教导我们说:学习前人经验,总是要先继承,再创新,这样才能有所发挥,在临床于病人有益,对自己的临床经验更是有很好的提高。

问答29:妇科经行腹痛经辨证治疗,为何效果不佳?

师曰:要治疗此病,先应明确其病机,把握其证候。本病头绪繁杂,关键在于辨明其虚实,大致经前腹痛为实,经后腹痛为虚,但以实证多见,其病机多为气滞血瘀。气滞者一般多胀,血瘀者一般多痛,如果先胀后痛说明气滞其血,先痛后胀则说明血凝碍气,不可不细辨,以经前腹痛偏腹胀者,为气滞所致;经前腹痛,痛过于胀者,为血瘀凝结不行所致;《医宗金鉴·妇科心法要诀》中有"加味乌药散"及"琥珀散",前者宜用"加味乌药散",后者宜用"琥珀散"。

问答30:川芎在四物汤和川芎茶调散中的作用有无异同?升麻在补中益气汤和清胃散中的作用有无异同?

师曰:川芎在四物汤和川芎茶调散中的作用是不相同的。在四物汤中主要是利用川芎辛温走散的作用,与当归等配伍发挥其行气活血之功;在川芎茶调散中主要是取其升散之性,与羌活、荆芥等发散药配合以发挥其辛散止痛的作用。

升麻在补中益气汤和清胃散中的作用也有差异,在补中益气汤中主要是利用升麻升浮之性,与参芪等药相配而起升提中气的作用。清胃散中的升麻,除了作为阳明经的引经药外,还有清热解毒之功。

问答31:为什么治疗消渴病的过程中要加用活血之药物?

师曰:消渴病是现代社会中发病率甚高的一种疾病,尤以中老年发病较多,其起病缓慢,以多饮、多食、多尿、乏力、消瘦或尿中有甜味为特征。以往认为消渴病的病机为阴虚为本,燥热为标,但现在很多临床观察及实验认为,瘀血是贯穿消渴始终的重要病机。其中医病机为血脉涩滞、瘀血痹阻,因此对于消渴病在辨证基础上适当加用活血化瘀药物,可以提高疗效。

问答32:脑血管病后之中风偏瘫为什么要加用羌活?

师曰:羌活为解表、祛风湿药,主要用在风寒表证,寒湿肩痛颇为适宜。然而,中医对气血这一概念的理解颇为广泛,大凡诸病所发,无不涉及气血问题。就《神农本草经》来讲,谓羌活有止痛的作用。叶天士对此注解说:"……入肺解风寒,所以气血行而痛止也。"明代倪朱漠的《本草汇言》中又谓"羌活功能调达肢体,通畅血脉,攻彻邪气,发散风寒风湿。"现代药理研究表明,羌活确有抗凝作用。再看老中医谢海洲的经验:谢老治疗脑髓病、颅脑损伤后遗症等,在应用补肾养脑、血肉有情之品的同时,常加羌活取其推动吸收,其促动作用远胜于陈皮、枳实。

中医刘敏霞经验:治疗偏头痛68例,以川芎、白藏、羌活、延胡索、地龙、红花、桃仁、三七为基本方,随证加减,总有效率达86.7%。方中重用羌活50g。老中医李少川教授,从医50余年,精专儿科。在辨治癫痫时,每用羌活意为癫痫病位在脑,羌活归经膀胱,十二经脉中唯太阳膀胱经入颅络脑,羌活透颅可引诸药直达病所。其研制的小儿抗痫胶囊即寓此意。经临床对 1000 多例患儿的观察,小儿抗痫胶囊治疗小儿癫痫显效率 60.2%,总有效率 86.5%,患儿脑电图亦得到相应改善。

名中医朱树宽的治疗经验:在参与中西医结合治疗中风后遗症的过程中,朱氏通过对数百例患者的观察,深感羌活在救治中风的过程中功不可没,同时也真正体会到当初导师的经验之谈:"治疗中风偏瘫,羌活不可用晚,黄芪不可用早。"曾治周某,男,45 岁,干部。1993 年 5 月 10 日初诊。患者 5d 前因饮酒过度,加之心情不舒,突然扑倒,人事不省。脑 CT 检查报告示:脑出血。经吸氧、吸痰,静脉滴注甘露醇等治 5d,患者仍昏迷不醒,右半身不遂,喉间痰声拽锯,不能咳出。察面色红赤,口角㖞斜,舌质暗红,苔黄厚而腻,脉弦劲力,大便已 6d 未下。诊为中风中脏腑之闭证,遂以大黄 30g 急煎,鼻饲送服安宫牛黄丸。数小时后,患者解下大量臭秽粪便,质地坚硬,神志逐渐清醒,但仍言语不利,右半身瘫痪。再予大黄 15g,栝楼仁30g,枳实 10g,厚朴 10g,羌活 10g。服 3 剂后,上肢已能轻微活动,但尚不能抬离床面。继服 5 剂,右上肢抬举,同时下肢及语言功能均有不同程度的恢复。复诊见舌苔变薄,脉象转缓,遂以黄芪赤风汤加味调治月余,逐渐痊愈。

问答 33:如何运用八正散和知柏地黄汤?

师曰:方剂学是阐明和研究配伍及临床应用的学科,是中医的基础学科之一,一定要熟读牢记。

八正散和知柏地黄汤,分别是《太平惠民和剂局方》和《医宗金鉴》中的 2 首常用而且有实效的方剂,必须详记,且要中肯地应用于临床。

八正散主治湿热下注证,病机为湿热蕴结膀胱,水道不利。治宜清热泄火,利水通淋。但本方疏利下焦而不专治于下,三焦同治;清利与清泻合法,组方用药侧重于苦寒通利。全方以清利膀胱为中心,并行清肺肃上源,降心火利小肠,泄湿热走大肠,有"疏凿分消"之巧。

知柏地黄汤为六味地黄汤加盐炒之知母、黄柏而成,主治阴虚火旺证,如骨蒸潮热、虚燥盗汗、腰脊酸痛、遗精等。六味地黄汤六药合用,三补三泻,以补为主;三阴并补,以补肾阴为主。且寓泻于补,补不碍邪,泻不伤正。加知母、黄檗后加强了六味地黄汤清热降火之功效。临诊时只有辨证正确才能立竿见影。

问答34:用好半夏泻心汤及逍遥散要注意哪些方面?

师曰:前面已述方剂学是研究方剂配伍及临床运用的一门学科,它的主要内容一是根据每一方的主治症作病因病机分析,二是对本组药物阐明其配伍意义。半夏泻心汤、逍遥散均是临床常用且有良好效果的方剂。

半夏泻心汤主治寒热互结之痞证——心下(指胃脘)痞(指气机塞滞),但满而不痛,按之濡软,或呕吐,肠鸣下利,舌苔薄黄而腻。本证病机以中虚为基础,寒热互结,气机结滞,升降失常。治宜补其不足,调其寒热,开其结滞,复其升降。"寒热并用以和其阴阳,辛苦合用以复其升降,补泻兼施以调其虚"为本方之配伍特点。临床使用当以心下痞满,呕吐泻利,苔腻微黄为依据。临证如热多寒少以黄芩、黄连为主;寒多热少重用干姜;气机结滞较甚,痞满不除,加枳实、生姜……现代常应用于急慢性胃炎、胃及十二指肠溃疡、慢性肠炎等。

逍遥散主治肝郁血虚脾弱证——两胁作痛,头晕目眩,口燥咽干,神疲食火,或往来寒热,或月经不调,乳房胀痛,舌淡,脉弦而虚者。本方肝脾同调,气血兼顾,以体现疏养并施之配伍特点。临床使用时应以两胁作痛,神疲食少,或兼月经不调,舌淡红,脉弦而虚为依据。临证如肝郁气滞较重,加香附、郁金、川芎;肝郁火化者加丹皮、栀子;肝血瘀滞者加丹参、桃仁。现代常应用于慢性肝炎、肝硬化、胃和十二指肠溃疡、慢性胃炎、经前期紧张症、乳房小叶增生、更年期综合征,也可用以胆石症、盆腔炎、子宫肌瘤、精神分裂症、视神经萎缩、视神经炎、老年性白内障、黄褐斑等病属肝郁血虚脾弱者。

今后临诊,对原方的加减、辨证要点乃至注意事项,必须熟记,只有这样才可获得满意的效果。

问答35:逍遥散中的薄荷、苏子降气中的肉桂和痛泄要方中的防风各在该方中起什么作用?

师曰:逍遥散为血虚肝郁之证而设。中医认为肝为将军之官,性喜条达,治疗肝郁之证必先顺其条达之性,发其郁遏之气,故用薄荷之辛散以助之肝之柴胡,条达肝气散郁。

苏子降气汤是治疗上盛下虚的痰喘证。所谓上盛是指上焦痰盛,下虚是指肾虚不能纳气,故该方中加肉桂以温肾纳气而平喘咳。

痛泄要方为治疗肝郁木旺,肝木乘土引起的腹痛作泄的方剂,方中之防风能散肝疏脾,调畅气机,同时防风还有升浮之性,配用之以协助白芍抑肝调气,升脾止泻。

问答36:运用中医中药降脂降酶的方法有哪些?

师曰:这是近年来中西医结合的新课题之一。参考现有的一些文献和报道,应用辨证与辨病的思维,将我临床用中医中药降脂降酶的方法分述如下:

降脂

(1)活血化瘀法:对于瘀血阻滞型运用活血化瘀法,为目前治疗高脂血症的重要方法。①活血止痛法:用于血脂增高兼有心前区闷痛或头、背、肩刺痛者。以三七粉为常用,三七冠心片(三七、延胡、首乌、鸡血藤、没药)心脉康片(三七、灵芝、山楂、潘生丁、安妥明内脂)等被临床证明均有良好的降脂效果。②行气活血法:对冠心病、高脂血症有气滞血瘀表现者经常采用。如北京冠心Ⅱ号方(红花、川芎、赤芍、丹参、降香),心舒Ⅲ号片(生蒲黄、红花、党参、莪术、降香)等。方中蒲黄(可单味使用)、红花、赤芍、丹参重在活血化瘀,与降香之行气活血止痛相辅相成,对冠心病有较优的降胆固醇作用。

此外,有从痰瘀立法者,如开封冠心Ⅱ号方(刘寄奴、王不留、瓦楞子、莱菔子、芥子、木通、远志),既活血又化痰,使冠心病人血脂降至正常;茺蔚子"活血调经,凉肝明目",药理实验证明其有显著的降脂作用。

(2)滋阴养血法:高脂血症的表现为阴虚血少者,缘由阴津已亏,络脉不柔,脂混血中,清以化浊,治宜滋阴养肝,化浊生津。拟用芝乌丸(方中芝麻、首乌养阴,猪胆、葛根、山楂、红花、陈皮涤浊降脂;或予枸杞、熟地、首乌、寄生等滋阴养液,葛根、泽泻、山楂等激浊扬清,可使阴虚型高脂血症得到痊愈。

(3)祛痰化浊法:痰湿内踞,清浊不分,则痰脂内盛。有谓"高脂血症标多痰浊。治宜化浊降脂,活血宣痹",常用栝楼、薤白、陈皮、枳壳等,寒加芥子,热加蚕砂。又常用温胆汤,据湿化则痰除之理,加茵陈花蕾、苦参等清热利湿,痰除则胸闷得解,加昆布、海藻、海带化痰散结,均有降脂降压抗凝的作用。白金丸(白矾、郁金)为治痰要方,治疗高脂血症效果良好。

(4)疏肝平肝法:肝气逆乱,或肝阳妄动,气血壅阻,络道失和,脉道不利,可使血脂升高。治宜疏肝平肝,调理肝脾。决明子为清泄肝胆郁热之品,降低胆固醇的效果显著;降压冲剂(山楂、钩藤、夏枯草、泽泻)对降甘油三酯也有显效;降脂合剂(荷叶、首乌、黄精、山楂、决明子、寄生、郁金)以及柴胡疏肝散合保和丸,治疗高脂血症,均获良效。

(5)利湿清热法:因三焦疏化失常,水湿郁遏,清浊不分,血中浊气壅遏,血脂因而升高。实践证明,泽泻是一种很好的降血脂药物;茵术汤(茵陈、莪术、鸡血藤)与祛风湿之梧桐叶,有肯定的降胆固醇的疗效。若湿郁化热,或湿热壅盛、血络受灼、津液被熬,导致血脂增高,可用虎杖清热利湿,通便解毒,散瘀活血以降脂。此外,茵陈合剂(茵陈、泽泻、葛根)和单味大黄也有降低血压和胆固醇作用。

(6)温经通阳法:因阳气不足,或寒邪内盛,均能使水湿内生,发为浊脂壅遏脉道。治宜温阳化浊,健脾助运,用七味白术散加芳化之品,或济生肾气丸合保元汤,加菟丝子、巴戟、淫羊藿之类。蒙药沉香八味散(沉香、肉蔻、广枣、石膏、红花、白松香、松香、沙金)及徐长卿、长白瑞香,经研究均具有一定的降脂作用。

(7)补气益元法:因脾虚运弱,精微反成脂浊,用润燥兼施之法,润以调节血中之精汁,燥以化血中之浊质,如益心方(党参、麦冬、五味子、山萸、首乌、大枣、丹参)加毛冬青,可并补气阴而通络。有用黄芪、丹参、川芎、赤芍、桂枝、陈皮等益气活血,通阳理气以治疗心肌梗死,获得降低血脂的疗效。

(8)消食导滞法:因食积于内,输运受碍,则浊汁易混于血,发为血脂增高。近年来用山楂、麦芽之属使血脂降低的实践证明了这一点。蜂蜜泡山楂,银花、菊花代茶饮,山楂根、茶树根、荠菜花、玉米须煎汤等,都有较好的降胆固醇作用。

降酶

(1)疏肝理气法:①疏肝理气:各类型肝病,属肝气郁结者,可用柴胡疏肝散、金铃子散治疗,常用药如柴胡、郁金等。②疏肝泄热:肝郁化热或肝热气滞,可用化肝煎等方治疗。苦酸降酶汤(柴胡、当归、白芍、虎杖、山楂、枳壳、赤豆)对治疗慢性肝炎与黄疸型肝炎恢复期转氨酶高者有效。③疏肝理脾:适用于肝郁脾虚,肝气犯胃之证。如以柴甘合剂(柴胡、甘草)、逍遥散或者香砂六君子汤加香附、郁金、川楝、六曲、山楂、麦芽等治疗急慢性肝炎有显著的降酶作用。④疏肝利湿:气滞湿阻,治以柴胡疏肝散合胃苓汤疏肝调气,醒脾化湿,可使转氨酶转为正常。

(2)清热利湿法:①清热利湿:里湿蕴热,阳黄色鲜明者,可用三仁汤;热重者,用茵陈蒿汤;湿重者,用藿朴夏苓汤;湿热并重者,用茵陈四苓散、王氏连朴饮;湿热郁阻气机者,用甘露消毒丹;肝胆湿热者,龙胆泻肝汤。随证辨证,不仅可使黄疸尽快消退,且能使转氨酶降低。②清热泻火：湿热郁毒，发热明显，用肝炎宁（紫草、板蓝根、黄芩、蒲公英、胆草、柴胡）、虎茵汤（虎杖、茵陈、枣仁）、苦寒降酶汤（茵陈、板蓝根、蒲公英、黄芩、车前子、紫草）、胆黄素（胆汁、黄檗、青黛）等对降低转氨酶有相当的效力。③清热开窍：急黄、疫黄类于现代医学的重症肝炎、肝昏迷等，可分别按热入心包，热甚动风等处理。如神犀丹加清热解毒之品，安宫牛黄丸加平肝息风药，常有较优的疗效。

（3）健脾调中法：①健脾益气：脾虚气弱，纳运失键，以补中益气汤、黄芪建中汤为主。②健脾化湿：肝病日久，湿邪未清而脾气日衰，或脾虚湿热者，初用调脾胃泄湿热，疏利三焦法，方如中满分消丸，继用健脾益气之四君子汤加味。③温补脾肾：理中汤加八味丸用治脾肾阳虚的无黄疸型肝炎；治肝散（核桃仁、大枣、黑豆、白矾、谷芽、车前子、杏仁）用治肝硬化腹水，均能使转氨酶下降至正常。④温化寒湿：用胃苓汤或小温中丸加肉桂、厚朴、干姜等温和化湿，可使转氨酶降至正常。有用大剂量乌头或附子加利湿清化药治疗慢肝和迁肝获得较好降酶效果。

（4）滋阴补肝法：①养血柔肝：滑氏补肝散、一贯煎，以及丹参、首乌、枸杞、女贞子、玉竹、黄精、郁金等养阴柔肝药，治疗慢性肝炎、迁延性肝炎之肝血不足者，可使肝功能复常。②酸敛肝阴：肝阴不足证，在慢肝中多见，常用杞菊地黄丸治疗。经验证明，五味子制剂具有肯定的降酶效果。酸甘降酶汤（白术、甘草、旱莲草、茯苓、五味子、乌梅）对转氨酶高者有效。

（5）气血双补法：慢肝证现气血双亏，心脾不足者，用归脾汤、人参养荣汤、八珍汤等治疗，常有降酶的效果。

（6）活血化瘀法：可根据瘀滞部位，症情的兼杂，采用不同的方药治疗，如通下逐瘀，调气利水，散瘀通结，疏肝和血等。有用茵陈承气汤加红花、桃仁、木香等治疗胆汁郁积型病毒性肝炎，使转氨酶降至正常。

（7）祛风解毒法：根据中医湿毒、湿邪、风湿，用发汗解肌，祛风解毒药物治疗肝炎，常获降酶的功效。有以秦艽为主，或木贼合剂治疗急肝；升麻为主，或升麻葛根汤治疗慢性肝炎、迁延性肝炎，均使转氨酶降至正常。

（8）攻补兼施法：肝炎属于虚实夹杂证时，可参照兼挟证情化裁施治。扶羸散瘀汤（首乌、乌豆衣、山药、楮实子、木香、旱莲草、赤芍、丹参、茜草）治疗迁延性肝炎合并肝细胞脂肪变性；健肝丸（茵陈、白芍、五味子、大黄炭）加乌鸡白凤丸，或茵郁丹枯板蓝汤，用治慢肝、早期肝硬化，都被临床证实有降酶的功效。

问答37："二阳之病发心脾，有不得隐曲，女子不月"如何理解？

师曰：所谓"二阳"，即手阳明大肠及足阳明胃之经脉。隐曲，指隐蔽委曲难言之事。女子不月，即月经不来。关于这段经文，历代注家见解不一，一说是肠胃发病，心脾受之；一说是阳明胃经之病乃由心脾功能失常而发生。实际上，2种说法各有所取。胃与心脾密切关联，肠胃发病，心脾受之；心脾功能失常，肠胃亦可受病，因脾为生化之源，统摄诸经之血，心脾和则经候如常。苟有七情内伤，隐情曲意难舒其衷，气郁而不畅，不畅则心意不开，脾气不化，脾胃虚弱，心血亏损。心主血，心病而血不流；脾主味，脾病则味不化；味不化，水谷日少，不能变生气，气血已入二阳下充血海，血海无余，所以月经停闭不来，诸症迭见。故治疗应着重健脾助胃。张锡纯创资生汤，以生山药、莪术为君，佐以元参、牛蒡子、鸡内金，热盛者加生地，助阳消食，变化精液，以溉五脏，是立法深合于"二阳之病发心脾"之说。

师徒问答，能真切地把中华民族5000多年宝贵的医学经验传承下来，使其具有完整的理论体系和广泛的群众基础，再通过临床论证，将理论与实践结合起来，这是符合唯物主义辨证法规律的。所以在师承中,要多问、多听、多读、多思考。只有这样,才能在弘扬祖国医学的康庄大道上作出成绩。

第六节 参会感悟

问答:参加首届陕西省名老中医座谈会并在会上发言,您有哪些感触?

师曰:首届陕西省名老中医座谈会是我省振兴中医事业的一次盛会,是一次别开生面的大会,说明陕西省委省政府对中医事业的继承发展十分重视。陕西省卫生厅刘少明厅长亲自参会并做了振兴中医事业的重要报告,为进一步开创中医诊治,弘扬中医事业起到了推动作用。广大中医工作者一定要为弘扬祖国医学贡献全力,你们作为青年中医工作者,更要发奋努力,不断进取,学习老一辈中医的医德、医风及学术经验,为解除患者的疾苦而奋斗。